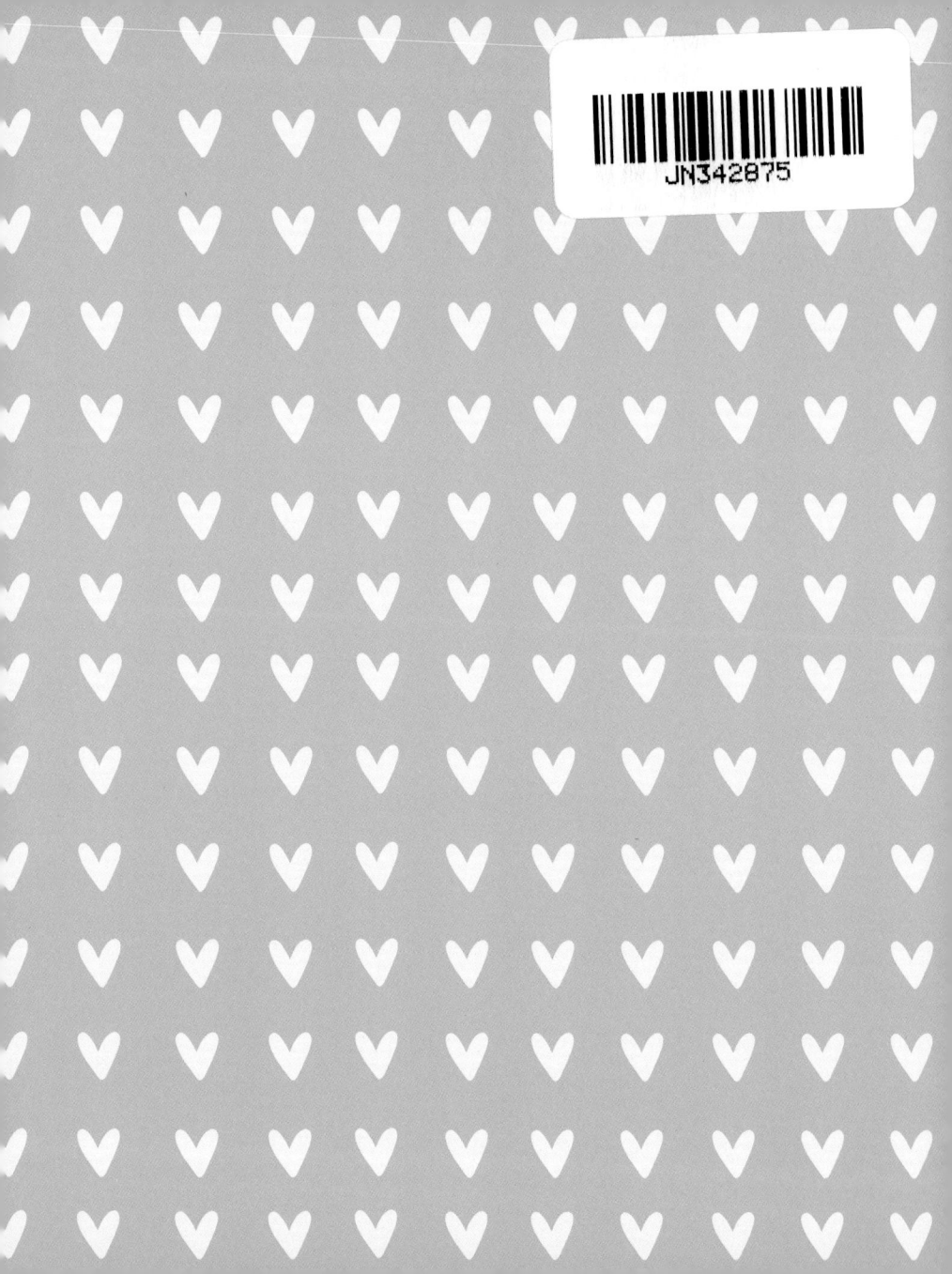

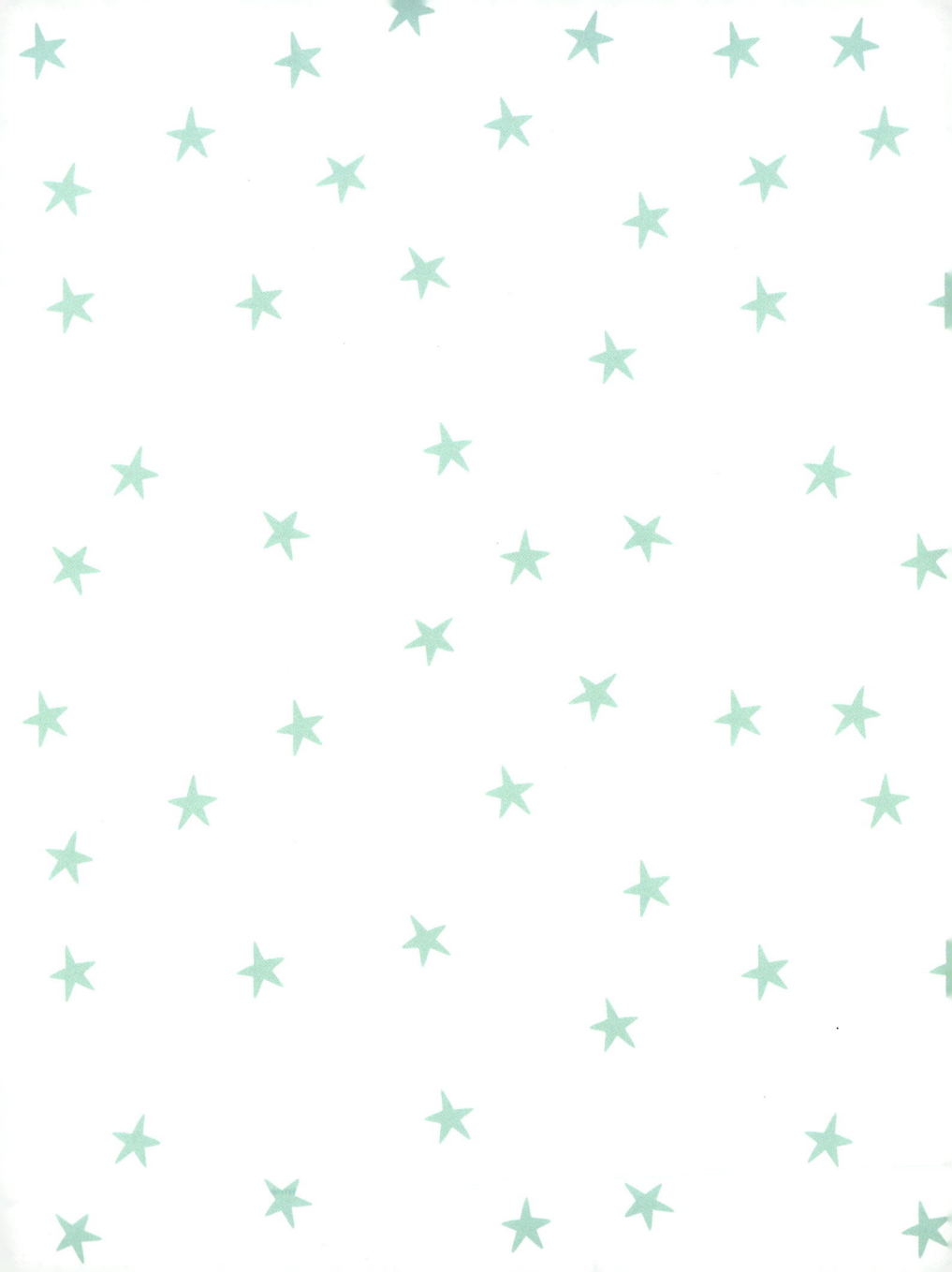

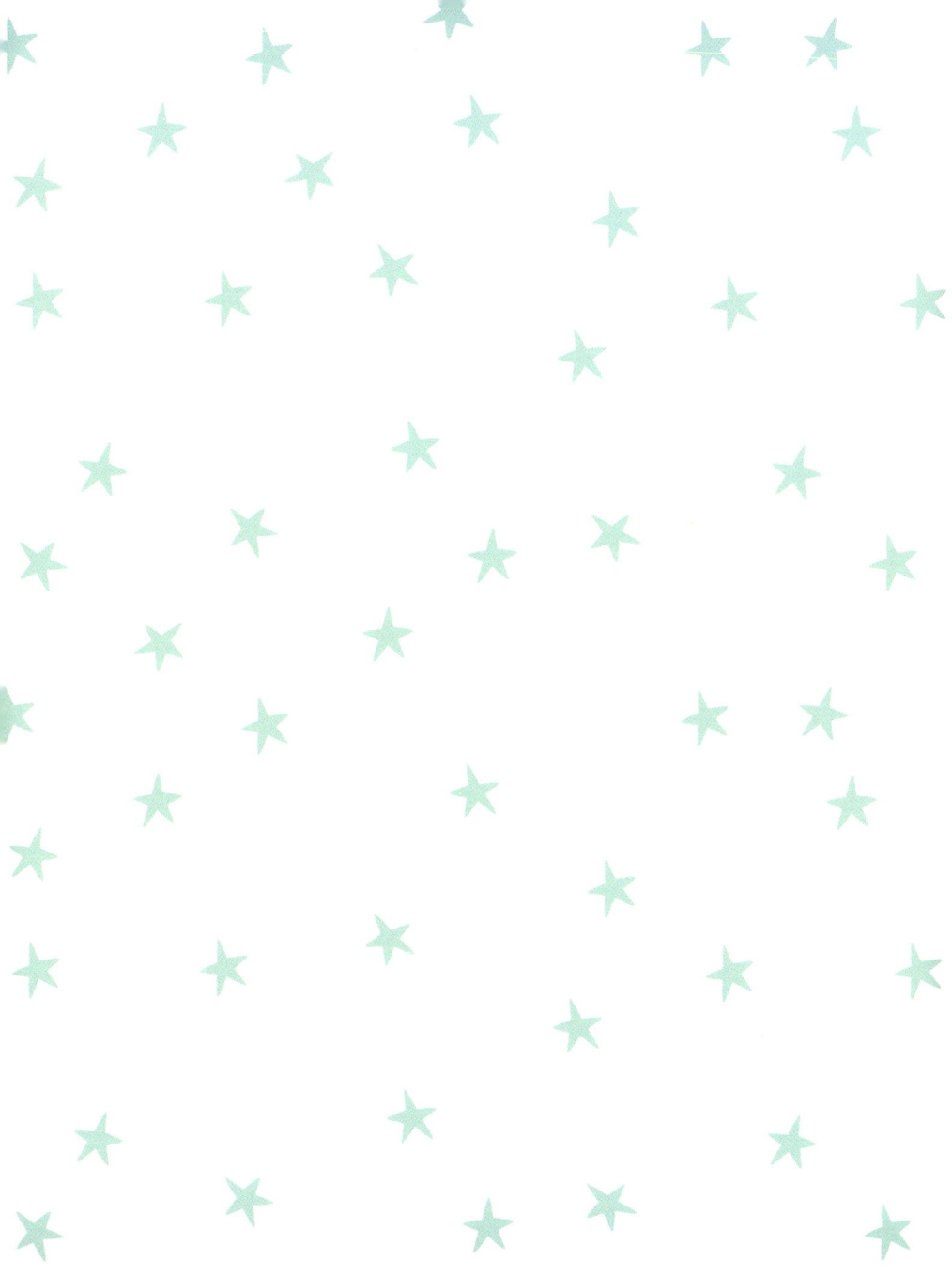

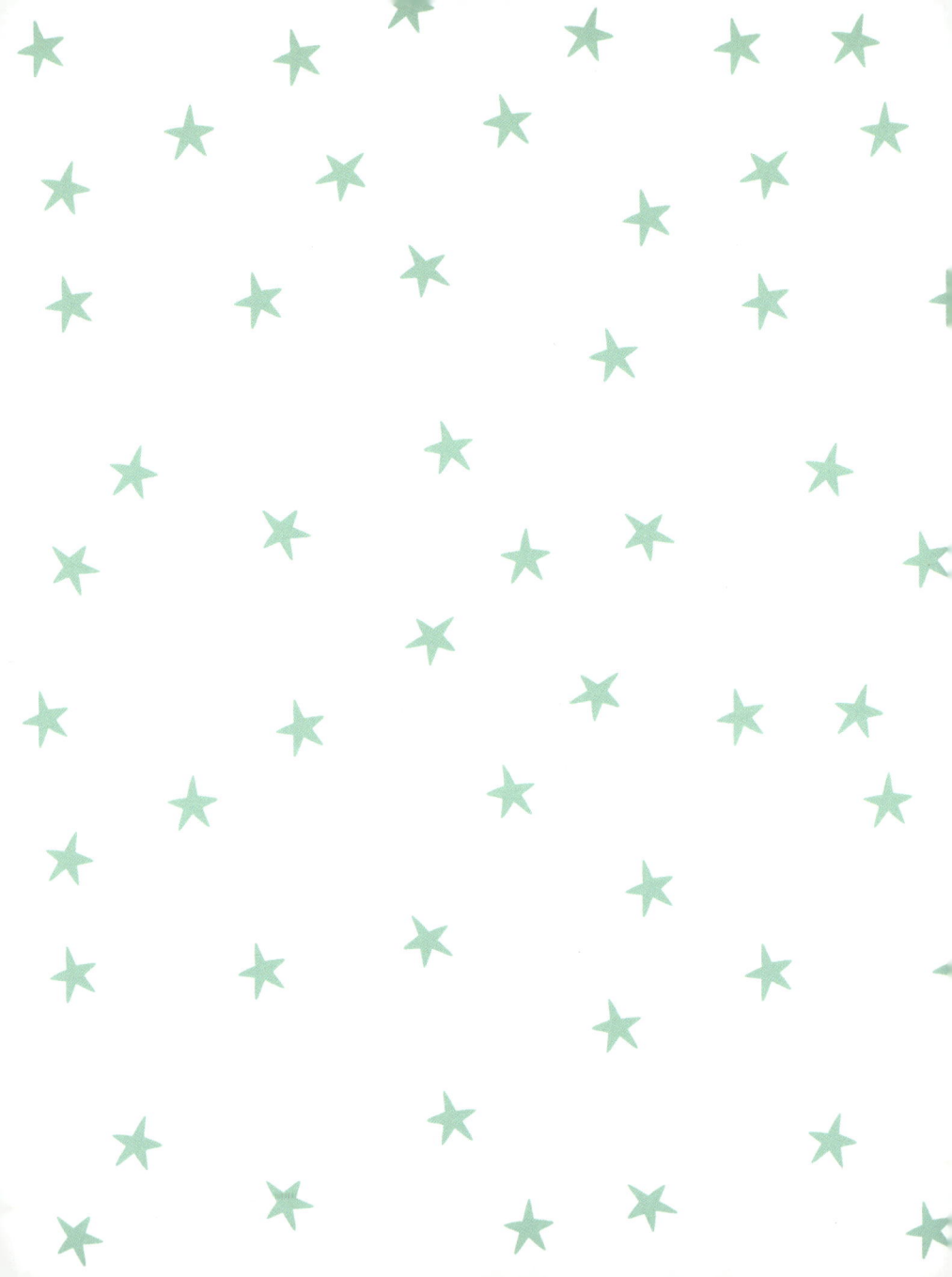

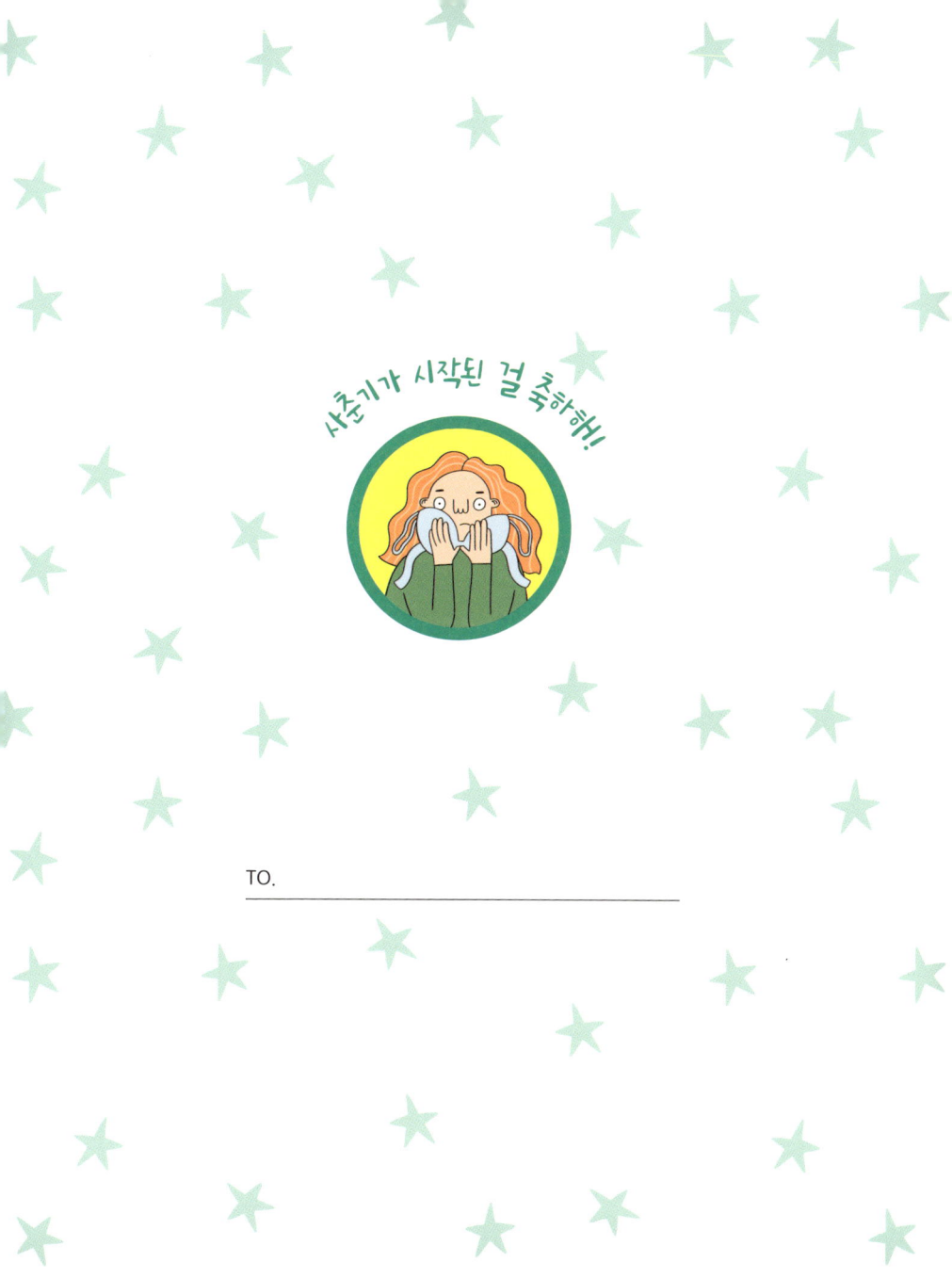

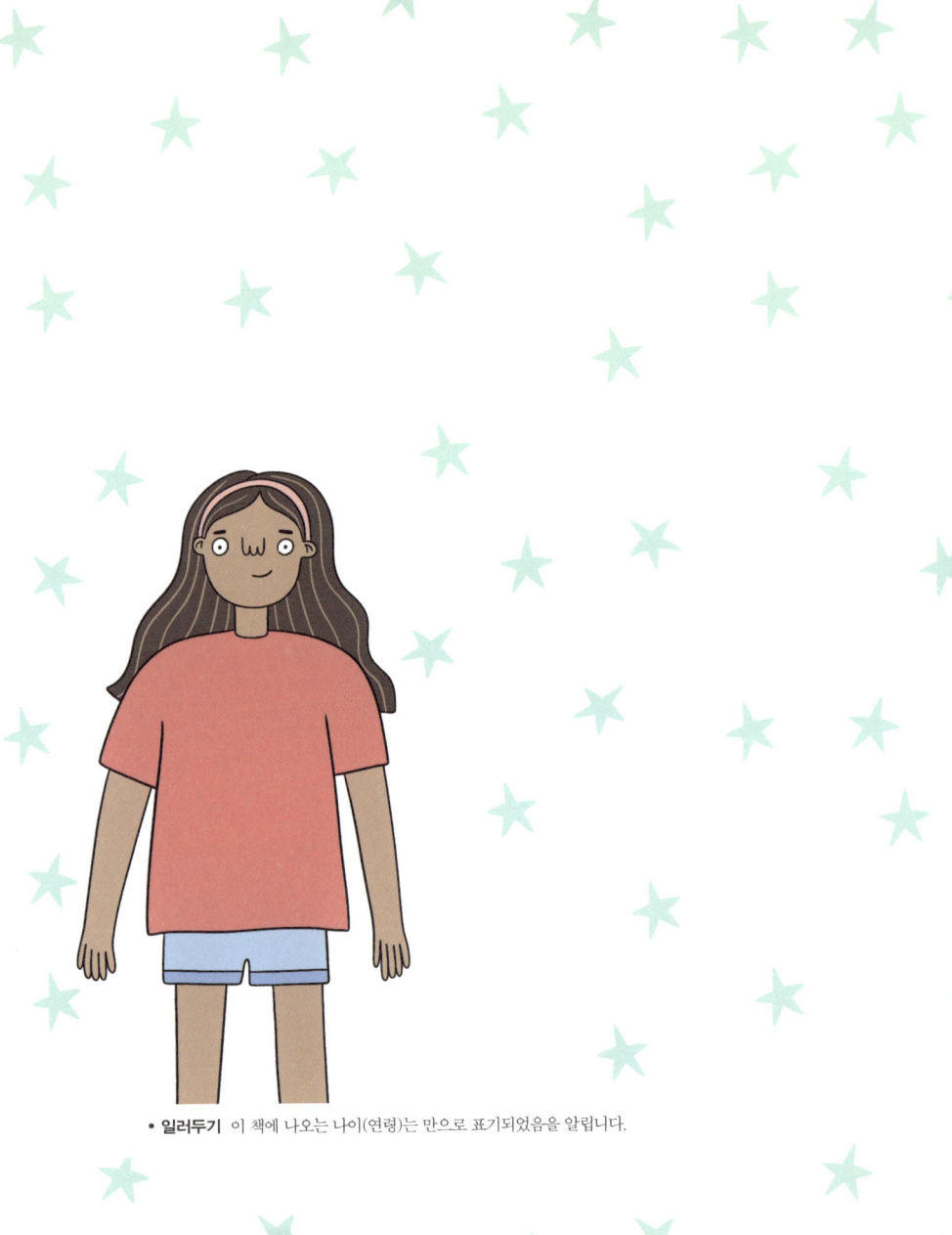

• **일러두기** 이 책에 나오는 나이(연령)는 만으로 표기되었음을 알립니다.

가슴이 궁금한
너에게

Original Title: Welcome To Your Boobs! by Yumi Stynes & Dr Melissa Kang
Text copyright © 2022 Yumi Stynes & Dr Melissa Kang
Illustrations copyright © 2022 Jenny Latham
Series design copyright © 2022 Hardie Grant Children's Publishing
First published in Australia by Hardie Grant Children's Publishing
All rights reserved including the rights of reproduction in whole or in part in any form.
Korean translation copyright © 2022 Dasan Books
Korean translation rights are arranged with Hardie Grant Children's Publishing. through AMO Agency.

이 책의 한국어판 저작권은 AMO에이전시를 통해 저작권자와 독점 계약한 (주)다산북스에 있습니다.
저작권법에 의해 한국 내에서 보호를 받는 저작물이므로 무단 전재와 무단 복제를 금합니다.

소녀들을 위한
건강하고 유쾌한 가슴 안내서

가슴이 궁금한 너에게

유미 스타인스 · 멜리사 캉 글 — 제니 래섬 그림 — 이정희 옮김

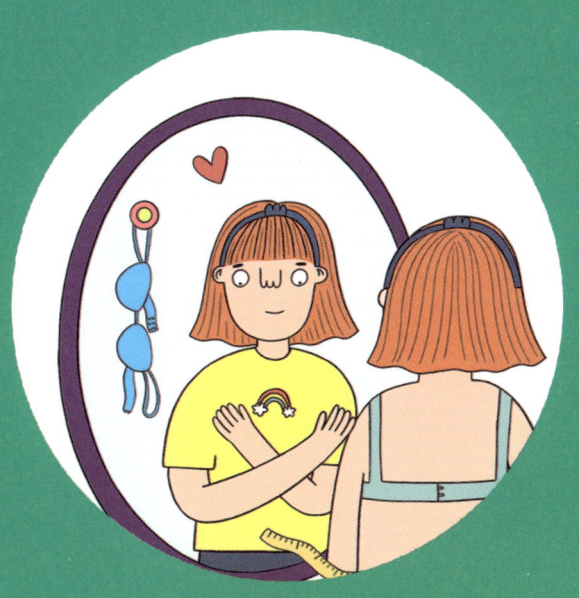

다산
어린이

차례

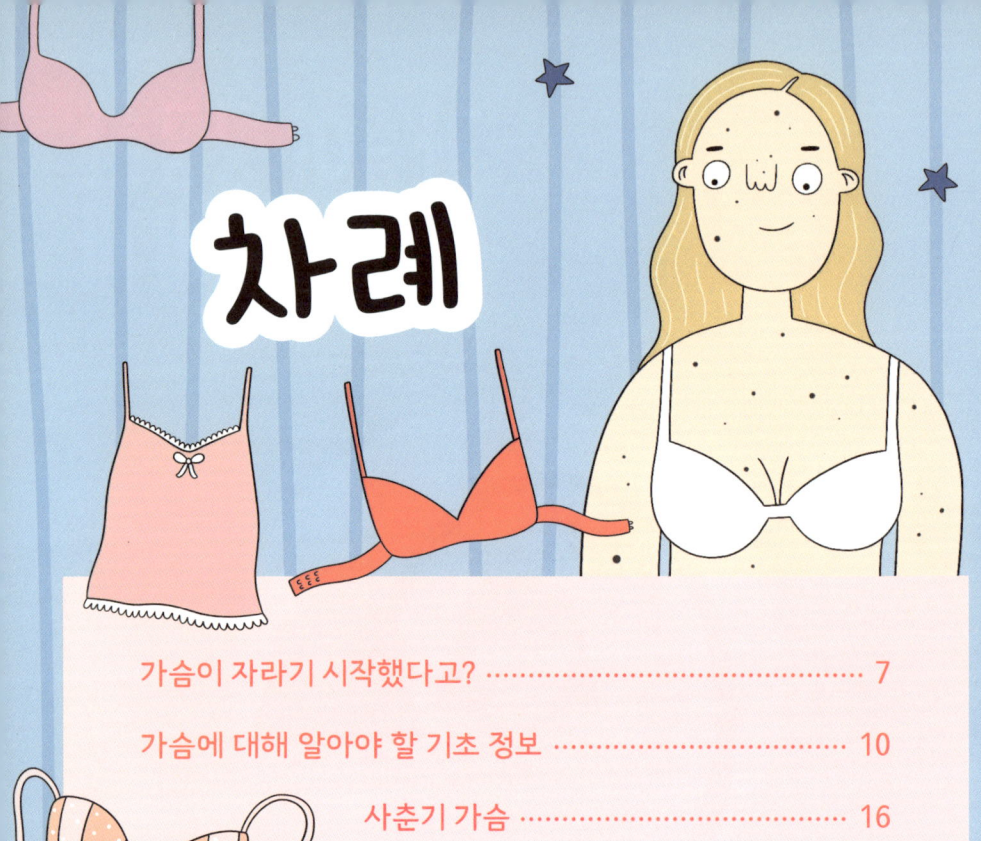

가슴이 자라기 시작했다고?	7
가슴에 대해 알아야 할 기초 정보	10
사춘기 가슴	16
제각각인 가슴	22
브래지어	28
수영복, 비키니, 가슴	66
가슴 안에는 뭐가 있어?	69
가슴에 관한 흔한 걱정	73

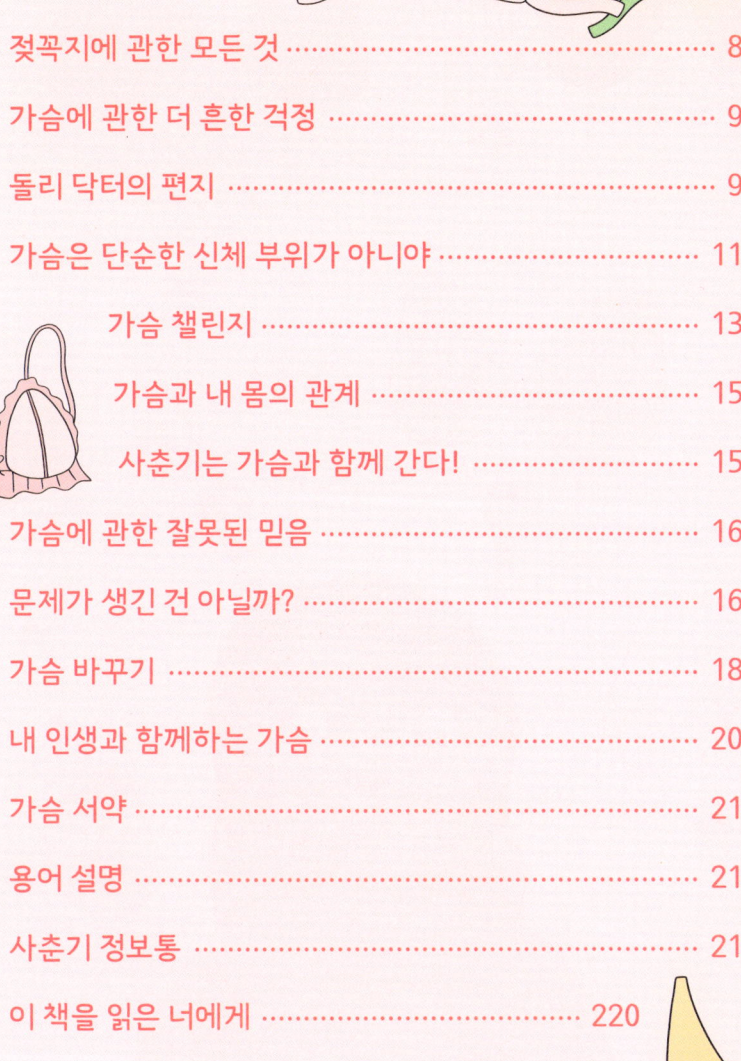

젖꼭지에 관한 모든 것 ……………………………… 88

가슴에 관한 더 흔한 걱정 ……………………………… 96

돌리 닥터의 편지 ……………………………… 98

가슴은 단순한 신체 부위가 아니야 ……………………………… 110

　　가슴 챌린지 ……………………………… 134

　　가슴과 내 몸의 관계 ……………………………… 150

　　사춘기는 가슴과 함께 간다! ……………………………… 156

가슴에 관한 잘못된 믿음 ……………………………… 160

문제가 생긴 건 아닐까? ……………………………… 169

가슴 바꾸기 ……………………………… 187

내 인생과 함께하는 가슴 ……………………………… 205

가슴 서약 ……………………………… 214

용어 설명 ……………………………… 216

사춘기 정보통 ……………………………… 218

이 책을 읽은 너에게 ……………………………… 220

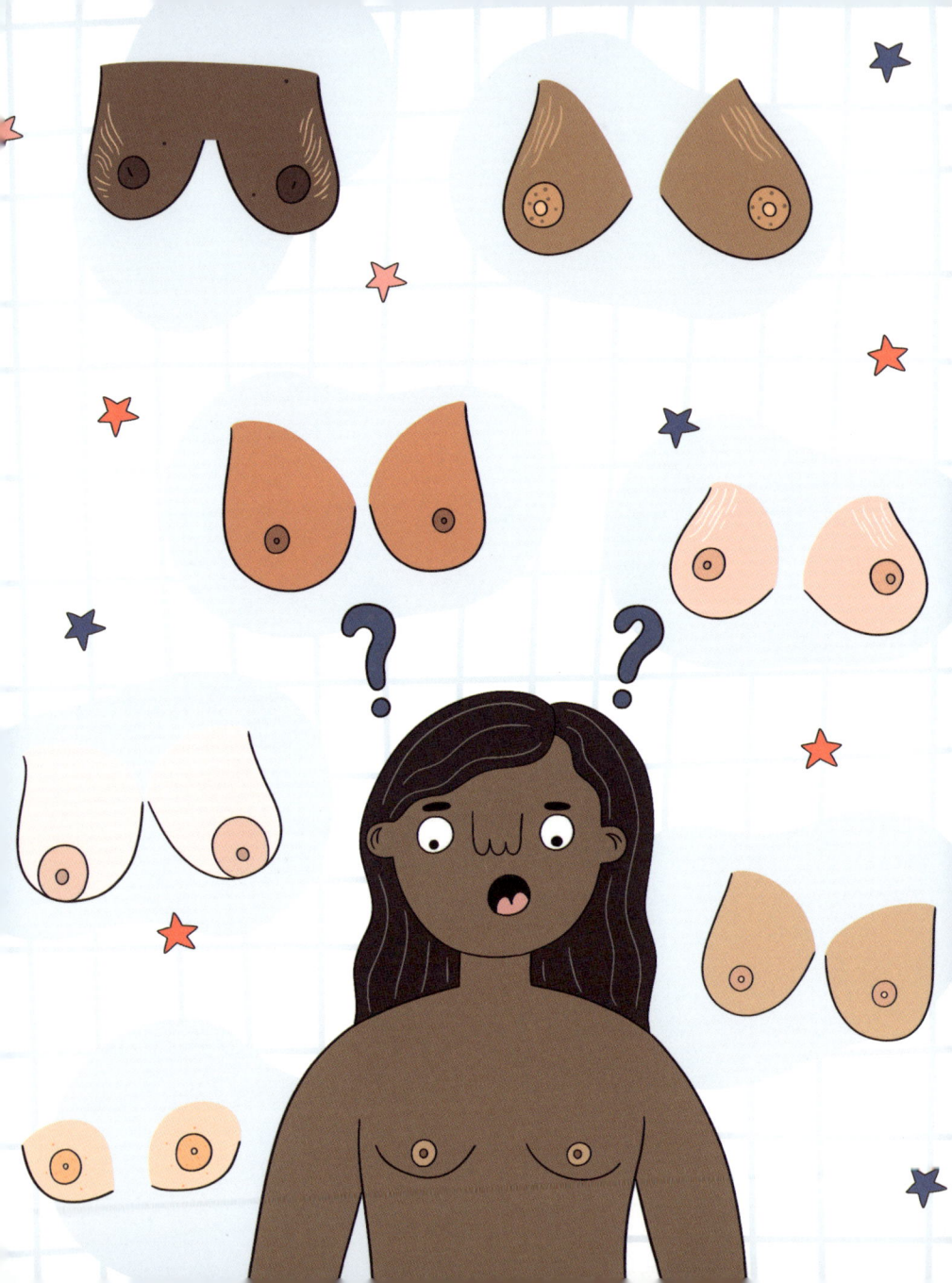

가슴이 자라기 시작했다고?

축하해, 이제 사춘기가 시작된 거야!

안녕! 가슴('유방'이라고 부르기도 해.)의 세계에 온 걸 환영해. 이 책을 집어 든 너는 이런 생각을 할지도 몰라. '뭐? 가슴에 관한 책이라고? 그러니까 처음부터 끝까지 가슴 이야기만 한다는 거야? 좀 지나친 거 아냐……? 이런 책이 나한테 정말 필요할까?'

우리의 대답은 이거야. "당연하지!"

정말 많은 청소년들이 우리에게 질문들을 보내왔어. 바로 '가슴'에 대해서 말이야. "내 가슴은 '정상'인가요?", "가슴을 어떻게 관리해야 하나요?", "가슴이 아플 때가 있는데 왜 그래요?", "답답한 브래지어를 꼭 해야 하나요?", "브래지어는 어디서 사요?", "가슴에 관한 이런저런 일들이 너무 성가시고 때론 짜증도 나는데 제가 이상한 건가요?"

이런 질문들은 사춘기에 접어들면서 자연스럽게 생겨나는 것들이야. 우리가 준비가 되었든, 그렇지 않든 몸의 변화는 찾아오기 마련이니까. 이전까지 없던 가슴이 갑자기 자라나고 있는데 당황하지 않을 사람이 어디 있겠어?

가슴이 자라기 시작하면, 넌 지금까지와는 다른 방식으로 네 몸을 대하고 관리해야 한다는 걸 깨달을 거야. 우선 옷을 입을 때도 가슴을 고려해야 하지. 좋아하던 티셔츠가 갑자기 작아질 수도 있어. 브래지어를 착용해야 할 수도 있고, 가슴이 욱신거리거나 아프거나 가려울 때도 있을 거야. 때로는 누군가 네 가슴을 쳐다보는 게 부끄럽기도 할 테지. 그리고 가슴이 단순히 신체 부위일 뿐만 아니라 그 이상의 의미를 지닌다는 사실도 알게 될 거야. 또 문화권에 따라 가치관이 다르듯이, 네가 어디에 사느냐에 따라 네 가슴을 둘러싼 여러 가지 의미나 관점도 달라. 가슴 크기나 모양은 말할 것도 없고, "가슴을 드러내야 한다."든가 "가슴을 가려야 한다."든가 말들도 많지.

가슴의 변화는 젠더에 상관없이 모두가 경험하는 성장 과정 중 하나야. **전에 없던 가슴이 생겼는데 질문이 많아질 수밖에. 그런데 대답을 해 주는 사람은 별로 없어. 가슴 이야기를 대놓고 하는 걸 부끄러워하는 사람들이 많거든.**

그래서 우리가 나섰어. 우리는 커튼을 걷어 젖히고, 옷을 벗고, 비키니 톱(최소한의 부분만 가리고 끈으로 연결한 짧은 여성용 윗옷)을 내던지고 이야기할 거야. 가슴에 관한 모든 것을 말이야!

유미 &
멜리사 박사

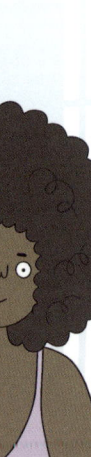

젠더에 관해 일러두기

거의 모든 사람이 유방 조직을 가지고 태어나. 그리고 나이가 들면서, 특히 사춘기가 되면서 특정 호르몬에 반응해 유방이 커지지. 일반적으로 이 호르몬은 여성에게 더 많이 분비된다고 알려져 있어.

여성 염색체를 가지고 태어났다고 해서 모두가 여성으로 인식되는 건 아니야. 마찬가지로 남성 염색체를 가지고 태어났다고 해서 반드시 남성으로 인식되는 것도 아니지. 어떤 사람들은 유방 조직에 영향을 줄 수 있는 염색체 변이나 호르몬 패턴을 지닌 채 태어나기도 해.

그러나 가슴의 발달과 관련해 우리가 이 책에서 **여자아이, 소녀, 여자, 여성** 또는 **남자아이, 소년, 남자, 남성**이라는 단어를 쓸 때는 성염색체를 바탕으로 한 생물학적 성별을 말하는 거야.

물론 젠더 정체성이 다양한 사람들에 대해서도 함께 이야기할 거야. 가슴이 그들의 젠더 정체성에 어떤 영향을 끼치는지 말이야.

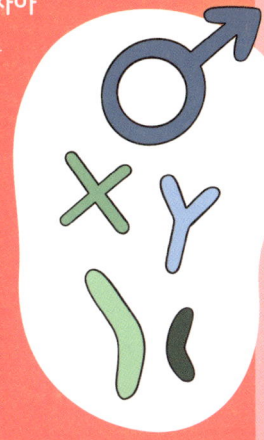

가슴에 대해 알아야 할 기초 정보

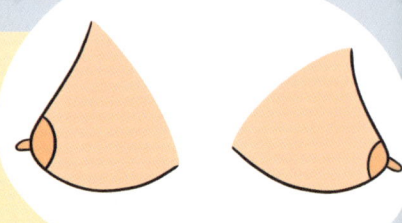

가슴이 대체 뭐야?

유방이라고도 불리는 가슴은 보통 한 쌍이고, 가슴 근육 아래에 자리 잡고 있어. 가슴은 유선(젖샘), 유관(젖관), 결합 조직, 지방으로 이루어져 있는데, 그 크기와 모양은 정말 다양해. 다 자란 유방은 작고 둥근 원반 모양, 넓은 원뿔 모양, 달걀프라이 모양일 수도 있고, 동그란 공 모양이나 종 모양일 수도 있어.

> 69쪽 더 자세히

왜 가슴이 커질까?

네가 열 살이나 열한 살쯤이 되면 넌 인생에서 아주 중요한 모험을 시작하게 될 거야. 바로 사춘기를 맞이하는 거지! 여자아이는 사춘기에 들어서면서 가슴이 발달하기 시작해. 그리고 첫 생리를 하기 전까지 몇 년 동안 가슴이 자라나지.

> 내 가슴은 있잖아, 모기 물린 자국처럼 생겼어. —디디, 16세

> 가슴 때문에 성가셔 죽겠어. 너무 걸리적거린단 말이야! 가끔은 납작했던 가슴이 그리울 때가 있어…… 뭐 그렇게 자주는 아니지만.
> —클레오, 16세

> 외계인에게 가슴을 설명해야 한다면 난 이렇게 말할래. '가슴이란 여성의 상체에 붙어 있는 둥그런 신체 부위다.'
> —에비, 13세

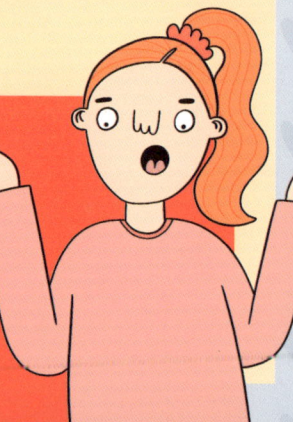

나만 가슴이 커지는 거야?

가슴 성장을 경험하는 건 대체로 사춘기 소녀들이지만, 그렇지 않은 경우도 많아.

여자든 남자든 모든 사람은 유방 조직을 가지고 태어나. 그러다가 특정한 상황에서 호르몬의 영향을 받으면 유방이 자라지!

> 열한 살인가, 열두 살 때였던 것 같아. 나는 정말 신이 났어. 하늘을 나는 기분이었지! 그 시절의 나는 빨리 어른이 되고 싶은 아이였거든. 가슴이 생긴다는 건 내가 어른이 되어 가고 있다는 걸 보여 주는 상징과도 같았어.
> -릴리, 17세

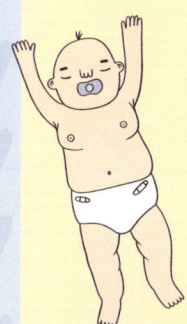

- 갓 태어난 아기에게는 작은 유방 몽우리가 있고, 몇 주에 걸쳐 몽우리가 자란대. 엄마의 호르몬 영향을 받기 때문이야.
- 남자아이도 사춘기를 겪는 동안에는 유방이 자라. 물론 여자아이처럼 눈에 띄게 커지지는 않지만 말이야. 남성의 사춘기 유방은 짧게는 18개월, 길게는 3년 정도 이어질 수 있는데, 그러다가 사춘기가 끝날 무렵에는 유방 조직이 축소되면서 가슴도 사라져.
- 임신한 여성은 가슴이 아주 크게 발달하지.
- 피임약처럼 호르몬을 조절하는 약물도 유방 조직에 영향을 끼칠 수 있어. 보통 이런 약들은 가슴을 커지게 만들어.
- 특정 질환이 있으면 가슴이 커지거나 모양이 변하기도 해.

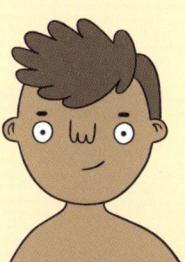

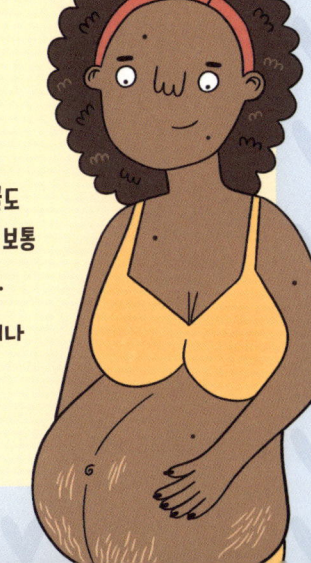

유방 호르몬에 영향을 주는 질환 중 가장 흔한 것으로는 갑상샘 이상이 있어. 남성의 경우 간이나 신장에 병이 생기면 가슴이 커지기도 해. 물론 이것 말고도 성인 남성의 가슴을 커지게 만드는 약물과 희귀 질환은 많아.

가슴은 왜 있는 거지?

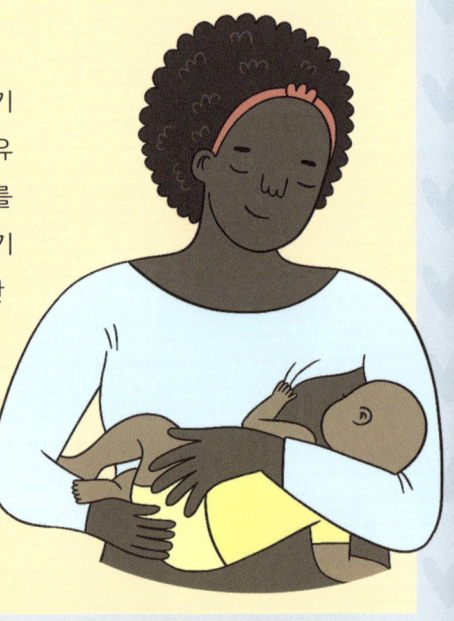

과학적으로 말하자면 가슴, 즉 유방은 아기를 먹여 살리는 식품 공장이야. 10대의 유방은 이러한 미래의 가능성을 위해 준비를 하고 있는 거야. 게다가 엄마의 모유는 아기를 위한 맛있고 영양가 있는 음식일 뿐만 아니라, 천연 면역 증강제이기도 해.

166쪽 더 자세히

또 어떤 사람들에게 가슴은 성적인 접촉을 할 때 성감대의 역할을 하기도 한단다.

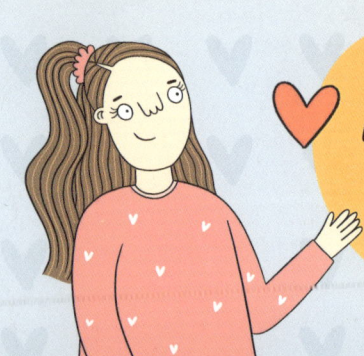

성감대란 만지거나 자극을 받았을 때, 성적 쾌감을 불러일으키는 신체 부위를 말해.

가슴을 부르는 이름이 또 있어?

아기 고양이들

맞아! 가슴은 생김새나 한 쌍으로 이루어진 특징에 빗대어 다양한 이름으로 불려. 나라마다 상징하는 단어가 조금씩 다르기도 하고.

자매

선반

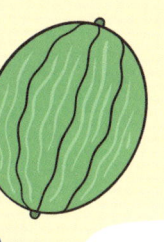

물병

캔

멜론

젖통

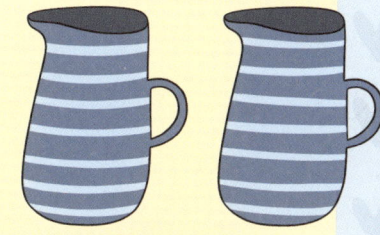

젖무덤

강아지들

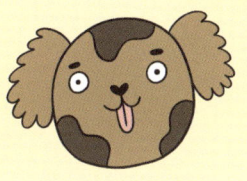
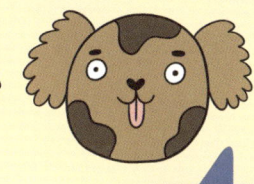

쌍둥이

젖 또는 젖가슴

나는 내 가슴을 '베란다'라고 불러. 가슴을 보면 건물 밖으로 튀어나온 베란다가 생각나거든.
-넬리, 46세

이 밖에도 많은 이름이 있어.

헤드라이트

가슴을 일컫는 단어는 아주 많아. 어떤 건 재미있고, 어떤 건 바보 같고, 어떤 건 모욕적으로 들리기도 해. 가슴을 뭐라고 부르든 그건 개인의 선택이지만, 대부분의 사람이 부담 없이 받아들이는 단어는 **유방** 또는 **가슴**이야. 그러니까 다른 사람 앞이나 병원에 가서는 이 두 단어를 사용하는 게 좋겠지?

가슴은 언제까지 자라?

가슴의 발달은 사춘기에 누구나 겪는 성장 과정 중 하나야. 여자아이에게서 주로 나타나고, 크기는 다르지만 남자아이도 같은 과정을 겪어. 여자아이는 빠르면 7~8세(만 나이) 때부터 가슴이 커지기 시작해. 늦어도 13~14세 때부터는 커지지. 그러다 대개 첫 생리를 시작하고 1~2년이 지나면 성장이 끝나.

물론 그 이후에도 가슴의 모양은 변할 수 있어. 20대 초반까지는 흔히 가슴의 크기나 모양, 윤곽이 때때로 달라질 거야. 하지만 23세 정도가 되면 임신 기간 또는 체중의 증가나 감소 같은 신체적 변화가 있을 때가 아니고서는 가슴이 더 커지지 않아.

체중의 변화는 평생 가슴 크기에 영향을 끼칠 수 있어. 몸무게가 늘어나면 다른 신체 부위에 살이 찌는 것처럼 가슴도 커지게 마련이니까.

> 내 가슴이 커지기 시작하던 무렵, 우리 학교에 나 같은 애가 한두 명 더 있었어. 혼자가 아니라서 다행이긴 했지만, 그 애들과 별로 친하지 않아서 가슴에 대해 뭐라고 이야기를 나누기는 힘들었어. 대신 엄마한테 시시콜콜 다 얘기했지. 그때 엄마가 옆에 없었다면 정말 힘들었을 거야. -홀리, 15세

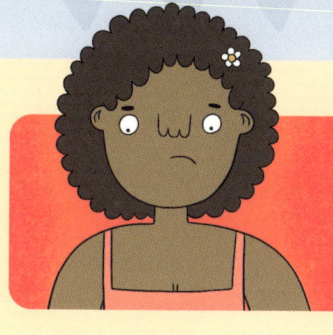

처음 가슴이 자라기 시작했을 때는 좀 무겁다는 느낌이 들었어. 은근히 불편하더라고! -야시, 16세

가슴은 일란성 쌍둥이야?

양쪽 가슴이 완전히 똑같은 사람은 거의 없어.

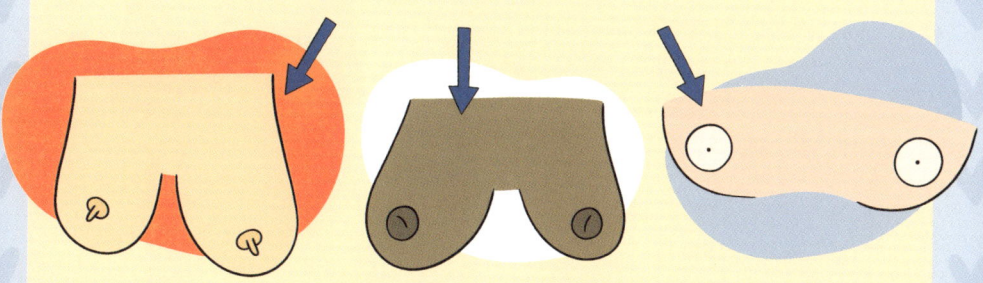

보통 가슴의 둥글고 뾰족한 부분에 유두, 그러니까 젖꼭지가 있어. 젖꼭지는 바깥으로 튀어나와 있기도 하고, 안쪽으로 들어가 있기도 해.

젖꼭지 부분은 주변 피부보다 색이 더 어두운 게 특징이야. 어두운 부분 전체가 젖꼭지라고 생각하기 쉽지만 가운데 톡 튀어나온 부분만 유두이고, 그 둘레의 원은 유륜 또는 젖꽃판이라고 불러. 유두의 색은 사람마다 다 달라. 밝은 갈색이거나 짙은 갈색일 수도 있고, 분홍색 또는 붉은색일 수도 있어. 주변 피부와는 질감이 다르고, 안쪽에 다양한 조직이 자리 잡고 있어.

사춘기 가슴

돌리 닥터의 시시콜콜 상담실

> 난 어렸을 때부터 통통했어. 가슴 부분에도 살이 많았던 편이라, 내 가슴 몽우리가 언제 생겼는지 잘 기억이 안 나. -클렘, 39세

가슴 몽우리: 사춘기의 첫 신호

> 가슴이 자라기 시작할 때 모양이 뾰족한 게 정상인가요?

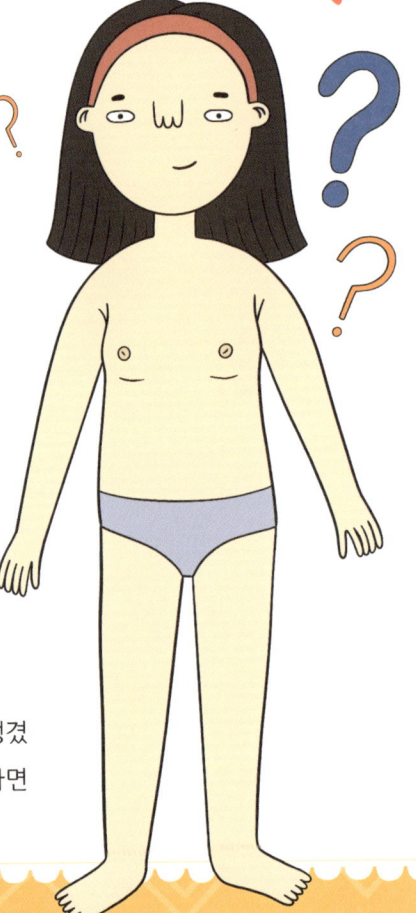

짧게 대답하자면 응, 정상이야. 네가 사춘기의 **어떤** 단계에 있든, 네 가슴이 **어떤** 모양이든 네 가슴은 정상이야.

사춘기의 초기 신호는 '가슴 몽우리'야. 사춘기 호르몬인 에스트로겐과 프로게스테론이 반응하여 말 그대로 유방 조직을 싹 틔우는 거지.

> 20쪽 더 자세히

먼저 젖꼭지 아래에 뭔가 딱딱한 것이 생겼다는 느낌이 들 거야. 그런 다음 시간이 지나면

> 처음에는 젖꼭지 아래에 작은 덩어리가 생기더라고. 그게 마치 커다란 젖꼭지같이 보였어. 계속 그런 모양일까 봐 엄청 걱정했었어.
> -디디, 16세

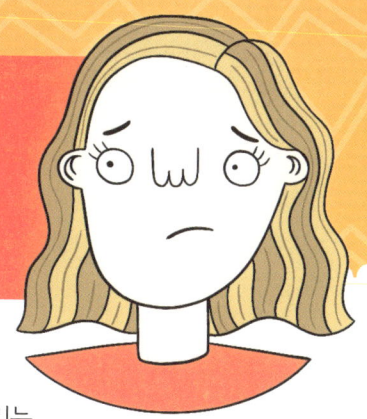

서 몽우리가 눈에 보일 만큼 커지지. 가슴 몽우리는 다른 피부나 지방 조직보다는 딱딱하지만, 갈비뼈나 가슴 근육보다는 부드러워. 처음에는 몽우리의 지름이 몇 밀리미터 정도밖에 안 될 수도 있어. 그러다가 조금씩 조금씩 커지면서 젖꼭지를 밀어 올려서 초반에는 가슴 모양이 뾰족해 보일 수 있어. 아직 유방 조직이 넓게 발달하지 않아서 그래. 물론 초기에도 모양이 둥근 사람도 있어.

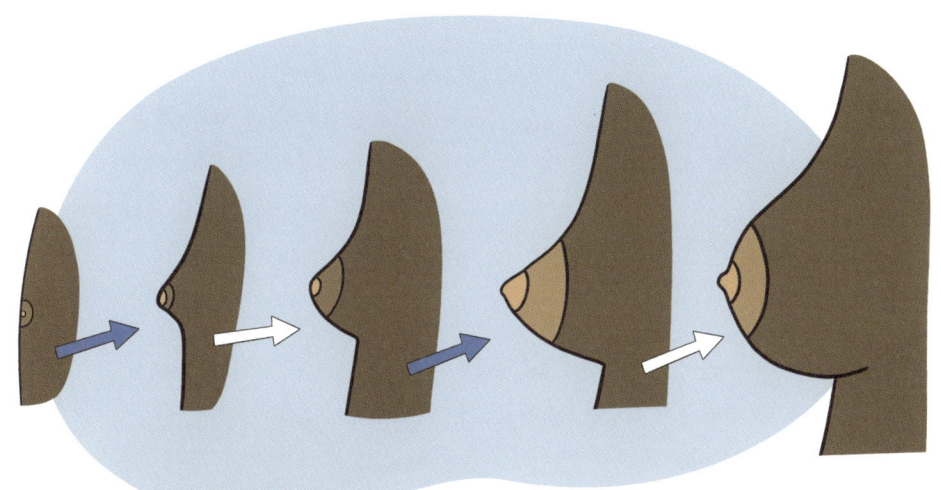

사춘기 가슴 발달의 5단계

생리를 시작하고 생식기에 음모가 자라기 시작하지. 그것과 마찬가지로 가슴의 발달도 사춘기에 겪는 몸의 중요한 변화야.

유방의 성장 기간은 사람마다 다른데 짧게는 18개월, 길게는 6년 또는 그 이상이 될 수도 있어. 보통 어린 나이에 성장이 시작될수록 가슴 발달의 5단계를 거치는 데 걸리는 시간이 짧다고 해.

이 5단계는 사람마다 다를 수 있어. 하지만 네가 지금 어느 지점에 와 있는지 **어림잡아** 파악하는 데 도움이 될 거야.

1단계: 사춘기가 시작되기 바로 전 단계야. 아직 가슴 몽우리를 보거나 느낄 수 없어. 유두와 유륜도 이전과 똑같은 상태야.

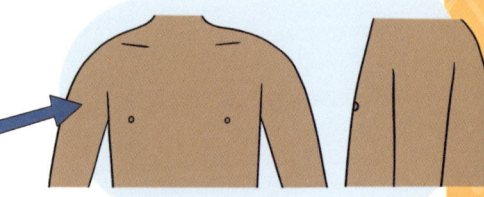

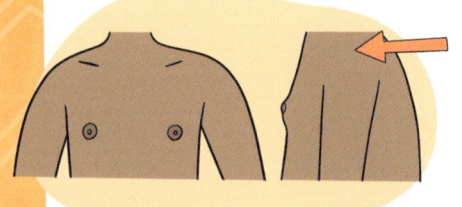

2단계: 가슴 몽우리를 보거나 느낄 수 있어. 유두가 더 두드러지고, 유륜도 커져. 이때 네 가슴은 아마 커다란 유두, 그러니까 젖꼭지처럼 보일 거야.

3단계: 가슴이 점점 커지고 둥근 모양을 띠게 돼. 유방 조직, 유두와 유륜이 모두 같이 성장하는 단계야.

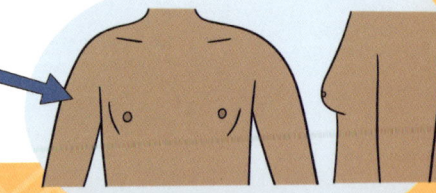

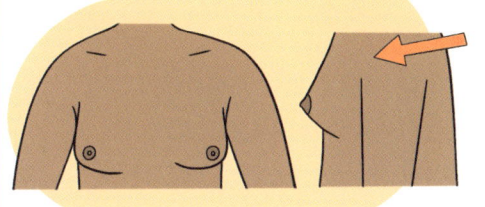

4단계: 유두와 유륜이 급격하게 성장해. 그래서 가슴이 전체적으로 뾰족하게 보이거나 삼각형처럼 보일 수 있어.

5단계: 유방, 유두, 유륜이 모두 성인의 크기가 되는 단계야. 뾰족하던 젖꼭지 부분도 완만해질 거야. 이후에도 가슴의 모양은 변할 수 있어. 가슴 성장에 영향을 주는 호르몬 때문에 평생 크기가 커졌다가 작아졌다 하거든.

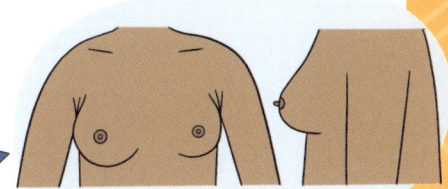

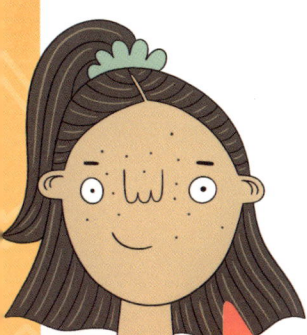

열네 살 때였나? 어느 날부터 가슴이 자라기 시작하더니, 글쎄 6개월 만에 D컵 크기가 되었지 뭐야. 그때 내 친구 켈리가 했던 말이 아직도 기억나. "야, 너 어디 가서 가슴을 주워 왔니? 어떻게 이렇게 빨리 자랄 수가 있어?" -넬리, 46세

나랑 내 친구들은 가슴 이야기는 별로 안 해. 우리 수다의 주제는 주로 학교에서 일어난 일들이지. 가슴에 아직 관심이 많지 않은 데다, 서로 그런 이야기하는 게 왠지 불편하더라고. -그레이스, 13세

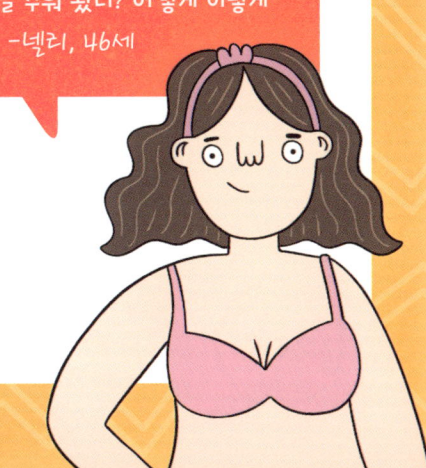

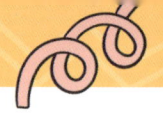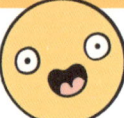

호르몬 파티

사춘기는 우리 몸의 호르몬들이 화려한 파티를 여는 시기야. 호르몬은 혈류를 타고 이동하는 화학적인 메신저라고 볼 수 있는데, 지정된 목적지에 도착하면 메시지를 전달해. 세포와 조직을 성장 또는 변화시키고, 특별한 기능을 수행하도록 하는 지시 사항들이지. 사춘기 호르몬의 중요한 역할은 우리 몸을 어린이의 몸에서 성인의 몸으로 바꿔 놓는 거야.

사춘기의 가슴 발달을 담당하는 호르몬은 **에스트로겐**과 **프로게스테론**이야. 이 두 호르몬의 수치가 상대적으로 높은 경우는 다음과 같아.

⭐ **사춘기를 겪고 있는 소년보다는 사춘기를 겪고 있는 소녀**

⭐ **성인 남성보다는 성인 여성**

⭐ **임신하지 않은 여성보다는 임신한 여성**

에스트로겐과 프로게스테론은 정말 많은 일을 해. 그중 하나가 가슴을 성장시키는 거야. 성별이나 젠더는 중요하지 않아. 몸에 에스트로겐과 프로게스테론이 돌고 있다면 네 가슴은 커질 수 있어.

사춘기에는 누구나 에스트로겐과 프로게스테론 수치가 올라가. 호르몬 파티가 시작되고 나면, 성인의 가슴 모양과 크기가 될 때까지 몇 달 또는 몇 년에 걸쳐서 가슴이 자라.

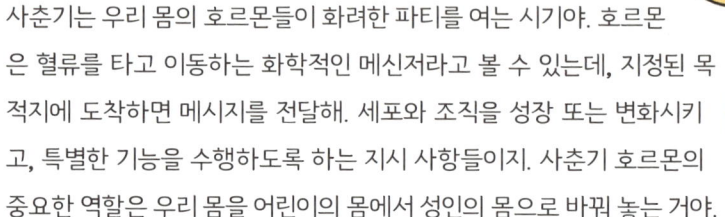

호르몬 파티는 네 기분, 두뇌, 사고방식에도 영향을 줘. 심지어 네 몸에서 나는 체취까지도 바꿔 놓지. 정말 대단한 파티 아냐? 모두가 초대장을 들고 들이닥친다니까!

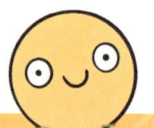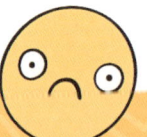

생리 주기

156쪽 더 자세히

사춘기에는 많은 일들이 일어나. 생식기 주변에 음모가 자라기도 하고, 생리를 시작하기도 하지. 생리는 질을 통한 출혈이 다달이 일어나는 것인데, 자궁이 있는 사람이라면 누구나 겪는 정상적인 몸의 변화야. 생리(월경) **주기**는 생리가 시작된 날부터 다음 생리가 시작되기 전까지의 기간을 말해. 출혈이 일어나는 날들뿐만 아니라 전체 기간을 모두 계산하는 거지. 보통 가슴이 몇 년 자라고 나면 생리 주기가 시작돼. (생리에 대해서는 할 말이 정말 많아. 그래서 우리가 책을 썼지! 그러니까 더 궁금한 게 있다면 **《생리를 시작한 너에게》**라는 책을 읽어 보렴.)

이 책에서도 생리 이야기를 한 번씩 할 거야. 그 이유는 가슴에 영향을 주는 호르몬과 생리에 영향을 주는 호르몬이 같기 때문이야. 네가 생리 주기의 어디에 있느냐에 따라 가슴의 상태와 감각이 달라지거든.

파티는 사춘기로 끝나지 않아!

150쪽 더 자세히

사춘기가 끝나도 네 가슴은 생리 주기에 따라 부풀어 올랐다가 다시 꺼지기를 반복할 거야. 에스트로겐과 프로게스테론의 수치가 매달 생리 주기와 함께 변화하기 때문이야.

202쪽 더 자세히

에스트로겐을 따로 복용해도 가슴이 커질 수 있어. 그래서 트랜스 여성은 가슴을 키우려고 에스트로겐을 처방받아 복용하기도 해.

각종 질환이나 병을 치료하려고 먹는 처방 약이 체내 에스트로겐 수치에 간접적으로 영향을 끼칠 수 있는데, 이럴 때도 가슴이 커져.

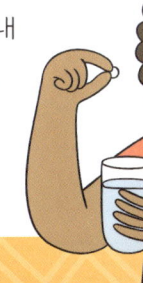

제각각인 가슴

자연의 모든 것과 우리 몸의 모든 부분이 그렇듯이 가슴의 모양도 놀라울 정도로 **다양해**.

어마어마하게 큰 가슴이 있는가 하면 아주아주 작은 가슴도 있지. 큰 가슴과 작은 가슴 사이의 모든 가슴이 다 '정상'이라는 범주 안에 있어. 모유 수유 중에 가슴이 커졌다가 그대로 유지되는 사람도 있고, 모유 수유가 끝난 뒤 가슴이 확 줄어드는 사람도 있어. 유전자도 한몫해. 네 가슴 크기는 물려받은 유전자에 따라 달라질 수 있다는 뜻이지.

젖꼭지가 두 개 이상인 사람들도 있어. 여분의 젖꼭지가 달린 거지. 이때 유방 조직 없이 유두만 있는 사람도 있고, 아예 가슴이 하나 더 달린 사람도 있어. 100명 중 한두 명이 그렇다니까 제법 흔한 일이라고 할 수 있겠지? 반대의 경우는 더 많아. 젖꼭지가 한 개도 없거나 하나만 있는 경우 말이야.

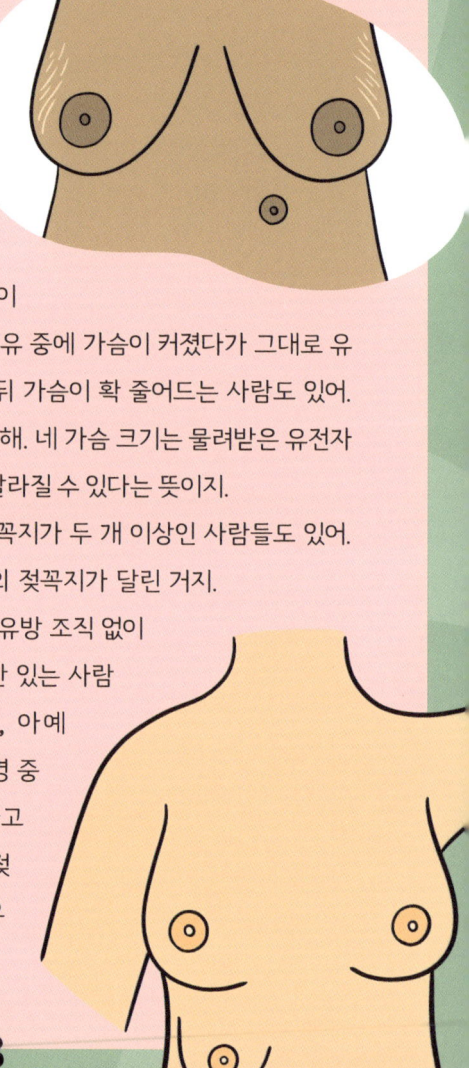

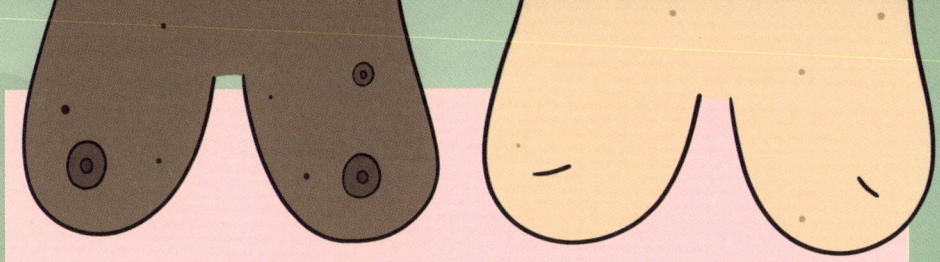

이런 가슴과 젖꼭지의 변형은 다른 신체 변형과 마찬가지로 우리가 태어나기 전 세포와 조직이 형성되는 과정에서 일어나는 일들이야.

    가슴과 젖꼭지는 모양도 다양해. 가슴 자체의 크기와 모양도 그렇지만, 유두와 유륜의 모양, 크기, 색깔도 사람마다 다 달라. 젖꼭지가 안쪽으로 들어가 있는 사람도 있어. 이걸 함몰 유두라고 하는데, 유두가 뾰족하게 튀어나와 있는 게 아니라 움푹하게 파여 있는 거야.

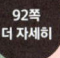
92쪽
더 자세히

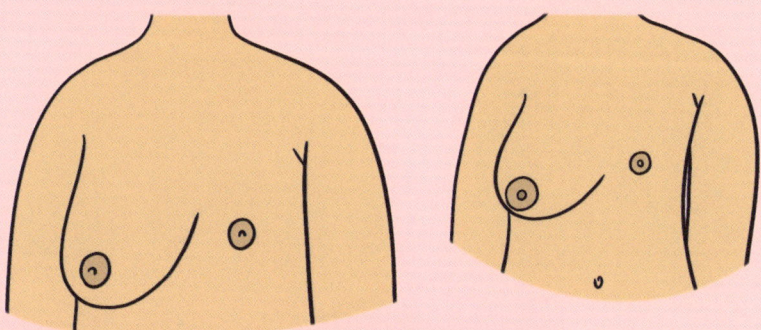

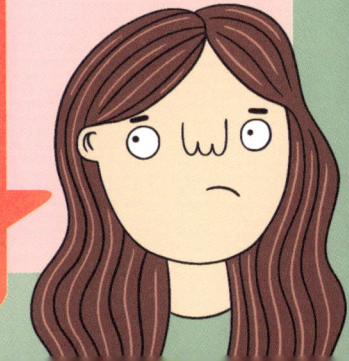

우리 할머니는 가슴이 한쪽밖에 없어. 그래서 왜 그런 거냐고 물어봤지. 할머니 말씀으로는 처음엔 양쪽에 가슴이 있었는데, 사춘기 때 한쪽만 자라났대. 나머지 한쪽은 그냥 작은 채로 남았던 거지. 그날 이후 나는 너무 걱정이 되었어. '나도 할머니처럼 가슴이 한쪽만 자라면 어떡하지?' 한동안 이 생각이 머리에서 떠나지 않았어. -릴리, 17세

우리 가족의 가슴

네 가슴은 유전적으로 설계된 대로 자라나게 될 거야. 그러니까 미래의 네 가슴이 어떤 모양일지 궁금하다면 가족들의 가슴을 한번 살펴봐.

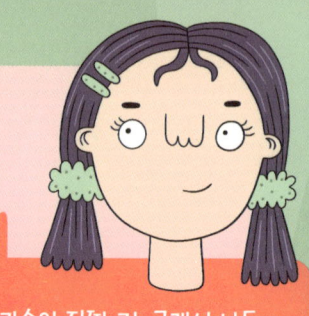

우리 이모는 가슴이 진짜 커. 그래서 나도 이모처럼 되는 건 아닐까 생각한 적이 있어. 진짜 그렇게 됐을까? 내 가슴은 엄마랑 이모의 딱 중간 크기야. 그리고 난 내 가슴이 마음에 들어. -아누크, 18세

가족들의 가슴을 보면서 '아, 내 가슴은 이런 모양으로 자라겠구나.' 하는 생각이 들 수도 있고, '뭐야! 다 너무 제각각이잖아. 닮은 구석이 전혀 없어!'라고 생각할 수도 있어.

언니와 나는 모든 게 달랐어. 가슴도 마찬가지였지. 언니는 가슴이 정말 작은데, 나는 우리 엄마만큼이나 커. -나디아

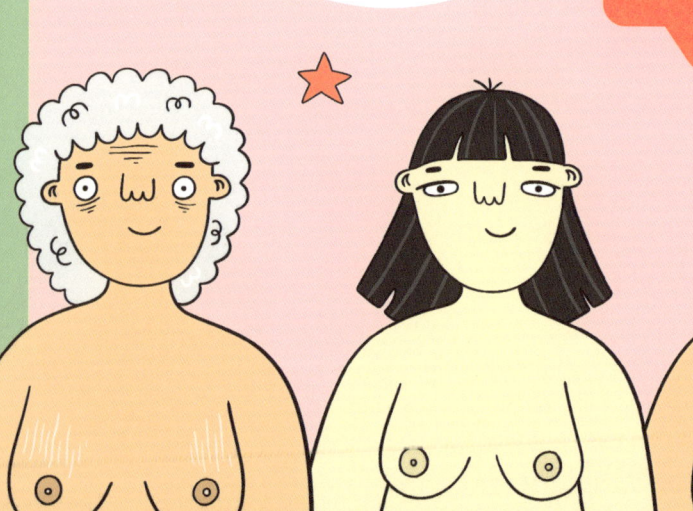

쌍둥이의 가슴을 조사한 연구에 따르면 유전적 요인이 가슴의 크기와 모양에 부분적으로 영향을 준다고 해. 하지만 가족이라고 해도, 심지어 쌍둥이라고 해도 가슴의 크기나 모양이 반드시 비슷한 건 아니야.

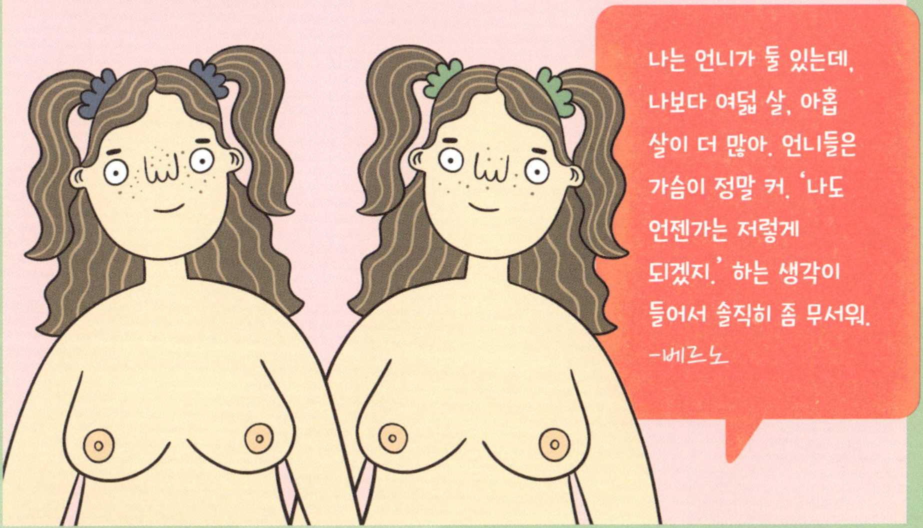

> 나는 언니가 둘 있는데, 나보다 여덟 살, 아홉 살이 더 많아. 언니들은 가슴이 정말 커. '나도 언젠가는 저렇게 되겠지.' 하는 생각이 들어서 솔직히 좀 무서워.
> —베르노

> 우리 언니는 가슴이 풍만해. 그래서 나도 언니처럼 되지 않을까 기대를 좀 했거든. 근데 전혀 그렇지 않더라.
> —비키

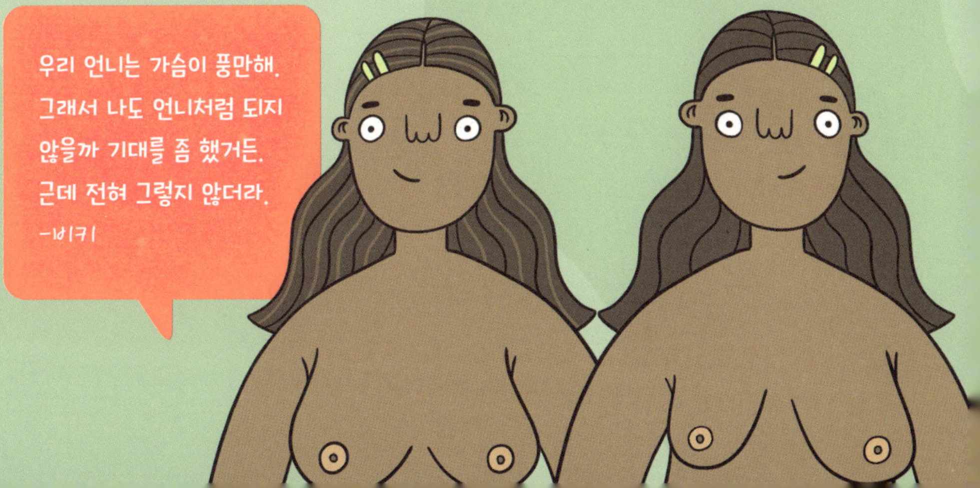

다른 사람들의 가슴은 어떻게 생겼을까?

솔직히 다른 사람들의 가슴을 볼 기회가 얼마나 있겠어? 아마 많은 문화권에서 그럴걸? 가슴을 가려야 한다고 생각하는 사람들이 많으니까. 그래서 가슴이 더욱 비밀스러운 존재가 되는 거지.

운이 좋다면 엄마나 언니, 또는 친한 친구의 가슴을 볼 기회가 생길지도 몰라. 너보다 나이가 많은 가족 구성원의 가슴은 미래의 네 가슴을 가늠하는 지표가 될 수 있어.

실생활에서 남의 가슴을 보는 게 쉽지 않은 일이라 우리가 널 위해 다양한 가슴들을 그려 봤어. 지면이 허락하는 한 최대한 많이!

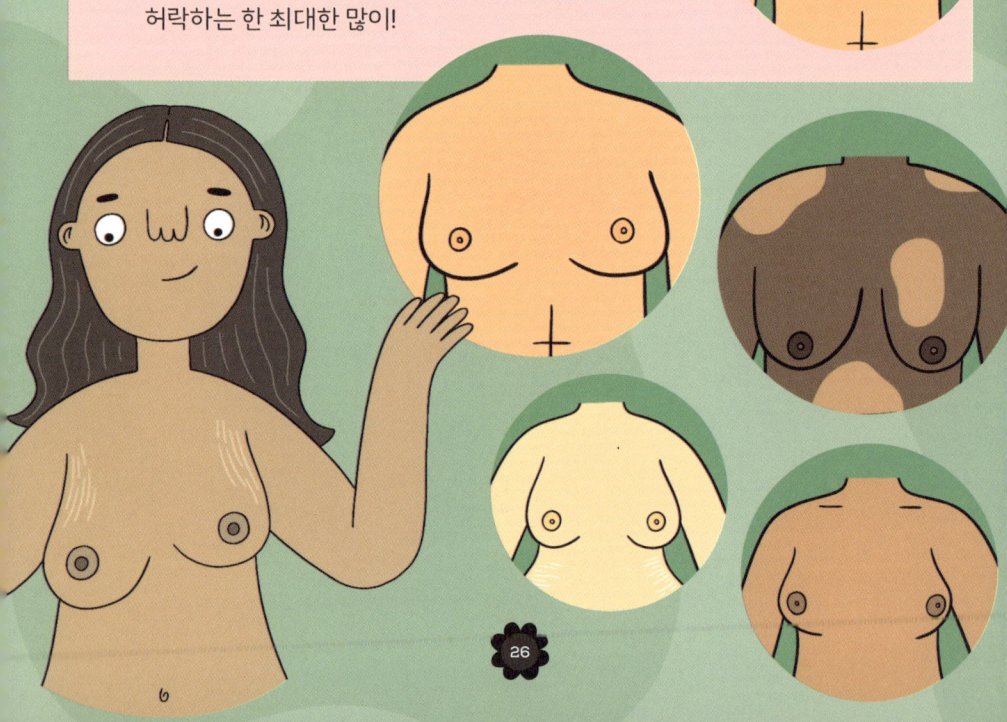

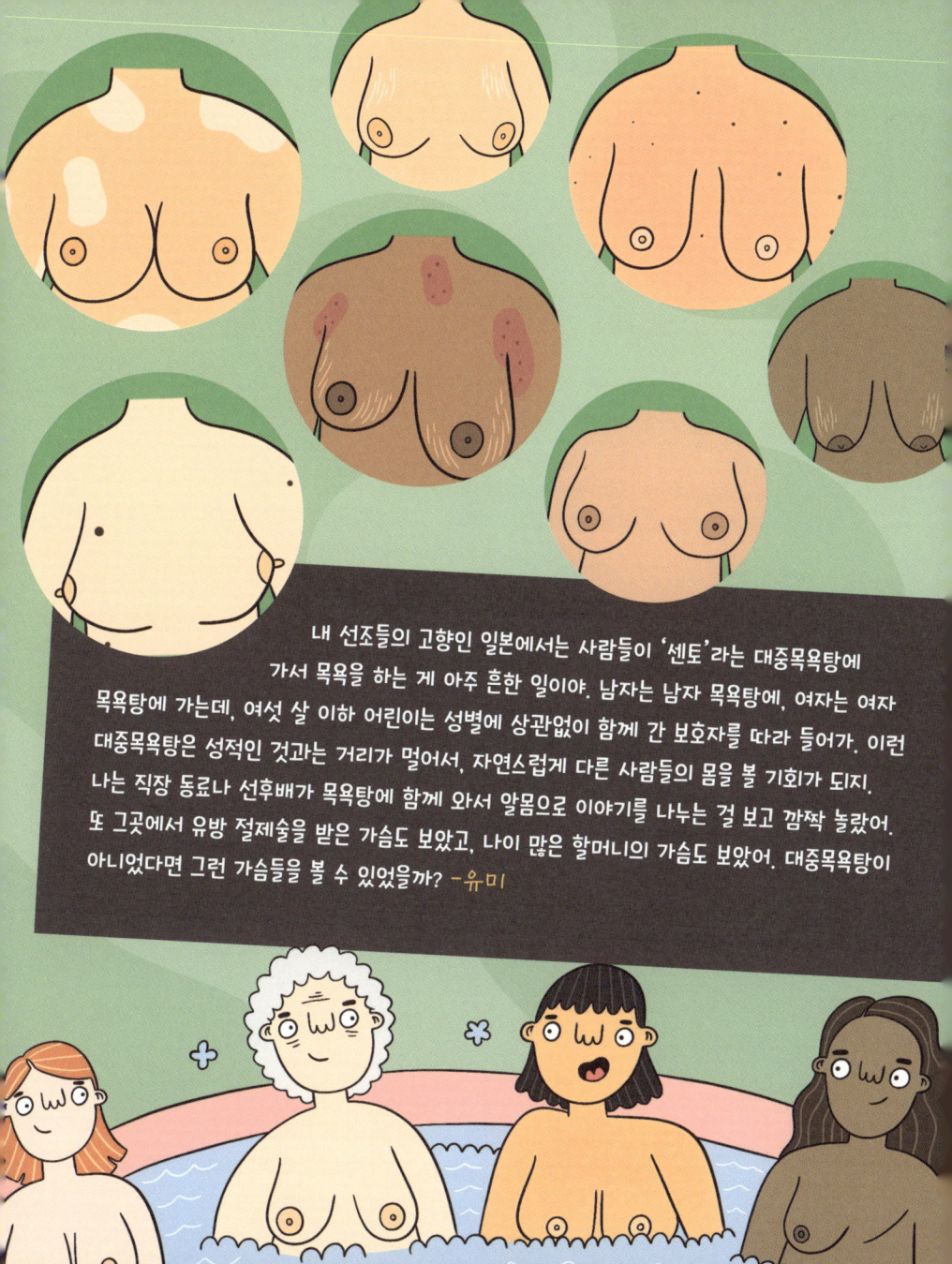

브래지어

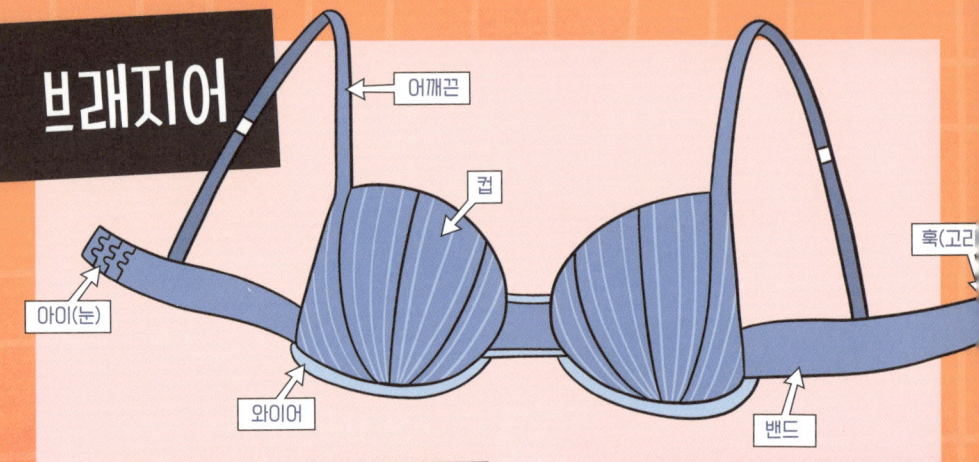

- 어깨끈
- 컵
- 훅(고리)
- 아이(눈)
- 와이어
- 밴드

브래지어를 왜 하는데?

사람들이 브래지어(브라)를 착용하는 데는 여러 가지 이유가 있어. 가슴을 가리거나 더 드러내기 위해, 가슴을 받치거나 들어 올리기 위해, 가슴을 강조하거나 원하는 모양을 잡기 위해, 가슴을 보호하기 위해, 덜렁대는 가슴을 잡아 주기 위해……. 어떤 이유가 되었든 나름의 방식으로 가슴을 관리하려고 브래지어를 착용하는 거야.

나는 6학년 때부터 브래지어를 했어. 그런데 어느 날 한 친구가 내 브라 끈을 팅기며 이렇게 말하는 거야. "어머, 얘들아! 클레어는 벌써 브래지어를 차나 봐." 솔직히 그때까지 난 별생각이 없었어. 하지만 놀림을 받으니까 엄청 부끄럽고 속상하더라고. -클레어, 40세

엄마가 말했어. "뭐? 네가 지금 무슨 브래지어가 필요하다고 그래? 아직은 아니야. 몇 달, 아니 몇 년은 있어야 가슴이 생길 텐데 뭐가 그리 급해?" 그때 나는 가슴이 없었던 게 아니야. 너무 작아서 눈에 띄지 않았을 뿐이지. 하지만 난 브래지어가 멋져 보여서 빨리 하고 싶었어. 그래서 엄마에게 브래지어를 사 달라고 여러 번 졸랐던 기야. -홀리, 15세

사람들이 늘 브래지어를 착용했던 건 아냐. 우리가 아는 현대적인 디자인의 브래지어는 19세기 초에 만들어졌거든. 그리고 1930년 무렵에 대량 생산이 가능해지면서 널리 이용되기 시작했어. 이전의 여성들은 보통 보디스, 캐미솔, 코르셋 같은 속옷으로 그날 그날 스타일에 맞게 가슴 모양을 만들곤 했어.

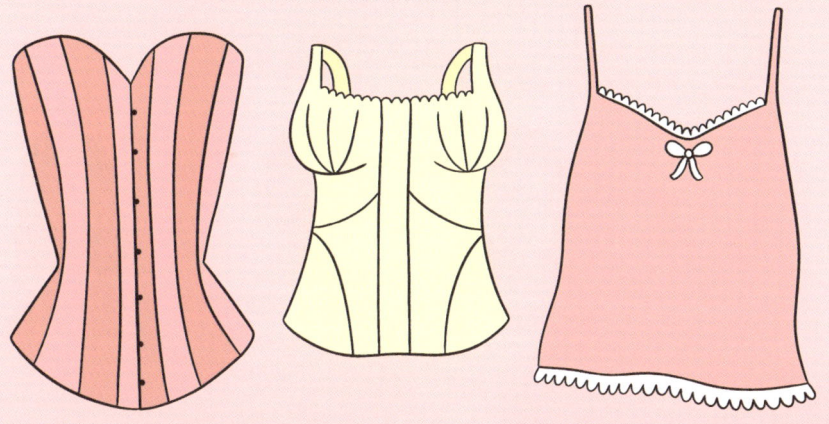

꼭 브래지어를 해야 해?

네가 싫다면 하지 않아도 돼!
　가슴의 크기나 모양에 따라 브래지어의 필요성도 달라지거든. 브래지어를 착용하는 것이 일상생활에 더 도움이 된다고 생각하는 사람들도 있고, 브래지어 없이 잘 지내는 사람들도 있어. 그러니까 너도

> 난 더 이상 브래지어를 하지 않기로 했어. 밴드 연습을 하러 가거나, 학교에 가거나 상관없이 말이야. 내 가슴을 있는 그대로 받아들이기로 했거든. 다른 사람이 어떻게 보든 신경 안 써. 어쨌거나 내가 편해야 하잖아.
> ―아누크, 18세

<u>스스로 결정하면 돼. 브래지어를 하고 안 하고는 정말 네 맘이야.</u>

그런데 사회적인 분위기 때문에 '나도 브래지어를 해야 하나?' 하는 생각이 들 수도 있어. **다른 사람들이** 뭐라고 하든 신경 쓰지 마. 네가 정말 중요하게 생각해야 할 건 바로 '**나한테** 가장 잘 맞고 편한 건 뭘까?'야.

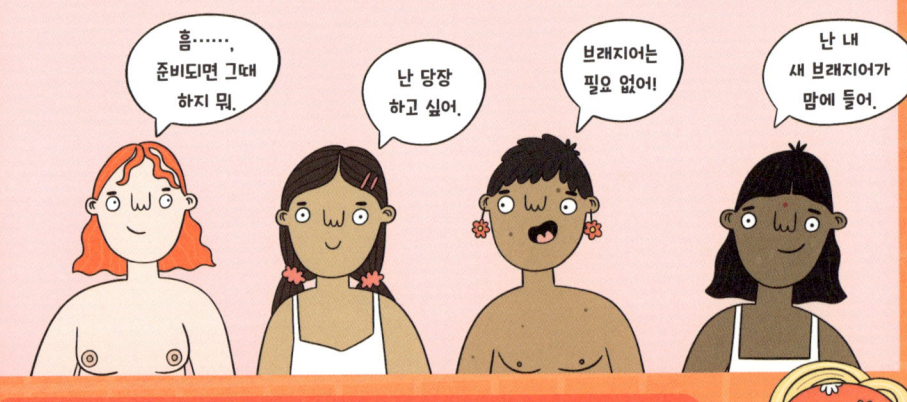

애들이 엄청 놀렸어. 왜 가슴을 가리지 않냐고 말이야. 다들 브래지어를 하기 시작했지만 나는 안 했거든. 애들이 와서 "애비게일, 네 가슴 다 보여!" 이렇게 말하면 나는 그냥 어깨를 으쓱하면서 대답했어. "그래? 뭐 어때. 난 괜찮아." -애비게일, 16세

다른 옷들과 마찬가지로 브래지어도 한번 착용하기 시작하면 금방 익숙해져. 나중에는 별로 불편하다는 생각도 안 들 거야. 하지만 의학적으로 브래지어를 꼭 착용해야 할 이유는 없어. -멜리사

난 예전에 농담 삼아 브래지어를 '가슴 감옥'이라고 불렀던 적이 있어. 그런데 나보다 가슴이 훨씬 큰 친구들이 와서 이렇게 말하는 거야. "그게 무슨 소리야? 가슴 큰 여자들에게 브래지어는 해방군이나 다름없어! 브래지어 없이 지내는 건 상상도 할 수 없다니까. 얼마나 불편한지 알아? 허리가 끊어질 것 같단 말이야!" 처음에는 이해를 못 했지만 이제는 그게 어떤 기분인지 잘 알아. -유미

브래지어를 하기에는 아직 가슴이 너무 작으면 어떻게 해?

그럴 때는 그냥 브래지어 없이 지내면 돼. 네가 불편하지 않다면 말이야. 그런데 이미 가슴 몽우리가 생겼다면 그 부분이 민감하게 느껴질 수도 있어. 브래지어까지는 아니더라도, 윗옷 속에 뭐가를 더 입으면 좋겠다는 생각이 들지도 몰라. 그럴 때는 크롭 톱을 입으면 도움이 될 거야. 주니어 브라를 해도 괜찮고, 튜브 톱이나 미드리프 톱을 입어도 좋아. 아니면 러닝셔츠를 입어도 되고, 비키니 톱을 입어도 되지.

가슴이 자라고 있다는 건 알지만, 아직 브래지어를 사러 다니기 부담스러울 때 위에 소개한 옷들이 좋은 대안이 될 거야. 네가 준비가 될 때까지 말이야. 또 몇 달만 지나면 작아져서 못 입게 될 브래지어에 돈을 너무 많이 쓰고 싶지 않을 때도 합리적인 선택이 될 수 있지.

> 5학년 때 크롭 톱을 입기 시작했어. 그때쯤 친구들이 다들 입기 시작했거든. 그래서 나도 입어 봐야겠다고 생각했어.
> —그레이시 N, 14세

> 내 시작은 이랬어. '음, 이제 나도 가슴이 생기기 시작하네. 어떡하면 좋을까?' 그리고 바로 엄마한테 말했지. "엄마, 나 크롭 톱이 필요해요!" 난 엄마한테 이런 얘기를 하는 게 전혀 부끄럽지 않았어. 학교에서 미리 배우기도 했고, 가슴은 내 몸의 일부인데 부끄러워할 이유가 없잖아. —에비, 13세

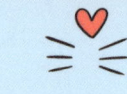

나는 브래지어를 하는 게 싫었어. 책임질 일이 또 하나 늘어난 느낌이라고나 할까? 왜 그런 거 있잖아. 맨발로 다니고 싶은데, 양말이랑 신발을 신어야 한다는 걸 처음 깨달았을 때의 기분? -디디, 16세

난 친구들에게 자랑했어. "얘들아, 이것 봐, 나 크롭 톱 입었어!" 친구들은 이렇게 반응했지. "어머, 에비! 정말 부럽다. 난 언제 입을 수 있을까?" -에비, 13세

혹시 주니어 브라를 '훈련 브라'라고도 부른다는 거 알고 있니? 어휴, 이건 정말 성차별적인 마케팅 전략이야. 브래지어 착용하는 데 무슨 훈련이 필요하다는 건지, 안 그래?

물론 자기가 원해서 크롭 톱을 입는다거나, 브래지어를 착용해 보고 싶어서 주니어 브라를 입는 건 괜찮아. 하지만 확실히 말해 주고 싶어. 브래지어는 미리 입어서 연습할 필요가 전혀 없어!

난 브래지어가 필요해! 어떻게 하면 될까?

이제 브래지어 쇼핑을 할 때가 왔구나! 뭐부터 하면 좋을지 우리가 알려 줄게.

> 난 엄마와 대화를 시작하는 게 정말 어려웠어. 우리 엄마는 그런 대화를 별로 좋아하지 않았거든. 어느 날 밤, 나는 엄마를 꼭 껴안고서 엄마의 브라 끈을 몇 번 잡아당겼어. 그리고 말했지. "엄마, 나 브래지어가 필요해요." 그때 나는 너무 긴장해서 목이 다 아플 지경이었어. — 유미

1 우선 부모님이나 믿을 만한 주변 사람들에게 말해야 해. 브래지어 쇼핑에 관한 주제를 꺼내는 게 어색할 수도 있어. 모든 어른들이 이런 얘기에 열려 있는 건 아니니까. (자녀의 발달 과정에 너만큼 주의를 기울이지 않는 부모도 많고, 심지어 자녀한테 브래지어가 필요하다는 사실조차 믿지 않으려는 부모도 있어!) 그렇지만 넌 네게 필요한 걸 얘기하고 도움을 받을 자격이 있어. 엄마가 아니어도 괜찮아. 아빠도 좋고, 친척 어른도 좋고, 언니도 좋아. 너보다 나이가 많은 친구도 괜찮아.

2 브래지어 쇼핑은 시간이 걸리는 일이야. 편의점에서 음료를 고르듯 휘리릭 끝낼 수는 없어. 가슴의 크기와 모양이 제각각이듯 브래지어의 크기와 모양도 너무나 다양해. 네게 맞는 브래지어를 고르는 게 쉽지 않을지도 몰라. 적어도 한 시간 정도, 아니면 아예 하루를 브래지어 쇼핑하는 날로 정해도 좋아! 맛있는 점심과 디저트를 먹은 다음, 브래지어를 사러 가는 거야. 여러 가지 브래지어를 착용해 보고 잘 맞는지, 모양은 어떤지, 입었을 때 느낌은 어떤지 천천히 살펴봐.

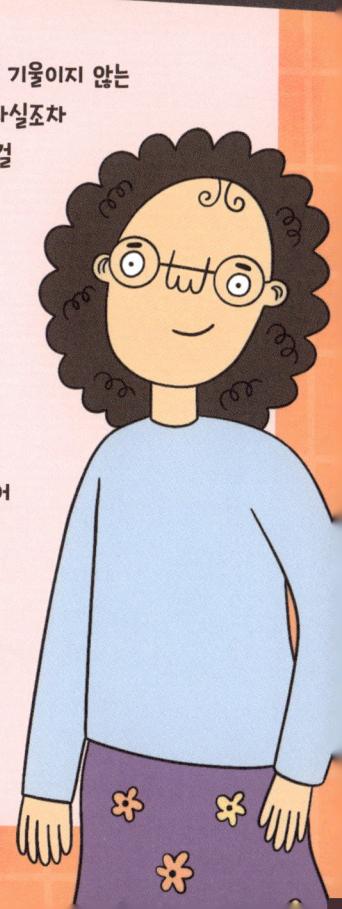

20 토요일 오전 ♥ 10~11시 브래지어 쇼핑! ♥ ♥

3 다음으로는 브래지어 쇼핑을 할 장소를 골라야 해. 백화점이나 쇼핑몰로 가면 여러 브랜드의 브래지어를 한꺼번에 구경할 수 있어서 편리해. 아니면 브래지어 같은 속옷만 전문으로 파는 속옷 가게로 가도 좋아. 그런 곳에 가면 좀 더 고급스러운 브래지어를 구경할 수 있고, 피팅 전문가의 도움을 받을 수도 있어. 피팅 전문가는 가슴에 대해 잘 아는 사람들이니까 네게 맞는 브래지어를 찾는 데 큰 도움이 될 거야. 보통 그런 서비스에는 추가 비용이 들지 않아.

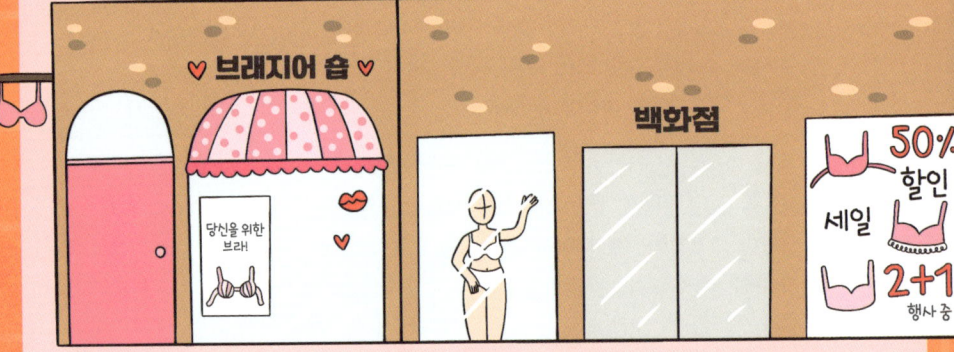

4 매장에서 브래지어를 입어 보는 게 쑥스럽거나 부담스럽다면, 미리 치수를 적어 가는 방법도 있어. 브래지어 사이즈를 어떻게 재는지는 조금 있다가 알려 줄게.

브래지어 치수
밑 가슴 둘레 80cm

온라인 쇼핑으로도 브래지어를 살 수 있어. 매장에 가지 않아도 되니까 편리하지. 하지만 이렇게 입어 보지 않고 사면 시행착오를 적지 않게 겪을 거야. 그러니까 처음엔 도움을 받을 수 있도록 매장을 방문하는 걸 추천할게.

브라를 입어 보고 사야 하는 이유

여성의 70퍼센트가 몸에 맞지 않는 브래지어를 착용한다는 통계가 있을 정도로 자기 브라 사이즈를 정확히 모르는 사람이 많아. 브래지어는 단순한 패션 아이템이 아니야. 신발을 살 때도 직접 신어 보고 사이즈나 착용감을 확인하잖아. 브래지어는 특히 브랜드마다 사이즈 차이가 있고, 체형에 따라 편하게 느끼는 디자인이 달라서 직접 입어 보고 구매하는 것이 가장 좋아. 네가 만약 브라를 처음 사는 거라면 속옷 가게에 가서 정확한 사이즈를 측정하고, 직접 입어 보고 가장 편한 걸 찾아 봐.

편하게 맞던 사이즈가 갑자기 크게 느껴진다거나, 작게 느껴지기도 할 거야. 그건 체형이 변하면서 가슴도 달라졌다는 의미야. 조금 번거롭더라도 다시 사이즈를 측정하고 착용감을 확인해 볼 시기가 된 거지. 외국에선 방문 브라 피팅 서비스를 이용하기도 해. 장애가 있거나 자폐 스펙트럼, ADHD 등 신경 다양성을 겪는 사람들에게 매우 편리한 서비스야. 줌으로 온라인 피팅 서비스를 받을 수도 있어.

브래지어 쉽게 착용하기!

대부분의 브래지어는 잠금장치가 뒤쪽에 있어. 등 뒤로 팔을 돌려서 훅을 채우려면 연습이 필요하지. 익숙해지기 전까지 쓸 수 있는 쉬운 방법을 한 가지 알려 줄게.

1단계 →

브래지어를 허리에 감아. 컵을 등 쪽에 두고, 훅이 있는 부분을 앞에 두는 거지.

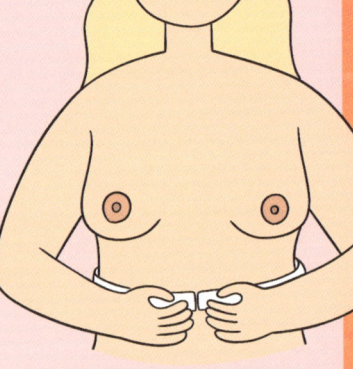

← 2단계

앞에서 훅을 채워서 배에 걸고 컵이 앞쪽으로 올 때까지 브래지어를 돌려.

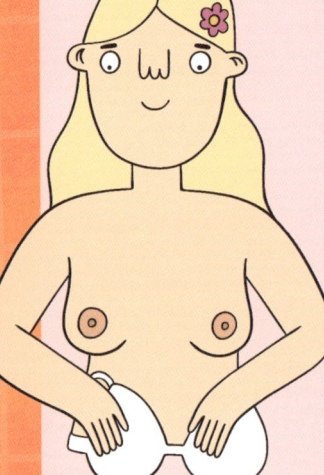

3단계 →

브래지어를 위로 끌어 올린 다음, 양쪽 팔을 어깨끈 사이에 넣어. 그리고 가슴을 컵 안에다 잘 넣어 줘.

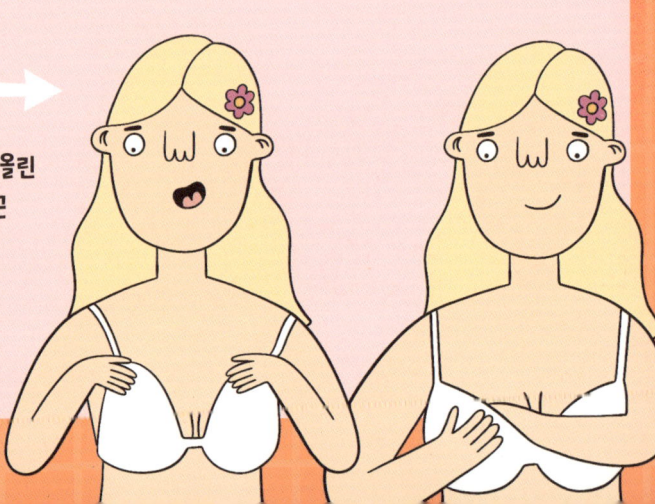

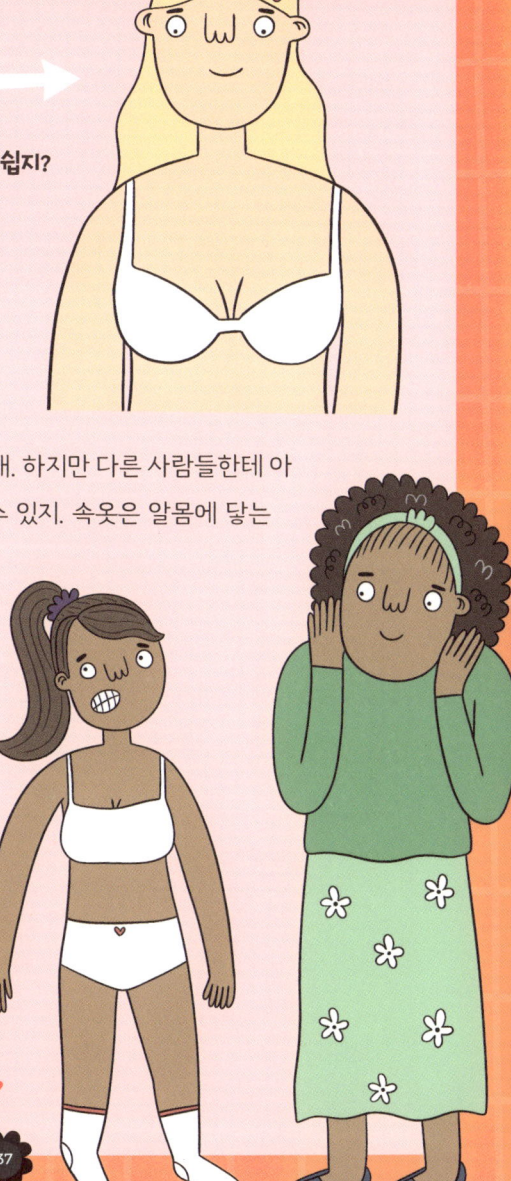

4단계

짜잔! 브라 착용 완료! 정말 쉽지?

브래지어 사는 방법

44쪽 더 자세히

브래지어를 파는 가게로 간다. 브래지어를 몇 개 입어 본다. 맞는 걸 몇 개 산다. 어때? 이보다 쉬울 수 없지?

물론 실제로도 이렇게 쉽고 간단해. 하지만 다른 사람들한테 아무리 쉬워도 너는 용기 내기가 힘들 수 있지. 속옷은 알몸에 닿는 것이니까 부끄럽게 느껴질 만해. 익숙해지는 데 시간이 좀 걸릴 뿐이니까 괜찮아. 엄마나 이모랑 함께 사러 가는 것도 도움이 될 거야. 너보다 경험이 많은 사람들이니까.

부끄러움이 많은 친구들에게 해 주고 싶은 말이 있어. 브래지어 쇼핑은 누구나 하는 거야. 너만 하는 게 아니라는 뜻이지. 그러니까 걱정하지 마. 아무도 너를 이상하게 쳐다보거나 어색하게 생각하지 않을 테니까. —릴리, 17세

내 첫 경험을 얘기해 줄게. 가게에 들어서면서 내가 말했어. "안녕하세요. 피팅 좀 해 볼 수 있을까요?" 가게 직원이 이렇게 말했어. "그럼요! 어서 들어오세요!" 그 직원은 내 가슴을 보고 A컵이라고 생각했나 봐. 비슷한 사이즈의 브라를 몇 개 꺼내 주고 입어 보라고 했어. 내가 엄청 긴장하고 있다는 것도 알았던 것 같아. 내가 "혼자 들어가서 입어 봐도 돼요?"라고 묻자, 직원은 "그럼요. 갈아입는 동안에는 절대 들어가지 않을게요. 다 입고 나면 노크를 하세요."라고 말했어.
-홀리, 15세

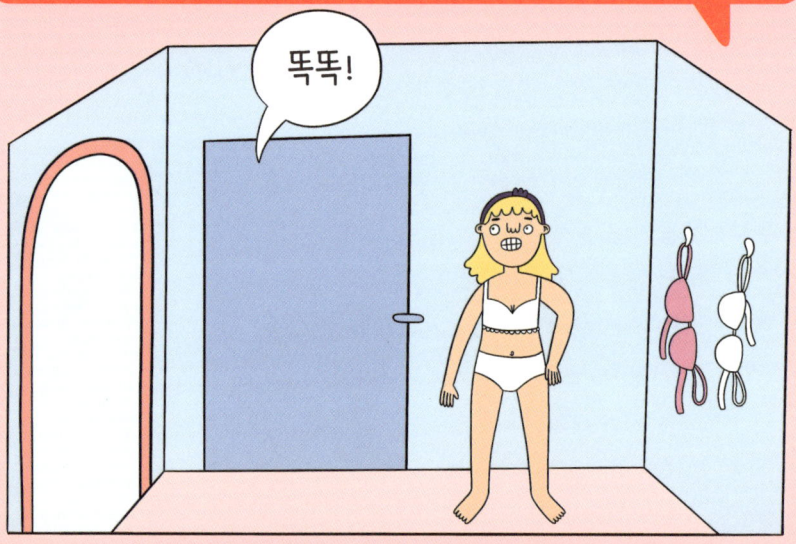

브래지어 피팅은 정말 '고문'이야. 네가 피팅 룸에 들어간 지 몇 초도 안 돼서 엄마가 커튼을 열어젖힐걸? 그럼 넌 엄마에게 짜증스럽게 말하겠지. "엄마! 제발!" 그러고 나면 또 사람들이 몰려와서 네 가슴을 구경할 거야. 맙소사! 아, 물론 고통에 따른 보상은 받게 될 거야. 네게 맞는 브래지어를 찾을 테니까. 그러니까 죽을 때까지 입어야지! -베르노

꿀팁!
옷이든 브래지어든 매장에서 입어 봐야 하는 물건을 쇼핑할 때는 쉽게 입고 벗을 수 있는 옷을 입고 가는 게 좋아. -유미

피팅을 도와주었던 직원이 무척 친절했는데도 어색한 기분이 드는 건 어쩔 수가 없더라고. -소냐

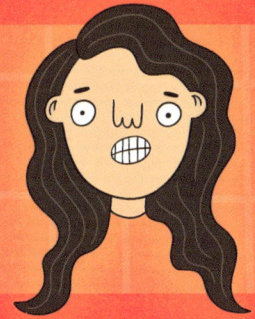

어떤 사람들은 누군가가 자기 몸을 만지는 걸 싫어해요. 또 어떤 사람들은 다른 사람 앞에서 옷을 벗는 걸 별로 좋아하지 않죠. 그래서 저는 이렇게 말해요. "불편하시면 혼자 입어 보셔도 돼요. 브래지어를 여기에 둘 테니 다 입고 나면 저를 부르세요. 그럼 제가 와서 봐 드릴게요."
-린다, 브래지어 피팅 전문가

저는 줄자를 사용하지 않아요. 고객이 입은 옷을 관찰하는 것으로 시작하죠. 브래지어가 처음이라면 대략적인 사이즈를 생각한 다음 여러 사이즈를 함께 준비해요. 기술적으로 올바른 사이즈를 고르는 것도 중요하지만, 입는 사람이 편안하게 느끼는 사이즈를 찾는 것도 중요하거든요. -주이스, 브래지어 피팅 전문가 겸 디자이너

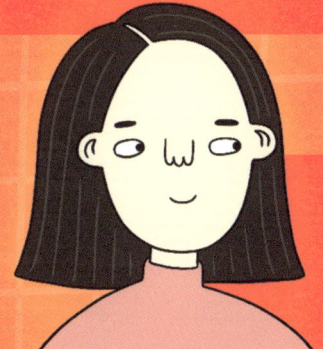

사춘기를 겪는 중이라면 가슴이 어떻게 바뀌고 있는지 잘 살펴볼 필요가 있어요. 몽우리가 생기지는 않았는지, 가슴이 더 커지지는 않았는지…… 조금 진부한 표현일 수도 있지만, 이제 가슴은 여러분과 평생을 함께할 친구거든요. -비앙카, 브래지어 피팅 전문가

피팅 전문가가 줄자로 네 가슴둘레를 재겠다고 할거야. 그래야 네 브래지어 사이즈를 알 수 있으니까. 브래지어를 고를 때는 **컵 사이즈**와 **밴드 사이즈,** 이 두 가지 치수가 필요해. 이 얘기는 조금 있다가 자세히 들려줄게.

누군가 네 몸을 자로 재는 것이 이상하게 느껴질 수도 있어. 하지만 하루 종일 그 일을 하는 피팅 전문가들에게는 너무나 익숙한 일이야. 그러니까 어색해하지 않아도 돼. 대부분의 피팅 전문가들은 경험이 많아서 네 가슴을 보기만 해도 사이즈를 어림잡아 맞힐 수 있어.

네가 수줍음이 많거나, 피팅 전문가에게 몸을 맡기는 게 불편하다면 집에서 미리 치수를 재는 것도 방법이야. 치수를 적어서 매장에 가지고 가면 되거든.

치수로 딱 맞는 브래지어를 찾을 수 있을까?

짧게 대답하자면 "꼭 그렇지는 않다!"야.

우리가 인터뷰했던 많은 브래지어 전문가들은 이렇게 말했어. "치수를 재서 자신에게 맞는 브래지어의 사이즈를 가늠해 볼 수는 있지만, 완벽한 방법은 아닙니다." 그 이유는 브랜드마다, 또 스타일에 따라 브래지어 사이즈가 다르기 때문이야. 그리고 무엇보다 네가 편안하다고 느끼는 사이즈는 또 다를 수 있거든.

어쨌거나 브래지어를 고를 때는 두 가지 치수가 필요해.

먼저 밴드 사이즈(밑 가슴 둘레)는 가슴 바로 아래 갈비뼈 있는 부분의 몸통 둘레를 재면 나와. 매장에서 치수를 재고 싶지 않다면 집에서 미리 재 가도 상관없어. 보통 62센티미터에서 150센티미터 사이, 또는 24인치에서 60인치 사이의 숫자가 나올 거야.

그다음은 **컵 사이즈**야. 네 가슴을 감싸는 부분을 컵이라고 하는데, 가장 작은 컵 사이즈는 AA이고, 그다음으로 A, B, C, D, DD, E, F, G 순서로 커져. 다시 말하지만 원한다면 이 치수도 집에서 잴 수 있어. 줄자로 가슴의 가장 볼록한 부분의 둘레를 재. 젖꼭지를 지나도록 말이야. 이 가슴 사이즈에서 밴드 사이즈를 빼서 컵 사이즈를 따지는 거야.

인터넷에서 브래지어 사이즈 계산기를 찾아봐. 거기에다 네 밴드 사이즈와 가슴 사이즈를 넣으면 너의 브래지어 사이즈를 알 수 있어!

하지만 네게 꼭 맞는 브래지어를 찾고 싶다면 줄자는 옆으로 치워 두고 이 책을 계속 읽어 줘!

꼭 맞는 브래지어 찾기

브랜드에 따라서 브래지어의 사이즈나 입음새가 달라져. 그래서 어떤 브랜드 브래지어는 75B가 맞더라도 다른 브랜드 제품은 80A를 입어야 네 몸에 맞기도 하지. 갑자기 네 가슴이 확 커졌다거나 작아졌을 리는 없으니까, 그럴 땐 그냥 '아, 브랜드마다 사이즈가 조금씩 다르게 나오는구나.' 생각하면 돼.

그러니까 너에게 맞는다고 생각하는 사이즈와 이웃한 사이즈의 브래지어를 여럿 입어 보는 게 좋아. 예를 들어 네가 80B라고 해 보자. 그럼 75C나 85A도 다 입어 보는 거야. 그리고 어떤 사이즈가 더 편안한지 잘 느껴 봐.

구매하기 전에 최대한 다양한 사이즈의 브래지어를 착용해 보는 게 좋아. 그러니 시간을 두고 느긋하게 즐기면서 네게 맞는 브래지어를 골라 봐.

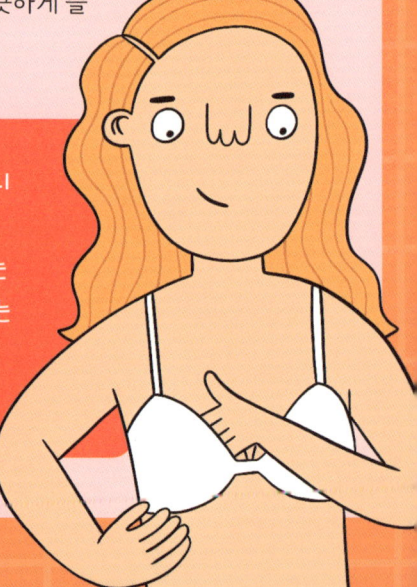

> 어린 고객들은 살구색 브래지어를 보고 '뭐야, 이건 할머니 브라잖아!'라고 생각하기도 한답니다. 하지만 살구색 브래지어는 교복 안에 입어도 브래지어가 비치지 않는다는 장점이 있어요. 처음 브래지어를 사러 온 고객이라면, 저는 흰색이나 살구색 티셔츠 브라와 여유 있는 스포츠 브라 몇 개를 추천하겠어요. -린다, 브래지어 피팅 전문가

완벽한 브래지어

최근 패션 에디터의 연구에 따르면 대부분의 사람들이 브래지어를 많이 가지고 있지만, 그중에서 진짜 편하다고 느끼는 브래지어는 한두 개밖에 안 된대. 그래서 그걸 반복적으로 착용하고, 한두 달에 한 번씩만 세탁한다고 해. 그러니까 만약 네가 '완벽하다.'라고 느끼는 브래지어를 찾았다면, 똑같은 걸 여러 개 사라고 조언하고 싶어. 그렇다면 '완벽한' 브래지어는 어떤 것일까? 우선 입었을 때 편안해야겠지? 브라 끈이 어깨에 파고들거나 흘러내리지 않아야 하고, 가슴 밴드가 너무 꽉 조여서도 안 돼. 언더와이어가 있는 브라라면 와이어가 가슴을 압박하는 느낌보다는 가슴을 받쳐 주는 느낌이 들어야 해. 또 어떤 활동을 하느냐에 따라서도 '완벽한' 브래지어의 기준은 달라져. 예를 들어 스포츠 브라는 네가 운동을 할 때 가슴을 받쳐 주는 게 중요하니까 일반 브래지어보다는 조이는 느낌이 더 들 수도 있어. 그래야 가슴이 덜렁거리지 않고 편안하게 운동할 수 있으니까.

> 내 옷장에는 브래지어가 여덟 개쯤 있지만, 그중에서 즐겨 입는 건 두 개뿐이야. —조사, 13세

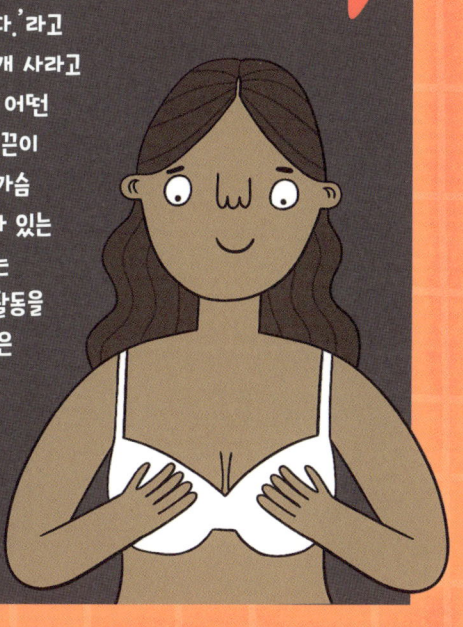

가슴 크기와 브래지어 사이즈에 대한 오해가 하나 있어요. 자기 브래지어 사이즈가 평생 똑같을 것으로 생각하는 거죠. 물론 그런 사람도 있긴 해요. 하지만 대부분의 여성들은 살면서 가슴 크기가 계속 바뀝니다. 체중이 늘거나 감소할 수 있고, 호르몬 변화가 생길 수도 있죠. 특히 임신이나 폐경 같은 특별한 상황을 맞으면 가슴 크기가 눈에 띄게 변해요. 그러니까 지금 착용하고 있는 브래지어 사이즈가 내게 맞는지 계속해서 확인할 필요가 있어요. —주이스, 브래지어 피팅 전문가 겸 디자이너

브래지어 입어 보기

새 브래지어는 보통 끈을 가장 짧게 줄여 놓은 상태로 매장에 진열되어 있어서 그대로 착용하면 답답함을 느낄 수 있어. 그러니까 네 몸에 맞추어 어깨끈 길이를 조절해야 해.

그런데 끈 길이를 조절하기 전에 먼저 확인할 게 있어. 바로 컵 사이즈가 네 가슴에 맞는지 보는 거야.

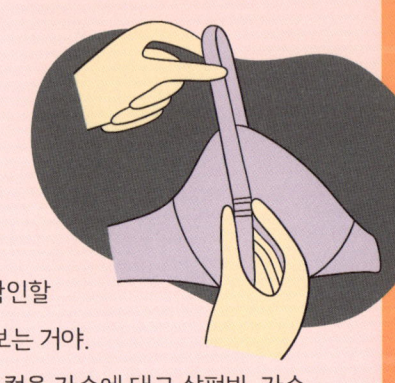

일단 컵을 가슴에 대고 살펴봐. 가슴과 컵 사이에 남는 공간이 별로 없어야 너한테 맞는 사이즈라고 볼 수 있어.

그런 다음 팔을 어깨끈 사이에 넣고, 브래지어를 가슴 쪽으로 당겨. 팔을 등 뒤로 돌려서 밴드의 양쪽 끝을 잡아당긴 뒤 훅을 채워. 이 작업은 연습이 약간 필요하겠지만 금방 익숙해져.

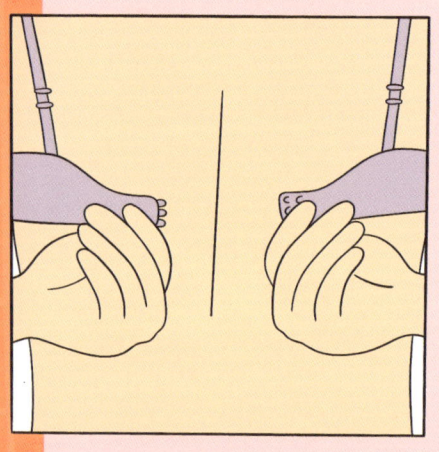

브래지어에는 보통 2~3개의 훅이 달려 있는데, 아이(eye)는 그보다 2~3세트가 더 많아.

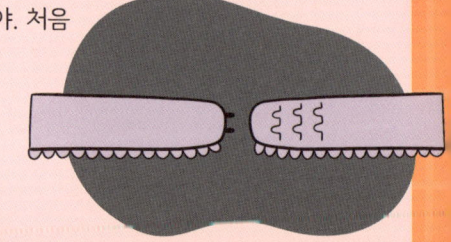

브래지어의 밴드 길이를 조절하기 위해서야. 처음에는 가장 느슨한 아이에 끼워 보는 게 좋아. 왜냐하면 밴드는 시간이 지나면서 늘어나거든. 그러니까 처음에 느슨한 사이

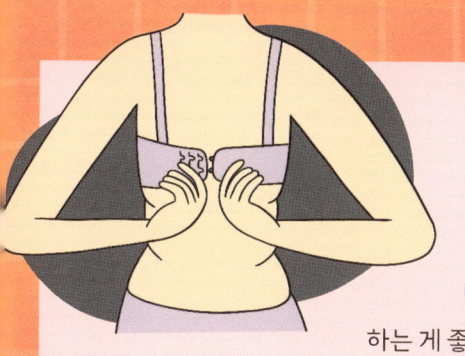

즈에 맞춰서 사면, 나중에 밴드가 **늘어나더라도** 단계별로 조이면서 사용할 수가 있어. 밴드는 위로 달려 올라가거나 너무 아래로 처지지 않고 수평을 유지하는 게 좋아.

밴드 조정이 끝났다면 컵을 확인해 봐. 몸을 앞으로 숙여서 가슴을 들여다보고, 가슴과 컵 사이가 벌어지지 않는지 확인해야 해. 컵 안이 보인다면 컵 사이즈가 너무 큰 거야. 반대로 가슴이 옆이나 위로 부풀어 보인다면 컵 사이즈가 너무 작은 거지.

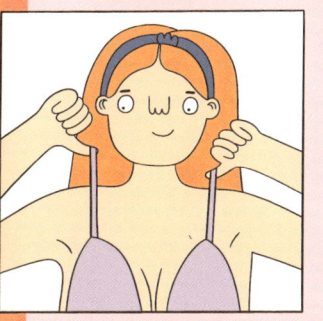

여기까지 잘 왔다면 이제 브래지어를 다시 풀어서 어깨끈을 조정해. 끈이 어깨를 파고들어서는 안 돼. 브래지어를 착용했을 때 어깨와 끈 사이에 손가락이 무리 없이 들어가는 정도가 알맞아.

양팔을 풍차처럼 빙빙 돌려도 보고, 위아래로 콩콩 뛰어도 봐. 몸을 많이 움직였을 때 어떤 느낌이 드는지도 확인해 봐야 하거든.

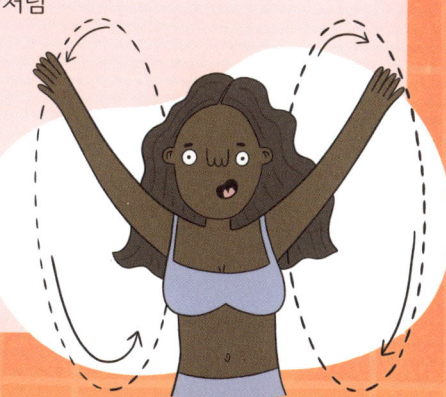

비앙카,
브래지어 피팅 전문가, 30세

제가 일하고 있는 호주에서는 14C(한국 사이즈 80C) 사이즈가 주로 판매되고 있습니다. 하지만 80퍼센트의 사람들이 잘못된 사이즈의 브라를 착용하지요. 그러니까 사람들이 브래지어를 불편하게 생각하는 것도 그리 놀라운 일은 아니에요! 처음 만나는 고객들은 대체로 잘못된 사이즈의 브래지어를 착용하고 있답니다.

저는 줄자를 믿지 않아요. 누군가 그런 식으로 내 사이즈를 측정한다면 아주 미덥지 않을 거예요. 모든 가슴은 개성이 넘친답니다. 어떤 브랜드의, 어떤 스타일의 브래지어가 그 가슴에 맞을지 줄자가 다 말해 주기는 힘들어요. 제 측정 사이즈는 10DD이지만 브래지어에 따라 밴드 사이즈는 8~10, 컵 사이즈는 E~G 사이를 왔다 갔다 하거든요. 나이가 들면서 사이즈도 많이 바뀌었어요. 체중 변화도 많았고, 모유 수유를 하고 나서는 유방의 모양도 바뀌었답니다.

브래지어를 고르는 것은 신발을 고르는 것과 비슷하다고 생각하면 돼요. 사람들의 발이 제각각이듯, 가슴도 마찬가지거든요. 똑같을 수가 없어요. 그러니까 편안한 브래지어를 찾을 때까지 계속 시도해 보는 수밖에 없지요. 언젠가 가슴 크기가 비슷한 쌍둥이 자매의 피팅을 도와준 적이 있는데 그 둘이 원하는 브래지어 사이즈가 완전히 다르더라고요! 그때 다시금 느꼈죠. 직접 입어 보기 전에는 절대 예측할 수가 없다는 걸요.

편안한 브래지어를 찾지 못해 스포츠를 포기하는 청소년들이 많다고 들었어요. 정말 안타까운 일이에요! 가슴 때문에 불편해서 더는 뛰거나 던지거나 매달릴 수가 없다니…….

몸에 꼭 맞는 브래지어, 특히 스포츠 브라를 구입하는 것은 정말 중요한 일입니다. 축구 선수가 축구화를 고르는 것만큼이요!

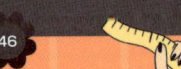

브래지어의 종류

세상에는 정말 많은 종류의 브래지어가 있어. 특정한 활동을 지원하기 위한 브래지어도 있고, 가슴의 모양을 다양하게 표현하기 위한 브래지어도 있지. 일반적인 브래지어 유형 몇 가지를 소개할게.

티셔츠 브라

티셔츠 브라는 말 그대로 티셔츠 안에 입을 수 있는 브래지어야. 만약 레이스가 많이 달린 브래지어 위에다 티셔츠를 입는다고 생각해 봐. 브래지어의 복잡한 질감이 그대로 드러날 거야. 반면에 티셔츠 브라는 질감을 최소화한 브래지어라서 솔기가 없고 매끄러운 것이 특징이야. 컵 부분에 유두를 가려 주는 스펀지가 덧대어져 있거나, 솔기 없이 가슴 모양으로 컵을 찍어 낸 몰드 형태가 있어. 브래지어를 입었는지 표시가 안 나게 하는 것이 티셔츠 브라 디자인의 핵심이야.

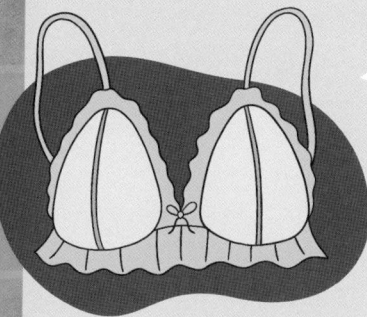

레이스 브라

레이스 브라는 레이스를 달거나 천을 한 겹 또는 두 겹으로 혼합한 형태의 브래지어야. 아마도 우리가 브래지어라는 단어를 들었을 때 가장 먼저 떠올리는 게 이 브래지어가 아닐까 싶어. 대체로 예쁜 모양에, 중앙에 세로로 솔기가 있고, 컵 주변으로 레이스가 달렸지. 이런 형태는 보통 큰 컵에 알맞은 구조라서 성인용 브래지어가 많아. 레이스 브라는 티셔츠 브라만큼 부피가 크지 않고 가벼워. 또 통풍도 잘되어서 습한 날씨에도 입기 좋지.

> 자신감을 높이는 데 도움이 된다면, 예쁜 브래지어를 사렴! -클레오, 15세

스포츠 브라

스포츠 브라는 기능적인 면에 초점을 맞춘 브래지어야. 활동성을 위해 지지력을 최대한 높인 브래지어라고 할 수 있지. 한마디로 가슴을 압박해서 가슴이 덜렁거리지 않도록 해 주는 거야. 운동을 할 때 가슴이 방해되지 않도록 말이야. 가슴이 큰 사람은 스포츠 브라 위에 크롭 톱을 겹쳐 입기도 해.

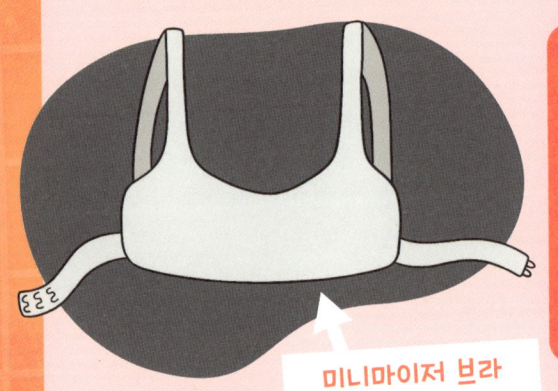

> 지난 1년 동안 깨달은 게 하나 있어. 내가 스포츠 브라를 선호한다는 거야. 나는 운동하는 걸 좋아하거든. 그래서 가슴이 있는 게 너무 불편하고 성가시게 느껴져. 몸에 꼭 맞는 스포츠 브라가 나한테는 딱이야. ─야시, 16세

미니마이저 브라

미니마이저 브라는 가슴이 작아 보이게끔 해 주는 브래지어야. (젠더 다양성을 가진 사람들이 남성적으로 보이기 위해 가슴을 압박하는 바인더를 입는 것과는 달라.) 미니마이저 브라는 가슴을 수용하면서도 사이즈를 줄이는 데 초점이 맞춰져 있어. 그러니까 가슴이 큰 사람들이 주로 입는 브래지어 종류라고 할 수 있지. 가끔 비슷한 효과를 얻기 위해 꽉 끼는 스포츠 브라를 선택하는 사람들도 있어. 그런데 스포츠 브라는 옆에서 보면 가슴이 납작해 보이지만, 앞에서 보면 눌린 가슴이 더 넓게 보이는 단점이 있어. 적절한 미니마이저 브라를 착용하면 살이 옆으로 또는 겨드랑이 아래로 삐져나오는 걸 막을 수 있어. 미니마이저 브라 중에는 측면 지지력을 더

98쪽 더 자세히

강조한 디자인도 있어. 양옆에서 가슴을 눌러 주기 때문에 정면에서 볼 때 가슴이 작아 보이는 효과를 얻을 수 있어.

푸시업 브라

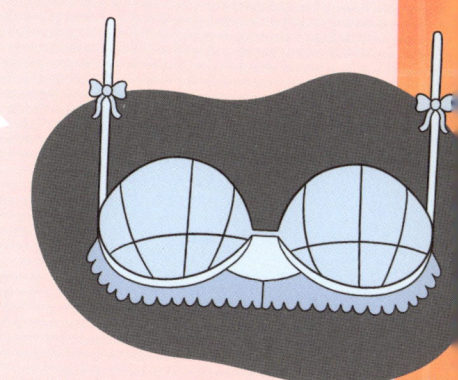

푸시업 브라는 가슴 아랫부분에 패드가 있어서 가슴을 밀어 올려 줘. 그래서 가슴을 더 커 보이게 하고, 가슴골을 깊게 만드는 데도 도움이 되지. 목둘레가 깊게 파인 윗옷을 입을 때 가슴을 강조하고 싶다면 푸시업 브라를 선택할 수 있어.

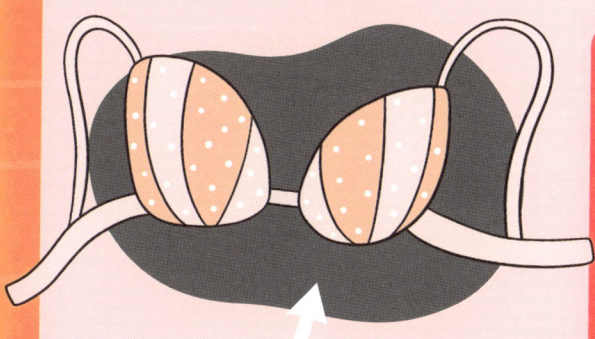

패드 브라

> 나랑 내 친구들은 모두 푸시업 브라를 입어. 가슴이 예뻐 보이거든. 탈의실에서 옷을 갈아입을 때마다 우린 이런 얘기들을 해. "어머, 네 가슴 너무 예뻐 보인다!", "그 브래지어 어디서 샀니? 정말 멋져!"
> —에비, 13세

가슴의 모양을 좀 더 적극적으로 변형하거나 만들 수 있는 브래지어야. 가슴 크기를 키운다거나, 비대칭인 가슴을 비슷하게 맞춘다거나……. 컵 전체에 패드가 덮여 있다는 점에서 푸시업 브라와는 조금 달라. 패드의 두께가 다양해서 원하는 기능에 맞춰 브래지어를 선택할 수 있어. 요즘에는 붙였다 떼었다 할 수 있는 패드 브라도 많아서 상황에 맞춰 패드를 조절할 수 있어.

오프숄더 브라

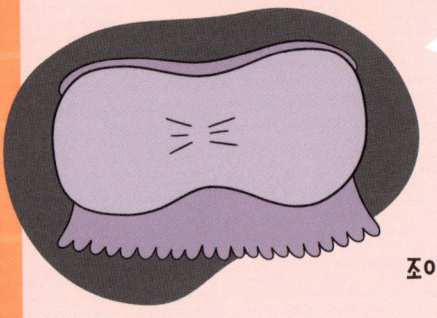

브라의 어깨끈을 감추고 싶을 때 입을 수 있는 브래지어야. 보통 어깨가 드러나는 윗옷을 입을 때 많이 선택해. 어깨끈이 없는 대신 다른 브래지어보다 밴드가 더 꽉 조이는 것이 특징이야.

스틱 온 브라

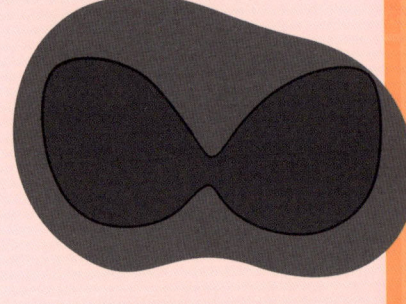

스틱 온 브라는 가슴을 받쳐 주는 지지력은 거의 없지만, 비치는 옷이나 과감한 의상을 입을 때 선택할 수 있어. 유두를 가려 주는 역할이 크다고 보면 돼.

수유 브라

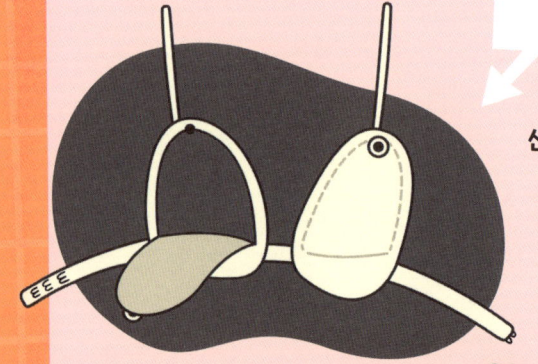

산모용 브래지어야. 컵을 열어서 모유 수유를 할 수 있도록 만들어져 있어. 와이어가 있는 것과 없는 것이 있어. 와이어가 있다고 해도 단단한 금속 소재가 아니라

부드러운 플라스틱으로 되어 있어. 와이어가 지나치게 가슴을 압박하면 유방염에 걸릴 수 있기 때문이야. 한때 의사들은 모유 수유를 하는 엄마들에게 와이어가 달린 브래지어를 착용하지 말라고 경고하곤 했어. 하지만 지금은 바뀌었지. 임신 중에 브래지어 사이즈가 G컵이나 H컵까지 올라가는 사람들도 있거든. 그런 사람들에겐 가슴을 받쳐 주는 와이어가 필요할 수 있어.

180쪽 더 자세히

유방염은 유방 조직에 생기는 염증인데, 모유 수유를 하는 엄마들에게 많이 나타나는 증상이야.

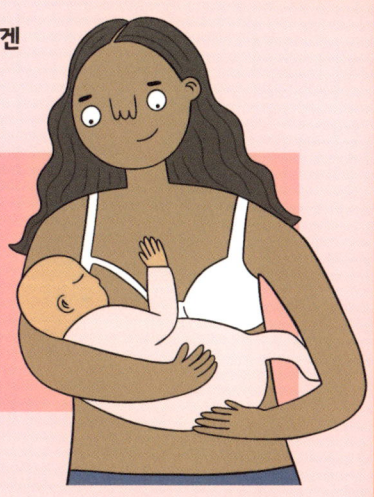

와이어는 무슨 역할을 해?

언더와이어는 브래지어의 컵 맨 아랫부분에 초승달 모양으로 내장되어 있는 금속 또는 플라스틱 구조물이야. 가슴을 좀 더 단단하게 받쳐 주기 위해 고안된 형태라고 생각하면 돼. 와이어가 없는 브래지어를 '와이어리스 브라'라고 하는데, 각각 장단점이 있어. 와이어 브라는 지지력이 있는 대신에 조금 불편하고, 와이어리스 브라는 편안하지만 가슴을 받쳐 주는 기능이 떨어진다고 할 수 있지.

이 밖에도 세상에는 정말 다양한 형태의 브래지어가 있어. 네가 어떤 색깔, 어떤 모양, 어떤 스타일을 좋아할지 모르겠지만 잘 찾아보면 네가 원하는 브래지어를 꼭 찾을 수 있을 거야!

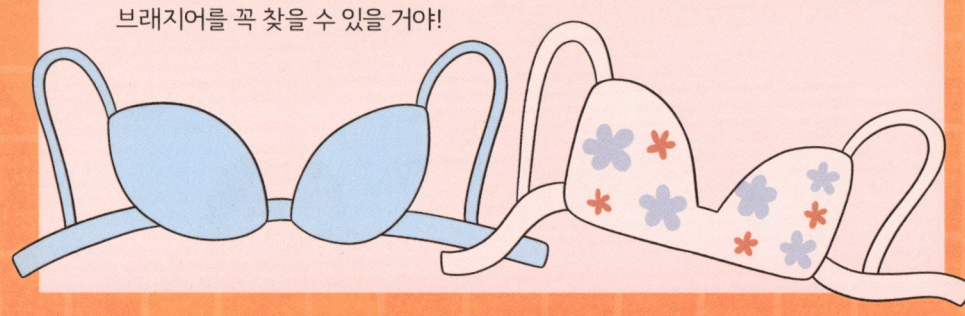

나는 휠체어에 앉아서 생활해. 그래서 브래지어를 살 때도 다른 사람의 도움이 필요할 때가 많아. 내가 가장 중요하게 생각하는 것은 '입고 벗기가 얼마나 편한가'야. 브래지어를 착용하는 데 필요한 훅 같은 게 너무 복잡하면 입기가 어렵거든. 물론 디자인도 예쁘면 좋겠지.

 옷을 챙겨 입을 때, 혼자 입기 가장 힘든 게 바로 브래지어야. 브래지어를 입거나 벗을 때는 도움이 필요하지. 나는 스포츠 브라나 어깨끈이 교차하는 브래지어를 좋아해. 왜냐하면 그런 형태의 브래지어는 훅을 걸거나 어깨끈을 조절하는 등 번거로운 동작을 많이 안 해도 되거든. 처음에는 나도 일반 브래지어를 입어 보려고 했지만 나한테는 불편한 점이 많았어. 어깨끈이 흘러내릴 때도 있었고, 훅이 풀어져서 브래지어가 헐렁해질 때도 있었지.

 매장에서 도움을 받기 힘들다면 나는 브래지어를 사서 집으로 가져가. 집에서 입어 보고 안 맞으면 반품하면 되니까. 혼자 쇼핑할 때는 피팅 룸을 이용하는 것보다 이게 훨씬 쉬운 방법이야. -스텔라

가슴골이 뭐야?

가슴골이란 양쪽 가슴 사이에 오목하고 길게 파인 틈을 말해. 만약 네 가슴이 크다면 가슴골이 깊게 파일 수 있어. 또 어떤 가슴은 너무 작아서 푸시업 브라나 패드 브라를 착용해도 가슴골이 생기지 않아.

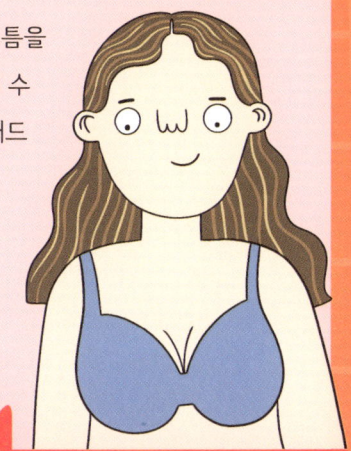

어떤 사람들은 가슴골이 멋지다고 생각하고, 어떤 사람들은 눈에 거슬리고 신경 쓰인다고 생각해. 하지만 다른 사람들이 어떻게 생각하는지는 중요하지 않아. 네가 가슴골을 보여 주고 싶다면 그건 전적으로 네 맘이야.

> 친구 중에 몇몇 남자애들이 자기 가슴을 가지고 농담을 할 때가 있어. 밋밋한 가슴을 팔로 조이면서 이렇게 말하는 거야. "야, 내 가슴 좀 봐!" 나는 이런 농담이 불쾌하지는 않아. 웃기기도 하고, 덜 어색하거든. -야시, 16세

옷에 맞는 브래지어가 따로 있어?

그렇기도 하고, 아니기도 해.

옷을 입는 데 지켜야 할 규칙이란 건 없어. 브래지어도 마찬가지야. 브라 끈이 보여서는 안 된다는 생각도 이제는 고리타분한 옛말이 되었잖아. 뭐가 되었든 네가 편안하다고 느끼는 걸 선택하면 돼.

물론 사람들이 흔히 따르는 공식 같은 게 있긴 해. 혹시 네게 도움이 될지도 모르니까 몇 가지를 소개할게. 흰색 옷을 입을 때는 흰색 브래지어를, 검은색 옷을 입을 때는 검은색 브래지어를 착용하면 좋아. 그리고 살구색 브래지어는 어떤 옷에도 무난하게 잘 어울려.

레이스 브라를 착용하고서 그 위에 티셔츠나 옷감이 얇은 옷을 입는다면 실루엣이 너무 복잡해질 수 있어. 이럴 때는 티셔츠 브라나 스포츠 브라를 입는 게 보기 좋아.

어깨끈이 교차하는 스포츠 브라는 보통 레이서백이나 머슬 탱크 톱과 잘 어울려.

오프숄더 브라나 스틱 온 브라는 지지력이 별로 없어서 특별한 의상에는 좋은 선택일 수 있지만, 그걸 입고 이리저리 뛰어다니기에는 불편할 거야.

브래지어와 팬티를 맞춰 입을 필요는 없어. 브래지어와 팬티는 대부분 따로 구매할 수 있고, 짝이 달라도 전혀 문제 될 게 없거든. 그러니까 세트로 맞춰 입든 그냥 따로 입든 선택은 온전히 너의 몫이야!

지금까지 얘기한 건 참고를 하라는 거지, 그대로 따르라는 게 아니야. 그러니까 네가 어떻게 입든 괜찮아. 네가 입었을 때 가장 편안하고, 네 자신감을 높여 주는 것을 선택하도록 해.

브래지어는 왜 비싼 거야?

브래지어가 비싼 이유는 제작 과정과 관련이 있어. 대부분의 브래지어는 기계로만 만들 수가 없어. 그리고 사람 손이 필요한 부분이 있는데 그것 때문에 제작비가 올라가는 거야.

> 와이어 브라를 착용하던 시절에 구매했던 가장 비싼 브래지어는 60호주 달러(우리나라 돈으로 약 5만 1900원. 이하 달러는 호주 달러) 정도였던 것 같아. -조라

또 브래지어를 만들 때 쓰는 천 중에는 비싼 소재들이 많아. 레이스나 실크 같은 건 고급 소재에 속하고, 탄성이 필요한 밴드 부분에는 고무가 섞인 특수 소재를 써야 해. 그리고 금속 훅이나 버클, 와이어 같은 부속물도 많이 필요한 편이지.

> 내가 10대 때 입었던 브래지어는 대부분 우리 언니가 물려준 것들이었어. -유미

우리나라에선 소재에만 신경 쓴 저렴한 브래지어부터 다양한 기능을 하는 비싼 브래지어까지 다양하게 있는데, 보통 1만 원이나 2만 원에서 시작하는 것 같아. 특수 브래지어(예를 들면 컵이 매우 큰 브래지어)는 3만 원 이상 하는 것도 있어.

58쪽 더 자세히

브래지어 가격이 좀 비싼 편이긴 하지만 관리만 잘하면 오래 입을 수 있다는 장점이 있어. 물론 사춘기에 접어든 청소년처럼 사이즈가 빠르게 변하는 경우에는 어쩔 수 없지만 말이야.

브래지어를 만드는 데는 복잡한 기술이 필요해!

브래지어를 디자인하고 제작하려면 오랜 기간에 걸쳐 연구와 개발을 해야 해. 브래지어는 가벼우면서도 몇 년 동안 입을 수 있을 만큼 튼튼해야 하고, 가슴을 받쳐 주면서도 모양이 예뻐야 해. 또 몸에 직접 닿는 속옷인 만큼 피부가 숨을 쉴 수 있도록 통기성도 고려해야 하지. 냄새가 나거나 가려우면 안 되잖아. 만약 네가 패션 디자인 스쿨에 들어간다고 해도 첫 주부터 브래지어를 만드는 건 거의 불가능한 일이야. 브래지어는 그만큼 만들기 까다로운 옷이거든.

브래지어를 입은 채 자도 돼?

대부분의 사람들은 잘 때 브래지어를 하지 않아. 불편하다고 생각하는 사람들이 많으니까.

물론 브래지어를 한 채 잠자리에 드는 사람들도 있어. 본인만 편하다면 그래도 아무 문제 없지!

> 온종일 하고 있던 브래지어를 벗을 때의 느낌? 정말 끝내주지! 답답한 감옥에서 탈출한 기분이랄까? 머리를 꽉 묶었다가 한참 만에 풀면 엄청 시원하잖아. 그런 느낌이랑 거의 비슷해. -에비, 13세

> 내 친구 중에는 브래지어를 입고 자는 애가 있어. 왜 그러냐고 물어보진 않았어. 언젠가 그 친구랑 휴가를 함께 보낸 적이 있었는데, 진짜 궁금하긴 하더라. 내 생각에는 너무 불편할 것 같거든. -애비게일, 16세

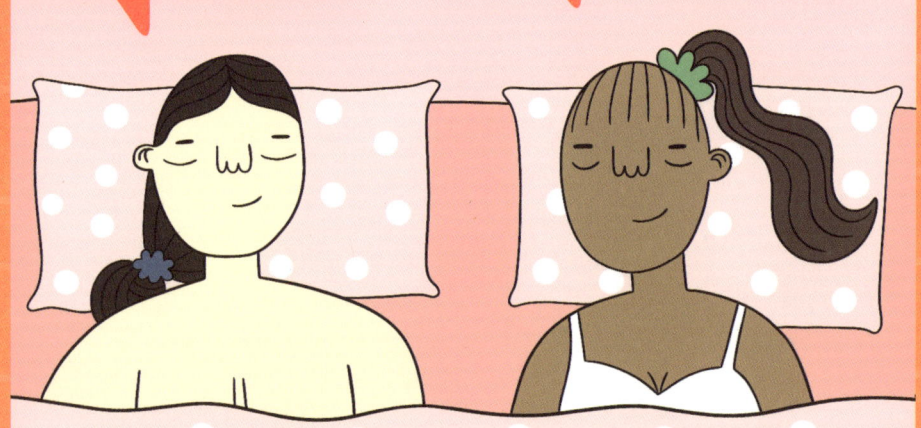

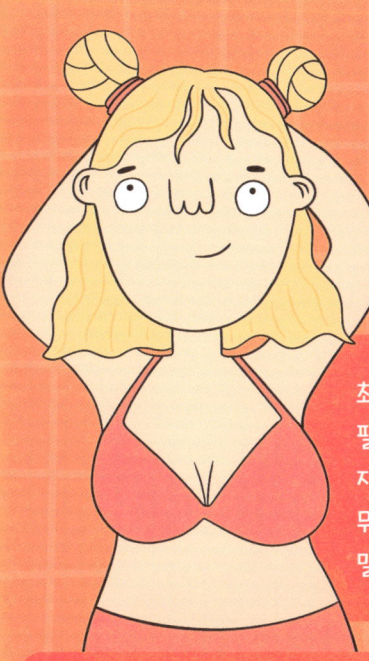

난 사춘기 때부터 브래지어를 입고 잤어. 그러지 않으면 밤에 뒤척일 때마다 가슴이 이리저리 움직여서 성가시거든. 참고로 내 가슴 사이즈는 G컵이야. -레베카

최근에 난 브래지어를 입기 시작했어. 팔을 높이 들어 올린 채 옆으로 누워 자는 것도 이제 지쳤거든. 내 가슴이 무슨 만지면 터지는 폭탄도 아니고 말이야. -키리

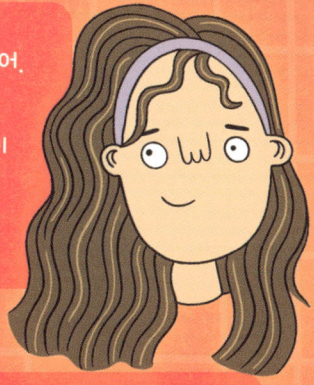

난 한 달에 2~3일 정도 생리전증후군을 겪는데, 그때마다 가슴이 터질 듯 부풀어 올라. 가슴을 받치지 않고서는 거의 잠을 잘 수 없을 지경이야. -리사

나는 솔기가 없고 신축성이 좋은 와이어리스 브래지어를 입고 자. 불편하지 않으면서도 약간의 지지력이 있는 브라라서 아주 편해. 브라를 하지 않으면 가슴이 겨드랑이 쪽으로 쏠려서 아침에 일어나면 가슴이 아파. -젬

밤새 모유 수유를 할 때, 가슴이 너무 차가워지지 않도록 브래지어를 입고 잔 적이 많아! -리사

브래지어 관리

브래지어를 오랫동안 해지지 않고 변형 없이 입으려면 손으로 세탁하는 게 좋아. 물론 얼마나 자주 빨 건지는 네가 결정할 문제야. 사람들은 생각보다 브래지어 세탁을 자주 하지 않더라고. 평균적인 세탁 주기를 들으면 너도 아마 깜짝 놀랄걸? 1~2개월에 한 번씩 빠는 사람들도 있대. 그래도 스포츠 브라 같은 건 입고 나서 바로바로 빠는 게 좋아. 특히 네가 악어와 한바탕 씨름을 해서 온몸에 땀이 쫙 났다면 더욱 그렇겠지? 스포츠 브라를 입었다고 해도 컴퓨터 앞에 앉아서 메일을 확인한 게 전부라면 꼭 빨지 않아도 돼.

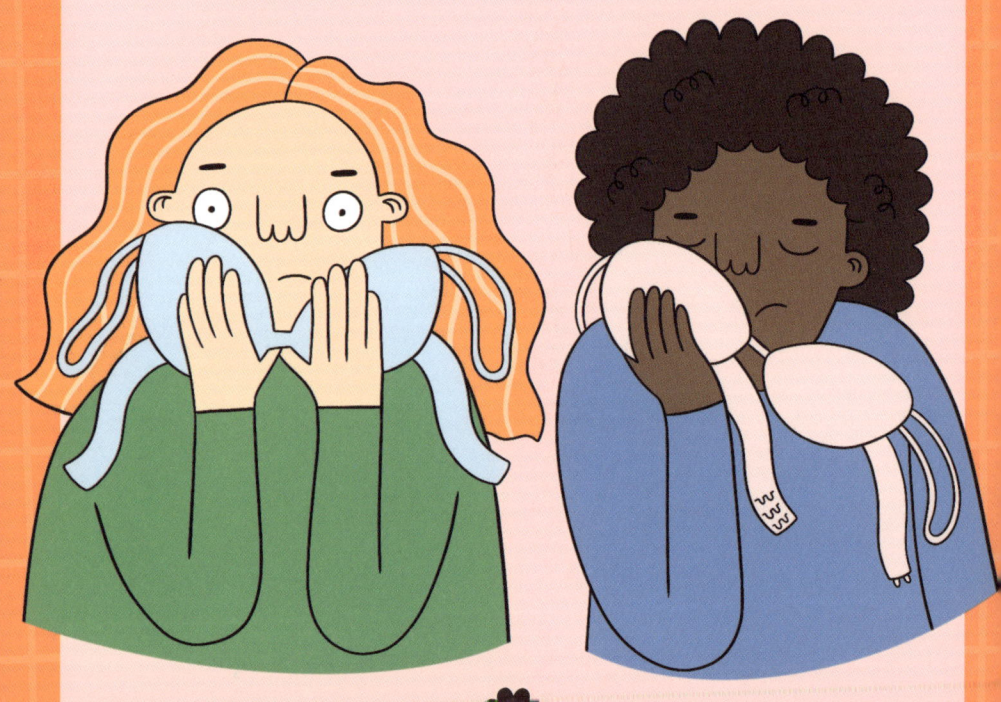

> 브래지어를 잘 관리하는 방법 몇 가지를 알려 줄게.

손빨래하기

어떤 사람들은 손빨래 전용 비누, 대야, 양동이를 준비해 두고서 브래지어를 포함해 빨랫감이 어느 정도 모이면 한꺼번에 빨래를 해. 혹시 이런 손빨래가 너무 힘들게 느껴진다면 네가 시도해 볼 수 있는 다른 방법이 있어. 바로 브래지어를 입은 채 샤워를 하는 거야. 먼저 몸에 물을 적신 다음, 비누칠을 할 때 브래지어에도 같이 해 줘. 이때 샤워용 비누를 써도 상관없어. 조물조물 브래지어를 비비면서 빨다가 잠시 벗어서 필요한 부분을 좀 더 문질러 줘. 그리고 다시 브래지어를 입은 다음 몸을 물로 씻어 내면서 함께 충분히 헹구면 돼. 이렇게 하면 조금은 덜 성가시게 브래지어 세탁을 할 수 있어. 시간도 절약할 수 있지.

어쨌거나 브래지어를 빨 때 조금 더 신경 써야 할 부분이 있다면 어깨끈과 겨드랑이 부분이야. 다른 곳보다 쉽게 때가 타고, 냄새도 날 수 있거든. 꼭 확인한 다음 때가 덜 빠졌다면 신경 써서 다시 문질러 줘.

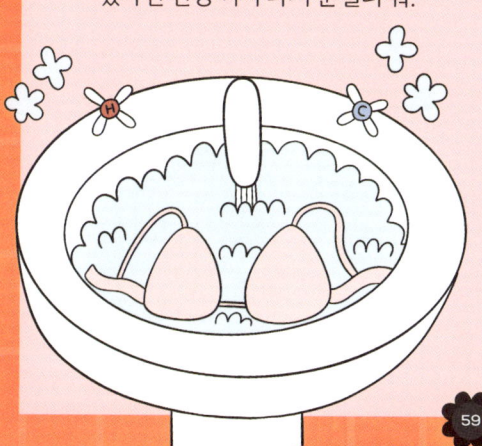
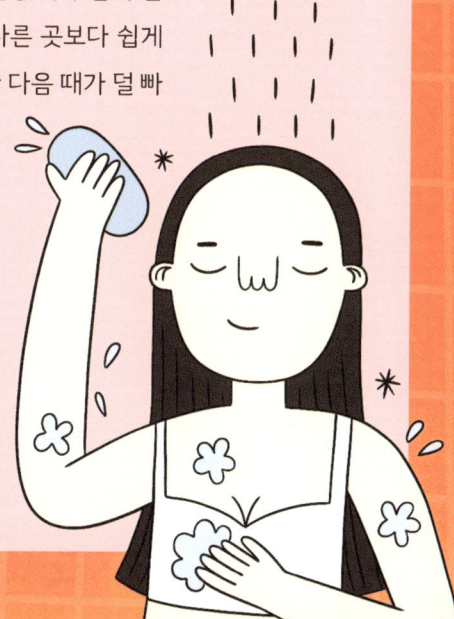

번갈아 입기

브래지어는 두 개 이상을 번갈아 가며 입는 게 좋아. 하나는 입고 나가고, 그동안 다른 하나는 옷걸이에 걸어 두어 공기를 쏘이는 식이지. 이렇게 하면 세탁을 자주 안 해도 말끔하게 입을 수 있어. 잦은 세탁에 따른 브래지어 손상도 줄여 주지.

세탁기로 빨기

브래지어를 세탁기로 빨 수도 있어. 그런데 이때 브래지어의 손상을 줄이고 싶다면 브래지어에 붙어 있는 라벨을 잘 확인해야 해. 거기에 권장 세탁법이 적혀 있으니까 그대로 따라 하면 되거든. 혹시 붙어 있는 게 따로 없다면 구입할 때 물어보는 게 좋아. 일반적으로는 순한 세제를 쓰고, 약하게 헹구고 탈수하는 '속옷 코스'로 설정하라고 되어 있어. 다른 속옷이랑 같이 빨래 망에 넣어서 세탁하는 방법도 있어. 빨래 망이란 지퍼가 달린 메시 소재의 망인데, 브라 끈이 엉키거나 훅이 여기저기 걸려서 망가지는 것을 막아 줘.

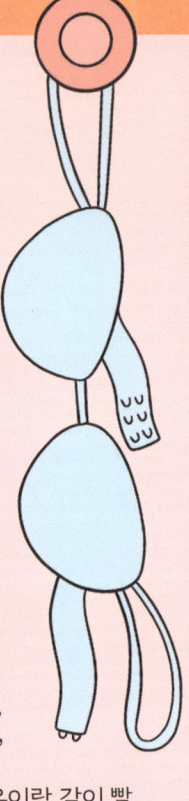

> 빨래 망이 없다면 베개 커버를 빨래 망처럼 사용해도 돼. 커버 안에 브라를 넣어서 세탁기에 돌리는 거지.

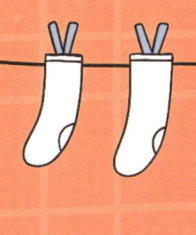
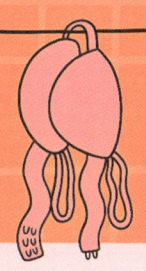
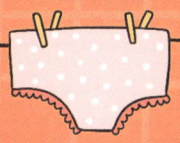
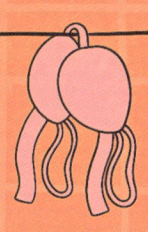

말리는 걸 잊지 마!

브래지어는 빠는 것만큼이나 말리는 것도 중요해. 세탁이 끝났다면 바로 널어서 건조해야 해. 젖은 상태로 그냥 두면 곰팡이가 생기기 쉽거든. 그러면 냄새도 나고, 심하면 부패가 진행되기도 해. (물론 모든 옷에 다 적용되는 얘기야.) 건조기를 사용하는 것보다는 그냥 건조대에 널어서 공기 중에 말리는 게 좋아. 건조기에 넣고 돌리면 브래지어가 줄어들거나 망가질 수 있거든.

햇빛이 너무 강하면 색이 바랠 수도 있으니 직사광선은 피하는 게 좋고, 패드 브라나 푸시업 브라처럼 컵의 모양이 중요한 브래지어는 널 때 모양을 잘 잡아 주어야 해. 컵이 뒤집히지 않았는지 확인하고, 찌그러진 부분이 있다면 만져서 펴 줘. 이렇게 하면 브래지어를 오래 잘 사용할 수 있어.

> 브래지어 말리는 요령 하나 알려 줄까? 브래지어 중간 부분을 빨랫줄에 걸치고, 컵을 양쪽으로 늘어뜨리는 거야. 이렇게 하면 어느 한쪽 컵이 찌그러질 염려도 없고, 컵 중앙에 빨랫줄 자국이 나는 것도 막을 수 있어. 컵 모양도 더 잘 유지되고 말이야. -릴리, 17세

돈이 별로 없어!

돈이 많다면 네가 고를 수 있는 폭이 넓어질 테고, 돈이 없다면 그 반대로 선택이 **한정적**이겠지. 네게 필요한 브래지어의 종류와 크기와 스타일이 정해져 있다면 돈 문제는 상당한 걸림돌이 될 수 있어. 이런 경우에 네게 필요한 브래지어를 찾으려면 약간의 전략이 필요할지 몰라.

하지만 너무 걱정하지 마. 너만 그런 게 아니거든. 10대의 가슴 위로 태양이 떠오른 이래, 브래지어 쇼핑을 위한 자금 부족 현상은 언제나 있었으니까!

주위에서 찾아보기

주위 사람들에게 사이즈가 안 맞아서 입지 못하는 속옷이 있는지 물어봐. 새로 산 브래지어라도 작거나 커서 입지 못할 수도 있잖아. 또 가족이나 주변 사람들에게 미리 말해 놓는 것도 좋아. 혹시 남는 브래지어가 있거나, 필요 없어진 브래지어가 생긴다면 너를 떠올릴 수 있게 말이야. 그리고 (조금 이상하게 보일 수도 있지만) 주변에 너와 체형이 비슷한 사람이 있는지 살펴봐. 특히 너와 브래지어 사이즈가 비슷한 사람이라면 더욱 좋겠지. 그 사람들과 오랫동안 잘 지내다 보면, 그들의 헌 옷이 네 새 옷이 될 수도 있어.

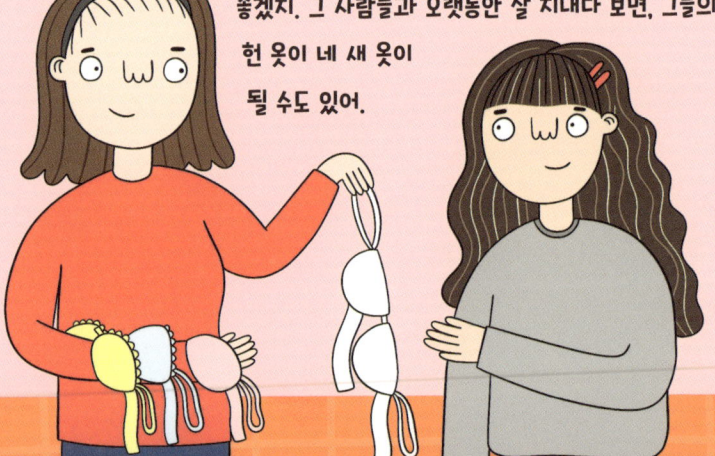

부끄럽게 생각할 것 없어. 대부분의 사람들은 질 좋은 속옷이 상당히 비싸다는 걸 알고 있고, 자기한테 필요하지 않으면 기꺼이 물려주려고 할 테니까. 버리기에는 아까운 브래지어가 새 주인을 찾아간다면 오히려 기뻐할걸?

가지고 있는 옷 활용하기

네가 이미 가지고 있는 옷을 활용하는 방법도 있어. 네 가슴은 점점 자라고 있으니까 계속해서 브래지어를 구입하기보다는 집에 있는 크롭 톱 같은 걸 입는 게 나을 수도 있어. 크롭 톱은 신축성이 있어서 편안하면서도 네 가슴을 받쳐 줄 만큼의 지지력도 있거든. 비키니 톱도 괜찮아. 브래지어와 비슷한 역할을 하면서도 가격은 더 저렴하니까.

싸게 구입하기

대형 할인점이나 아웃렛 매장에 가면 꽤 좋은 가격에 브래지어를 살 수 있어. 물론 이런 곳에서는 대부분 무료 피팅 서비스를 제공하지 않으니까, 브래지어를 고를 때 도움을 받기가 힘들다는 단점이 있어. 저렴한 브래지어는 내구성이 떨어질지도 모르지만, 네가 돈을 모을 때까지 시간을 벌어 줄 수는 있지. 그리고 비싼 브랜드도 1년에 한두 번은 할인 판매를 하니까 그 시기를 잘 노려 봐.

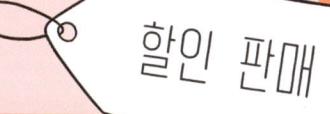
할인 판매

지금 가지고 있는 브래지어를 잘 관리해서 오래 쓰는 것도 좋은 방법이야. 그러려면 조심스럽게 손빨래를 하는 편이 좋겠지.

59쪽 더 자세히

자선 단체 찾아보기

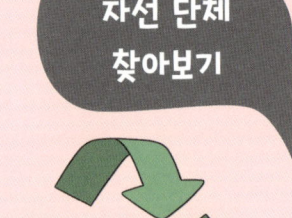

환경에 관심이 커지고 패스트 패션에 대한 반성이 일면서 헌 옷을 재활용하는 곳이 많아졌어. 가까운 자선 단체를 찾아보면, 브래지어를 나눔 받을 수 있는 곳이 틀림없이 있을 거야.

> 우린 돈이 별로 없었어. 그래서 내 첫 브래지어는 사촌 언니가 물려준 거였지. 그래도 난 제대로 된 브래지어를 갖게 되어서 정말 기뻤어! 나는 물려받는 옷에 익숙했고, 그 브래지어는 상태도 아주 좋았거든. -조라

> 나는 물려받은 브래지어가 몇 개 있고, 직접 산 것도 몇 개 있어. 그런데 아직 패드가 필요한 단계는 아니어서 브래지어가 꼭 필요하다고 느껴지지는 않아. -그레이스, 13세

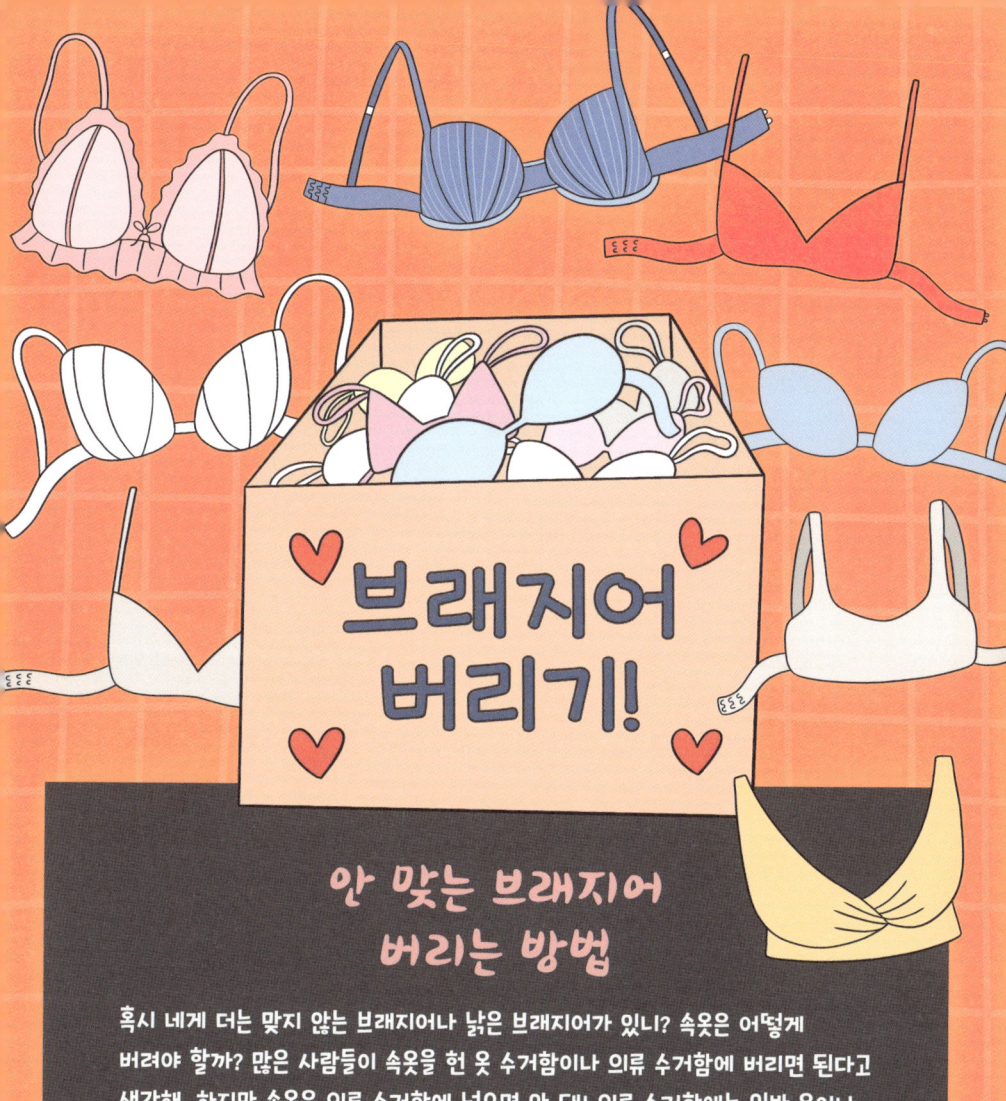

안 맞는 브래지어 버리는 방법

혹시 네게 더는 맞지 않는 브래지어나 낡은 브래지어가 있니? 속옷은 어떻게 버려야 할까? 많은 사람들이 속옷을 헌 옷 수거함이나 의류 수거함에 버리면 된다고 생각해. 하지만 속옷은 의류 수거함에 넣으면 안 돼! 의류 수거함에는 일반 옷이나 신발 등만 넣어야 하거든. 속옷은 재활용이 되지 않아서 일반 쓰레기로 분리되니까 종량제 봉투에 넣어서 버려야 해.

수영복, 비키니, 가슴

가슴이 커지기 시작하면 날마다 가던 수영장도 부담스럽게 느껴질 수 있어. 다른 사람들이 모두 너만 쳐다보는 것 같은 기분이 들기도 할 거야. 사람들이 실제로 너를 쳐다보고 있지 않더라도 너는 그런 기분을 느낄 수 있어. **그건 특별할 것 없는 정상적인 감정이야!**

> 난 수영장에 갈 때면 래시 가드를 입었어. 수영장 안에서도 계속 몸에 수건을 두르고 다녔지. 비키니를 입기 시작한 건 겨우 올해부터야. 가슴이랑 몸매를 드러내는 게 부담스러웠거든.
> —홀리, 15세

그렇지만 가슴 때문에 네가 좋아하는 수영이나 물놀이를 놓치면 좀 서운하지 않겠어? 그러니까 너한테 할 일은 네게 맞는, 네가 편안하다고 느낄 수 있는 수영복을 찾는 거야. 남들이 입는다고 비키니를 입을 필요는 없어. 네 몸매를 보여 주어야 할 이유도 없고, 남들에게 예쁘게 보여야 할 의무는 더더욱 없지. 가슴이 부끄럽다면, 가슴 부분에 패드가 달린 수영복을 찾아봐. 그럼 젖꼭지도 가려 주고, 네 가슴 라인도 덜 드러날 테니까. 몸을 다 가려 주는 래시 가드도 있어. 래시 가드는 햇빛으로부터 피부를 보호하는 기능도 있어서 요즘 인기가 좋아.

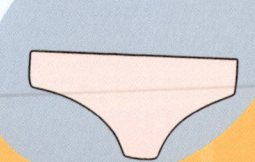

> 나는 수영을 엄청 좋아해. 그래서 수영복을 고를 때 모양보다는 실용적인 면을 더 따지는 편이야. 내 수영복 중에는 목부터 발목까지 온몸을 감싸는 전신 수영복도 있어. 비키니는 별로 좋아하지 않아. 비키니 톱을 입고 수영하다가 가슴이 훤히 드러난 사람을 본 적이 있거든. 아아, 정말 그런 난감한 상황은 절대 겪고 싶지 않아. 내가 주로 입는 수영복은 가슴 부분에 브래지어가 달린 원피스 수영복이야. -애비게일, 16세

가슴이 많이 파인 원피스 수영복이나 비키니 톱을 입으면 가슴이 삐져나올까 봐 신경 쓰느라 제대로 즐기지 못할 수 있어. 그게 뭐야! 그러니까 노출에 대한 스트레스 없이 맘 편하게 놀 수 있는 수영복을 고르도록 해.

어떤 사람들은 여러 가지 형태의 수영복을 준비해서 상황에 따라 골라 입기도 해. 수영이나 수구, 서핑 같은 활동을 할 때는 기능성 수영복을 입고, 해변을 거닐거나 선탠 같은 걸 할 때는 비키니같이 몸이 많이 노출되는 수영복을 입는 거지. 어쨌거나 세상에는 정말 다양한 수영복이 있어. 네가 좋아하는 색깔, 모양, 패턴으로 된 수영복을 골라 봐. 입었을 때 편안하면서도 네게 자신감을 줄 수 있는 그런 수영복이 틀림없이 있을 거야.

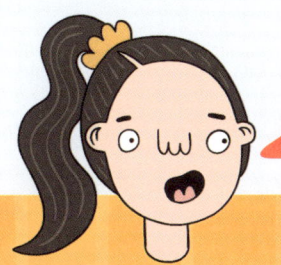

> 그 시절 우리의 관심사는 해변에서 남자애들의 시선을 어떻게 끌까 하는 거였어요. 니트로 된 비키니 톱을 빵빵하게 채우는 건 정말 힘들었죠. 특히 나처럼 가슴이 없었던 여자애는 말이에요. -캐서린 럼비 교수

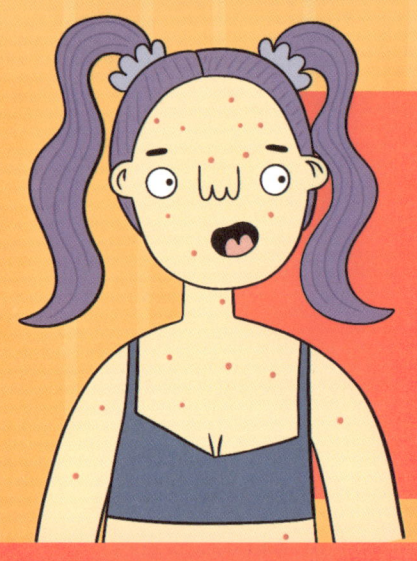

가슴 사이즈는 수영복 고르는 데도 큰 영향을 끼쳐. 내게는 언더와이어가 꼭 필요했어. 안 그러면 가슴이 옆으로 삐져나오기 일쑤였으니까. 나는 주로 원피스 수영복 안에 언더와이어 비키니 톱을 하나 더 입었어. 가슴을 잡아 줘서 훨씬 편안하더라고. 가슴이 삐져나올 걱정을 안 해도 되니까 훨씬 재미있게 놀 수 있었어. -베르나데트

수영복 안에 비키니 톱을 입어야겠다고 생각했던 적이 많아. 지금은 그런 생각이 사라졌지만, 예전에는 시선을 끌지 않으려면 가슴을 더 압박해야 한다고 생각했던 것 같아. -클레오, 15세

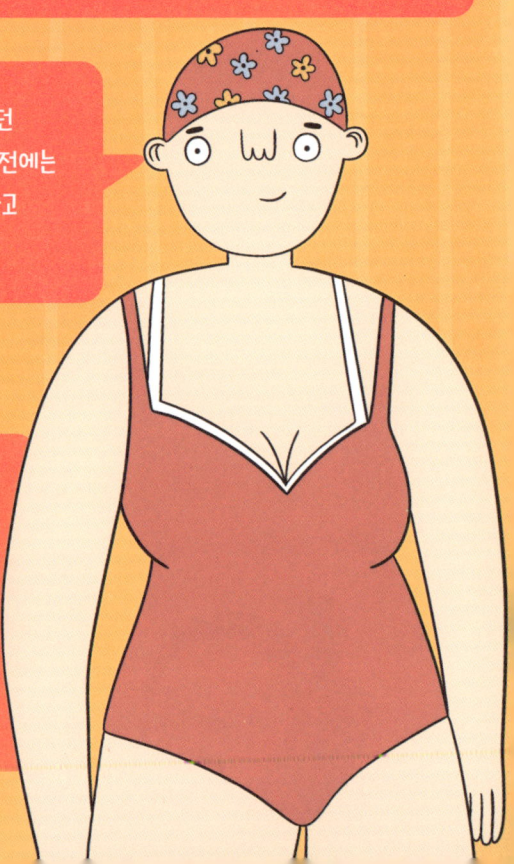

어렸을 때, 그러니까 가슴이 없었을 때처럼 자유롭게 수영할 수 있는 옷을 고르도록 해 봐. 다른 사람들이 다 한다고 따라 할 필요도 없고, 몸매를 과시하려는 생각으로 옷을 입을 필요도 없어. -릴리, 17세

가슴 안에는 뭐가 있어?

유방 조직

가슴의 내부에는 정말 흥미로운 조직들이 가득해. 우선 각 가슴에는 '꼬리'라고 불리는 부분이 있어. 유방 조직이 겨드랑이까지 이어져 있는 걸 말하는데 겉으로는 드러나지 않아.

유방 안에는 다양한 조직이 섞여 있어. 모유를 생산하는 조직, 모유를 운반하는 조직, 그리고 이런 모유를 만들어 내는 기관들을 잡아 주는 조직, 유방 전체에 퍼져 있는 지방 조직, 마지막으로 유방을 가슴에 달라붙어 있게끔 만들어 주는 강한 띠 조직들이지.

모유를 만드는 세포는 유선 또는 젖샘이라고 하는데 포도송이처럼 뭉쳐 있어. 그리고 소엽이라고 하는 다발은 작은 관으로 서로 연결되어 있지. 20~40개의 소엽이 모여서 하나의 엽을 형성하고, 15~20개의 엽에서 나온 유관은 유두와 연결돼.

가슴 안에는 또 유선, 유관, 엽 등의 기관들을 하나로 잡아 주는 결합 조직이 있어. 결합 조직은 강한 섬유망으로 이루어져 있는데, 가슴을 지탱하는 발판 같은 역할을 해. 사람마다 가슴의 모양과 질감이 다른 이유는 이러한 유방 조직들의 비율이 다르게 구성되었기 때문이야. 어떤 가슴은 울퉁불퉁하고, 어떤 가슴은 부드럽고, 어떤 가슴은 물렁물렁하지.

　울퉁불퉁하고 조밀한 가슴을 '섬유 낭종성 유방'이라고 부르기도 해. 이런 가슴은 섬유 조직의 비율이 높고, 유선이 체액과 함께 부풀어 올라서 작은 낭(주머니)을 형성하기도 해. 섬유 낭종성 유방이라고 해서 문제가 될 건 없어. 그냥 남들보다 가슴이 조금 더 울퉁불퉁할 뿐이야.

　가슴 내부에 있는 이런 유방 조직들은 사춘기 기간 내내 성장하고 발달해(16쪽의 '사춘기 가슴' 부분을 봐). 사춘기 이전의 가슴에서 볼 수 있는 건 결합 조직과 원시적인 유관뿐이야. 모유 생성 세포는 호르몬이 일정 수준에 이를 때까지 성장하지 않아.

흉벽(가슴벽)
인대
흉근(가슴 근육)
소엽
유두
유관(젖샘관)
지방 조직
늑골(갈비뼈)

젖꼭지

유두와 유륜(유두 주위의 어두운 피부) 안에는 특별한 조직들이 있어. 아기가 엄마의 젖을 먹는 것을 도와주도록 설계된 조직들이야. 유두 안에는 10~20개의 작은 관이 있는데, 사춘기가 되면 이 부분도 함께 자라나. 그래서 사춘기 때 유두가 점점 더 커지고 길어지는 거야. 이 관들은 소엽에서 생성된 모유를 운반하도록 설계되어 있어. 유관의 내벽에는 모유를 뿜어내는 데 도움을 주는 유사 근육 세포들이 있어.

69쪽 더 자세히

유륜 안에는 모유를 운반하는 관은 없고, 대신 **몽고메리 샘**(또는 몽고메리 선, 유륜 돌기)이라고 하는 특별한 샘이 있어. 이 부분 또한 사춘기에 접어들면서 커져. 아마 너도 본 적이 있을 거야. 유륜 가장자리에 난 작은 돌기 같은 거 말이야. 닭살처럼 보이기도 하고, 여드름처럼 보이기도 하지.

몽고메리 샘에서는 피지 같은 물질이 분비되는데, 이 물질은 유두를 깨끗하게 청소해 주고, 매끄럽게 해 주는 윤활제 역할을 해.

그리고 놀랍게도 이 피지(대부분 눈에 잘 띄지는 않아.)에는 박테리아를 죽이는 효소가 들어 있어! 아기가 엄마의 젖꼭지를 빨아 젖을 먹을 때 혹시라도 아기가 감염되지 않게 보호하기 위한 거지.

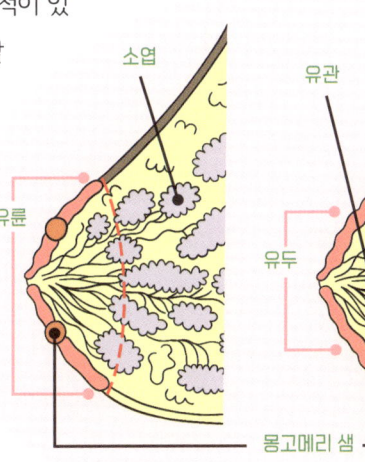

유륜에 있는 땀샘은 몽골메리 샘과 함께 유두를 부드럽고 촉촉하게 해 줘. 모유 수유 중에는 그 역할이 더 커져서 유두와 유륜이 더 커지는 거야.

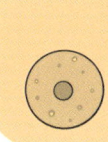

유륜에는 몇 개의 모낭이 있어. 이 모낭 안에는 유두가 설 수 있게 도와주는 작은 근육 세포들이 있는데, 추울 때 젖꼭지가 곧게 서는 건 바로 이 근육들 때문이야. 소름이 돋는 것과 비슷한 원리라고 생각하면 쉬워.

유두 조직에는 물리적인 접촉에 매우 민감하게 반응하는 특별한 신경이 있어. 젖꼭지를 만지면 성적으로 흥분되고 쾌감을 느끼는 것도 바로 이 때문이야. 유두는 민감한 부위라서 만지면 불편할 수도 있고, 심지어 아플 수도 있어. 특히 너무 세게 비틀면 심한 통증을 느낄 수도 있어. 물론 젖꼭지를 만져도 아무 느낌이 없는 사람도 있어.

모유 수유 중에 아기가 젖꼭지를 빨면, 엄마의 몸에서는 두 가지 호르몬 반응이 일어나. 하나는 모유 생성 조직을 활성화하고, 다른 하나는 모유를 밀어 내는 기능을 활성화하지(이걸 사유 반사라고 해). 젖꼭지를 빠는 행동은 간지럽거나, 즐겁거나, 불편하거나, 이상한 느낌을 줄 수 있어. 물론 아무런 느낌이 없을 수도 있지.

206쪽 더 자세히

가슴은 어떻게 달려 있는 거야?

유방 조직을 잡아 주고 모아 주는 건 유방 안에 띠 모양의 **인대**가 있기 때문이야. 인대란 신체의 두 부분을 서로 연결해 주는 강하고 질긴 조직이야. 보통 인대는 뼈와 뼈, 뼈와 연골을 연결해 주는 기능을 해. 가슴에는 쿠퍼 인대라고 불리는 특수 인대가 있는데, 이 인대가 가슴을 고정하고 잡아 주는 거야.

쿠퍼 인대

가슴에 관한 흔한 걱정

이 책에서 우리가 하는 조언들은 이렇게 끝날 때가 많아. "그래도 걱정이 된다면 병원에 가 봐." 그럼 넌 이런 생각을 할지도 모르지. '아는 의사 선생님이 없는걸. 병원에 가려면 어차피 엄마한테 말해야 해.' 의사를 만나는 방법에 대해서는 146쪽에서 더 자세히 다룰 거야.

> 나는 거의 1년 동안 날마다 옷 안에 수영복을 입고 다녔어. 가슴을 납작하게 누르기 위해서 말이야. 왜냐하면 그 시기에 가슴이 나온 애는 나밖에 없었거든. 나는 튀고 싶지 않았어. 그냥 친구들이랑 비슷했으면 좋겠다고 생각했어. 수영복을 입은 채 화장실에 가는 건 정말 고역이었지. 한번은 그걸 입고 온종일 기차를 탔어. 시드니에서 브리즈번까지 말이야. 한여름이었는데 스웨터까지 껴입어서 정말 더워 죽는 줄 알았다니까. —에마 제인

나는 아직 준비가 안 됐어

가슴이 없었으면 좋겠다고 생각하는 사람들이 있어. 이제 막 사춘기에 접어든 청소년이 특히 이런 생각을 많이 하지. 하지만 가슴이 생겼다고 해서 평생 불편하게 살까 봐 미리 걱정하진 않아도 돼. 시간이 좀 걸릴 뿐이지, 너도 언젠가는 적응을 할 테니까.

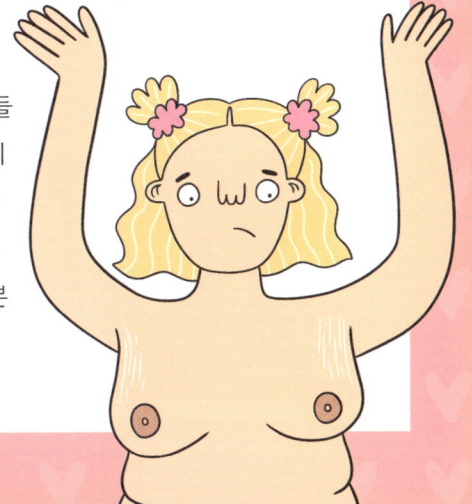

다행히도 이러한 변화는 천천히 일어나. 그사이에 너는 가슴에 적응할 시간을 갖게 되지. 몇 년이 지나면 변화를 자연스럽게 받아들이고, 어쩌면 자랑스러워할지도 몰라. 때로는 네게 가슴이 있다는 사실조차 잊어버릴 만큼 아무렇지 않은 일이 되어 있을 수도 있고.

> 나는 가슴이 있다는 사실이 여전히 마음에 들지는 않아. 그래도 지금은 신경이 덜 쓰이는 것 같아. 가슴이 있다고 해서 네 성격까지 바뀌는 건 아냐. 너는 그냥 너지. 가슴이 너를 정의할 순 없어. -야시, 16세

가슴이 자라고 있다고 해서 네가 꼭 뭔가를 해야 하는 건 아니야. 브래지어를 반드시 착용해야 하는 것도 아니고. 그냥 하던 대로 하면 돼. 크롭 톱이나 헐렁한 옷을 입어도 되고, 수영복 상의로 가슴을 눌러서 감추어도 돼. 네가 준비될 때까지 말이야.

> 나는 입던 옷을 그대로 입었기 때문에 별로 티가 나지 않았어. 그때 내가 주로 입었던 옷은 그림이 그려진 어두운색 티셔츠나 반바지 같은 것들이었거든. 몸매가 드러나는 옷은 거의 없었어. -애비게일, 16세

> 헐렁한 옷을 입을 때 가장 편한 것 같아. 나는 꽉 끼는 속옷도 잘 안 입어. 그냥 헐렁한 티셔츠가 좋아.
> —그레이스, 13세

미리 겁먹을 것 없어. 네가 해야 할 일이 생각보다는 많지 않을 수도 있거든. 가슴이 자라는 동안 조금 가려울 수 있고, 가벼운 통증을 느낄 수도 있어. 브래지어가 필요하다고 생각할지도 모르지. 옷장에 있는 물건들 가운데 활용할 만한 게 뭐가 있을까 고민하게 될지도 몰라.

만약 가슴 때문에 다른 사람이 너를 어떻게 대할지 걱정이 된다면 이 말을 기억해. 그건 그 사람들 문제지, 네 문제가 아니야. 다른 사람들이 네 가슴에 대해 이러쿵저러쿵 말할 권리는 없어.

가슴에 대한 네 감정을 잘 관찰하는 것도 중요해. 단순히 준비가 안 된 것 같다고 느끼는 것과 강한 거부감 사이에는 큰 차이가 있으니까. 가슴이 생기는 게 너무나 싫거나, 그런 감정이 여성으로 비치는 것에 대한 거부감에서 오는 것이라면 116쪽의 '모두가 가슴을 원하는 건 아니야' 또는 106쪽의 '가슴과 젠더, 젠더 정체성' 부분을 읽어 보렴.

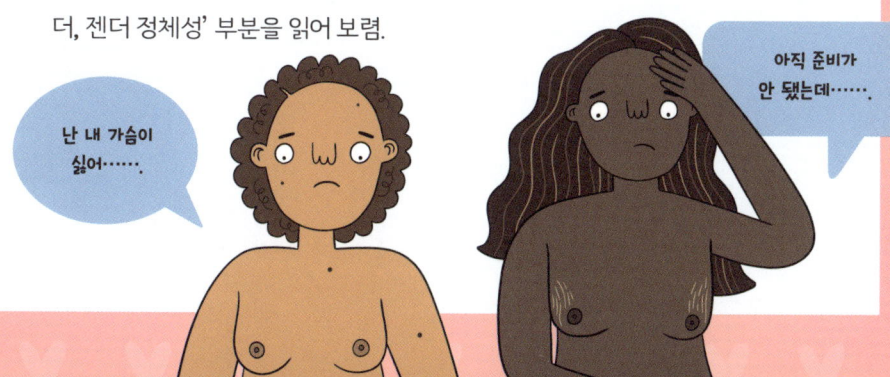

> 난 내 가슴이 싫어…….

> 아직 준비가 안 됐는데…….

도대체 언제까지 자라?

지난해부터 내 가슴이 커지기 시작했어. 물론 아직도 자라는 중이긴 해. 언제쯤이면 자라는 게 끝날까? 어쩌면 내년? 나도 정말 모르겠다! 암튼 기다려야지 뭐. 별수 없잖아.
- 그레이시 N, 14세

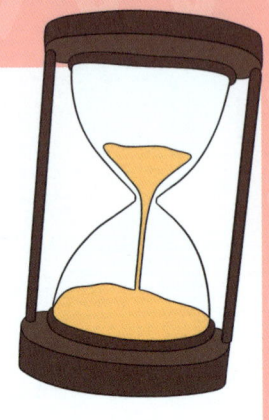

가슴이 자라는 과정을 지켜보는 게 어떤 사람한테는 흥미진진한 일일 수도 있지만, 어떤 사람에게는 큰 스트레스로 다가올 수도 있어. 물론 아무 생각도 없는 사람들도 있겠지. 가슴에 대한 네 기분이나 감정이 이랬다저랬다 변덕을 부릴지도 몰라. 오늘은 '내 가슴에 틀림없이 문제가 있어.'라고 확신하다가도 내일은 '괜찮겠지, 뭐.' 하며 잊어버릴 수도 있거든.

사춘기에 가슴에 대해 걱정하는 건 어쩌면 당연해. 언제 자라기 시작할지, 얼마나 빨리 자랄지, 언제 다 자랄지, 몸은 어떻게 바뀔지, 그리고 양쪽 가슴이 왜 똑같지 않은지…….

12쪽 더 자세히

게다가 우리는 다른 사춘기 가슴이 어떻게 생겼는지 볼 기회가 거의 없잖아. 우리 머릿속에 있는 가슴의 이미지는 영화나 패션 잡지, 광고 같은 매체에서 온 성인의 가슴이 거의 대부분이지. 그러니까 네 가슴이 그런 이미지와 달라 보이는 건 **놀랄 일도 아니야**. 사춘기 가슴은 성인의 가슴과 달라. 영화에 나오는 가슴을 보면서 혹시 내 가슴에 문제가 있는 건 아닐까 전혀 걱정하지 않아도 된다는 얘기야.

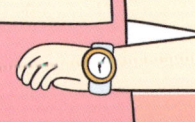

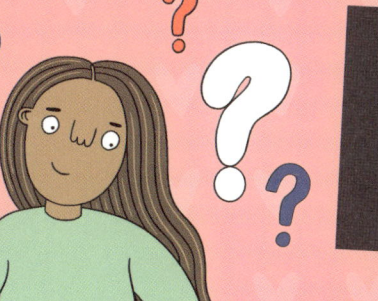

내가 〈돌리〉라는 청소년 잡지에 글을 쓸 때 많이 받았던 전형적인 질문 몇 가지를 소개할게. 그때 아이들은 건강이나 몸, 관계나 감정 등에 대해 참 많은 질문을 했어.
—멜리사 박사

돌리 닥터의 시시콜콜 상담실

가슴이 너무 작아요! 또는 너무 커요!

❝ 저는 키가 167센티미터나 돼요. 그런데 가슴이 키에 비해 너무 작은 것 같아요. 가슴이 계속 자라고 있다는 걸 저도 알지만 혹시 더 빨리 자라게 할 방법은 없나요? 선생님, 도와주세요. ❞

❝ 제 가슴은 거대해요……. 그래서 저한테 맞는 옷을 고르기가 너무 힘들어요. 정말 불편해 죽겠어요. 저는 키도 작은데 가슴은 왜 이렇게 큰 걸까요? 전 어쩌면 좋아요? ❞

가슴 성장은 아주 이른 나이에 시작될 수도 있고, 늦으면 열네 살이 넘어서 시작될 수도 있어. 어떤 가슴은 아주 빠르게 자라서 18개월 뒤에 성장이 멈추기도 하고, 어떤 가슴은 아주 천천히 자라서 6년 이상이 걸리기도 해. 만약 네 가슴이 이렇게 극단적으로 성장한다면 정말 힘들 거야. 남의 시선이나 관심을 별로 좋아하지 않는다면 더욱 그렇겠지.

가슴의 크기와 모양과 자라는 속도는 유전자에 의해 미리 정해져 있어. 그러니까 너무 걱정하지 말고 기다려 보는 건 어때? 물론 우리도 알아. 그게 쉽지 않다는 걸 말이야. 10대 때에는 가슴의 크기가 때로 큰 스트레스가 되기도 하니까. 많은 사람들이 자기 가슴을 작아 보이게 하려고, 또는 커 보이게 하려고 여러 가지 방법을 써. 패드를 사용해서 가슴을 부풀리는가 하면(휴지나 천 조각을 브래지어 아래쪽에 넣는 사람도 있어.) 스포츠 브라나 미니마이저 브라를 입어서 가슴을 납작하게 누르기도 하지. 그러나 시간이 지나면 사람들은 대부분 자기 가슴을 있는 그대로 받아들이게 돼. 너도 아마 그럴 거야!

6학년 때 발레를 했어. 그때는 가슴 때문에 고민이 많았어. 발레를 할 때는 보통 몸에 꽉 끼는 윗옷을 입거든. 나는 가슴이 너무 신경 쓰여서 이것저것 껴입었지. 어떻게든 가리려고 말이야. 무더운 여름에 겨드랑이에 땀자국이 나도 그때는 그래야 한다고 생각했던 것 같아. -클레오, 15세

> 나는 내 가슴 크기 때문에 걱정이 많아. 같은 학년 친구들의 가슴을 관찰하면서 내 가슴이 이상한 건 아닌지 자주 확인하게 돼. 혹시 나한테 문제가 있는 건 아닐까? 의식을 안 하려고 해도 잘 안 돼. -에이미, 13세

계속 변하는 가슴

가슴은 자라면서도 많이 바뀌지만, 다 자란 뒤에도 생리 주기에 맞춰 크기나 모양이 변할 수 있어. 네가 이상한 게 아니라 원래 그런 거야.

> 생리를 시작하고 나서는 다달이 호르몬이 아우성을 치는 것 같아. "흐흐! 이제 몇 주에 걸쳐 네 몸을 변화시킬 테니 어디 한번 견뎌 보시지!"라고 말이야. -릴리, 17세

가슴 크기가 눈에 띄게 바뀐다면 생리 때 다른 브래지어를 착용해도 돼. 또 생리 직전에 가슴이 너무 조인다면 브래지어 밴드에 달린 훅 위치를 조절해서 밴드를 조금 느슨하게 할 수도 있어. 부풀어 오른 가슴을 납작하게 누르고 싶다면 스포츠 브라를 착용하는 방법도 있지.

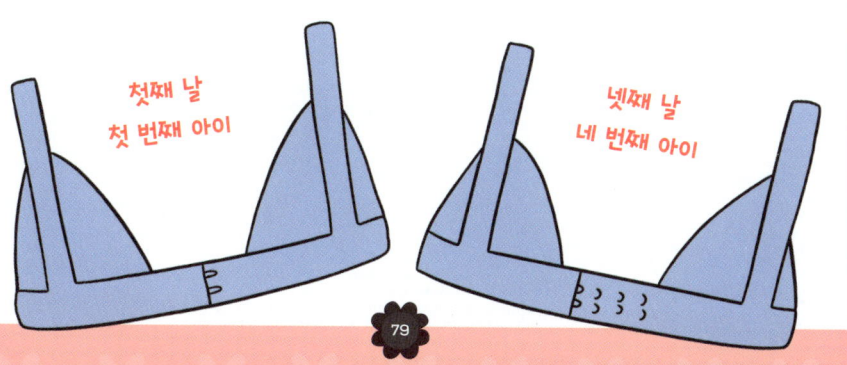

첫째 날
첫 번째 아이

넷째 날
네 번째 아이

돌리 닥터의 시시콜콜 상담실

제 가슴은 뾰족해요!

❝ 저는 열세 살이에요. 아무래도 제 가슴이 너무 뾰족한 것 같아요. 추울 때는 그래도 조금 둥근 모양이 되는데, 덥거나 평소에는 뾰족한 모양이에요. 남들처럼 가슴이 평범하게 생겼으면 좋겠어요. 제 가슴은 왜 이럴까요? ❞

가슴의 성장 초기나 중기에는 가슴이 뾰족해질 수 있어. 정상적인 발달 과정이니까 걱정하지 않아도 돼. 유두와 유륜이 어느 시기에 다른 유방 조직들보다 빨리 자랄 때가 있거든. 이때 유두 주변이 도드라지게 튀어나오면서 가슴이 뾰족하게 보이는 거야.

또 유두와 유륜에는 추위에 반응하는 작은 근육들이 있는데, 추울 때는 유두가 수축해서 가슴이 일시적으로 둥글게 보이기도 해.

이런 뾰족한 상태는 그리 오래가지 않아. 그래도 너무 신경 쓰인다면 가슴 모양을 원하는 대로 잡아 주는 브래지어를 착용하는 방법이 있어.

아, 혹시 그거아니? 뾰족한 가슴이 유행하던 시절이 있었단다. 1940년대, 1950년대에는 가슴을 원뿔 모양으로 만들어 주는 '총알 브래지어'가 엄청난 인기를 끌었대.

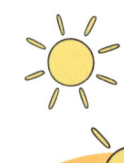
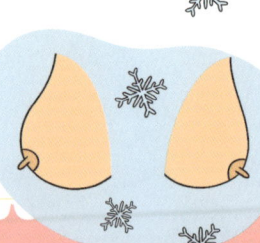
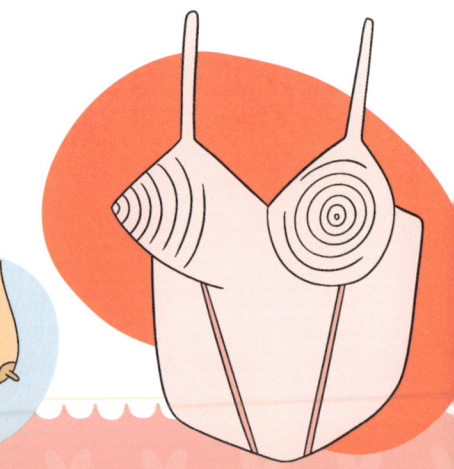

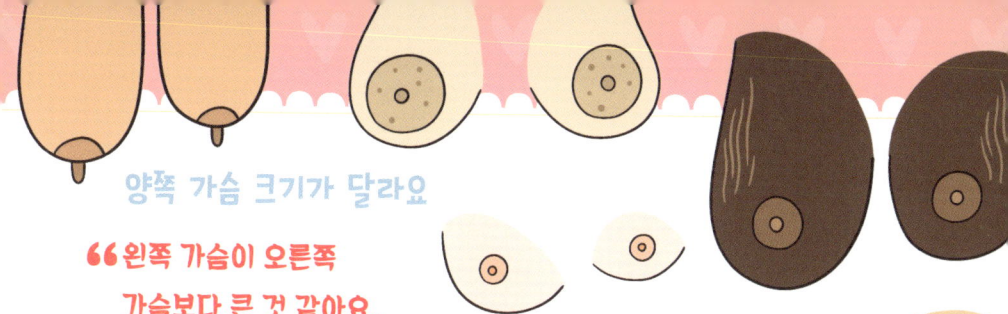

양쪽 가슴 크기가 달라요

❝ 왼쪽 가슴이 오른쪽 가슴보다 큰 것 같아요. 혹시 제 가슴에 문제가 있는 걸까요? 너무 무서워서 병원에는 못 가겠어요. 어떡하죠? ❞

우리 몸에는 쌍으로 이루어진 신체 부위가 참 많아. 손, 발, 눈, 귀, 콧구멍……. 가슴도 마찬가지야! 신장, 난소, 고환 등과 같이 눈에 보이지 않는 쌍둥이들도 참 많아. 이런 신체 부위 가운데 둘의 모양이나 크기가 똑같은 건 하나도 없어. 특히 사춘기 가슴은 성장하는 과정 중 2단계나 3단계에서 양쪽 가슴의 크기가 다를 가능성이 아주 커.

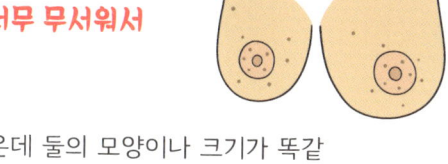

18쪽 더 자세히

처음에 한쪽 가슴이 엄청 커서 짝짝이 가슴이 될까 봐 걱정했는데 결국 비슷해졌어. -아누크, 18세

내 가슴도 짝짝이야. 크기도 다르지만, 한쪽 가슴이 살짝 더 아래에 달렸어. 그리고 젖꼭지에 털도 났어. 스무 살이 될 때까지 나는 나 말고 거기에 털 난 여자를 못 봤어. 엄청 신경 쓰이고, 부끄러웠지. -클렘, 39세

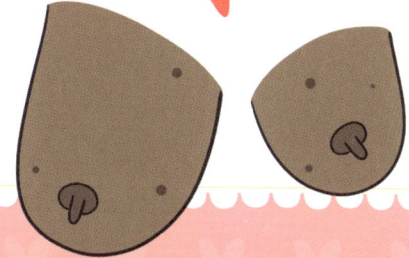

유두와 유륜의 모양이나 크기도 비대칭일 수 있고, 젖꼭지의 방향이나 달린 형태도 비대칭일 수 있어. 한쪽 가슴이 더 아래에 있는 사람도 많아. 물론 가슴 발달의 5단계에 접어들면 양쪽 가슴이 거의 비슷해질 거야. 하지만 절대 똑같아지지는 않아. 왼쪽 가슴의 컵 사이즈는 B인데 오른쪽 가슴의 컵 사이즈는 C인 사람도 있어. 그리고 얼마나 과학적인지는 모르겠지만, 보통 성인의 가슴은 오른쪽보다 왼쪽이 살짝 더 크대.

그러니까 내가 해 주고 싶은 말은 이거야. "너무 걱정하지 마!" 가슴이 비대칭인 건 흔한 일이고, 별문제 될 것도 없으니까.

게다가 네 가슴이 서로 다르다는 걸 알아채는 사람은 거의 없어. 네 눈에만 크게 보일 뿐이지. 또 브래지어를 착용하면 그 차이는 더욱 줄어들어. 너무 신경이 쓰인다면 패드 브라를 착용하는 방법도 생각해 볼 수 있어. 가슴이 작은 쪽에 패드를 넣어서 양쪽 크기를 엇비슷하게 맞추는 거야.

그래도 걱정이 된다면 의사를 만나 봐도 좋아. 다른 사람한테 이런 이야기를 하는 게 창피하게 느껴질 수도 있겠지만, 전문가의 설명을 듣고 나면 마음이 조금 편해진단다.

147쪽 더 자세히

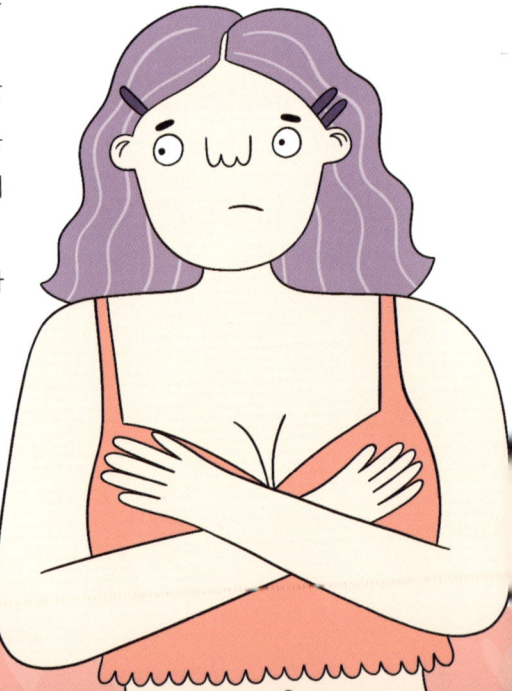

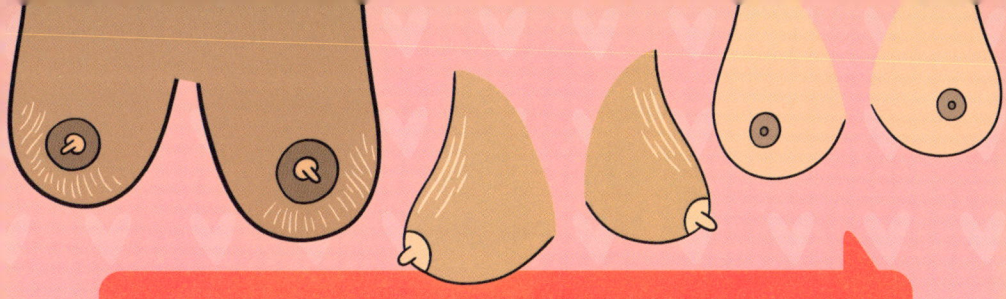

> 내가 모유 수유 옹호 활동을 하면서 알게 된 사실이 있어. 양쪽 가슴이 다른 사람들이 정말 많더라는 거야. 평소에 여자들과 대화를 많이 하는 편인데, 정말 충격적인 게 뭔지 알아? 다들 자기 가슴만 비대칭이라고 생각하더라는 거지. 실제로는 50퍼센트나 되는 여성의 유방이 눈에 띄게 비대칭인데 말이야.
> ―로렌 앤리스 스레드게이트, 35세

짝가슴 다루기

짝가슴을 가장 쉽게 교정하는 방법은 브래지어를 이용하는 거야. 큰 쪽 가슴에 맞는 브래지어를 고른 다음, 반대편 컵 아래에 패드를 채워 넣어. 혼자 하기 힘들다면 브래지어 피팅 전문가의 도움을 받으면 돼. 브래지어로도 교정이 안 될 만큼 심하게 차이가 나면 가슴 성형을 고려해 볼 수도 있어. 보형물을 넣어서 가슴을 키우거나 크기를 축소하는 수술을 하는 거지.

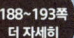
188~193쪽 더 자세히

메건의 경험

나는 지금 서른두 살이야. 내가 열다섯, 열여섯 살 때였나? 내 가슴에서 싫은 점을 하나 발견한 이후로 그것 때문에 스트레스를 엄청 받았어.

아니! 이게 어떻게 된 일이지? 오른쪽 가슴이 왼쪽 가슴보다 크잖아!

내 오른쪽 가슴은 C컵이고, 왼쪽 가슴은 B컵이었어. 왼쪽 젖꼭지는 앞을 향해 있었지만, 오른쪽 젖꼭지는 오른쪽으로 약간 밀려나 있었지. 나는 항상 푸시업 브라를 입거나, 컵이 두툼한 브래지어를 선택했어. 그것 말고 다른 브래지어는 입을 수가 없었거든. 양쪽 가슴을 비슷한 모양으로 맞춰 줘야 했으니까.

데이트할 때도 나는 편하게 즐길 수가 없었어. 남자 친구가 내 가슴을 보고 있지 않나 신경이 온통 짝가슴에 쏠려 버렸거든. 물론 내 가슴에 대해 이러쿵저러쿵 나쁜 말을 한 남자 친구는 아직 한 명도 없었어. 하지만 지금까지도 난 내 비대칭 가슴에 대해 남자 친구와 터놓고 얘기를 나눠 보지 못했어. 별일 아닌데 전전긍긍하는 내가 가끔은 바보 같다는 생각이 들어. 솔직히 내 가슴에 이상이 있는 건 아니잖아.

어린 친구들에게 자신을 좀 너그럽게 대하라는 말을 해 주고 싶어. 본인은 큰일이라고 생각하는 많은 일들이, 남들이 보기에는 대수롭지 않은 일일 때가 많아. 네 몸에 무슨 문제가 있고, 그걸 고쳐야 한다고 생각하기 쉽지만, 사실 네 몸에는 아무런 문제도 없어. 나도 나 자신에게 관대해지는 법을 조금씩 배워 가는 중이야.

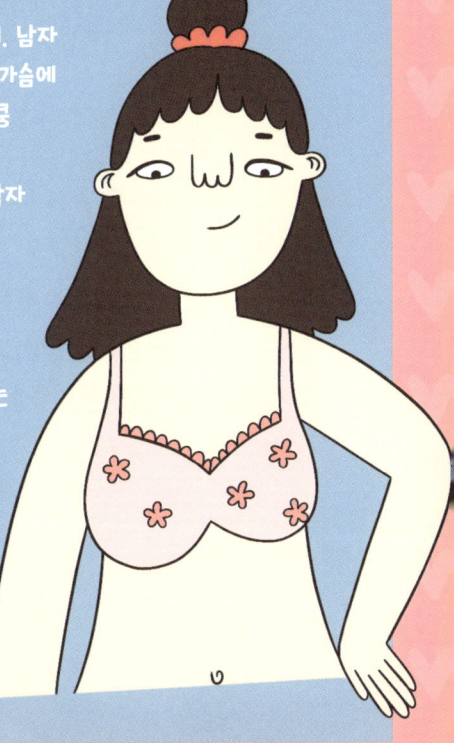

나는 극과 극의 경험을 다 해 봤어. 어렸을 때는 가슴이 너무 작아서 걱정했고, 10대 후반이 되었을 때는 가슴이 너무 커져서 고민이었지. 미니마이저 브라를 사야 할 만큼 컸으니까. 내가 한 가지 배운 게 있다면 가슴을 있는 그대로 받아들여야 스트레스를 덜 받는다는 거야. 이 말을 기억하면 도움이 될 거야. "어쨌거나 네 가슴을 부러워하는 사람들도 있다!" -마리사, 36세

돌리 닥터의 시시콜콜 상담실

가슴에 웬 줄무늬?

❝ 가슴에 튼살이 생겼어요! 없앨 수는 없나요?❞

❝ 엉덩이 아래쪽이랑 가슴 바깥쪽에 줄무늬가 있어요. 이게 왜 거기 있는 거죠? 무슨 흉터같이 보이는 데다 수영복을 입으면 더 눈에 띠어요. 어떻게 해야 없어질까요? 그리고 이런 게 왜 생기는 걸까요? ❞

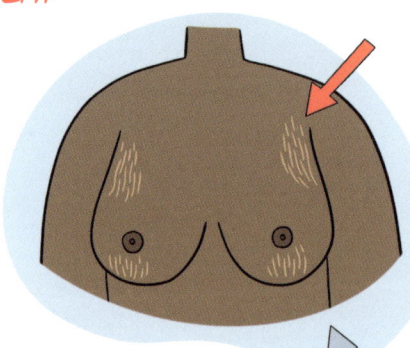

튼살은 피부가 갑자기 지나치게 늘어날 때 생기는 현상이야. 그래서 **성장기의 청소년**이나 임산부에게 많이 나타나곤 해. 남성보다는 여성에게 더 많이 나타나는 경향이 있고, 사춘기 소녀는 엉덩이뿐만 아니라 가슴에도 튼살이 생길 수 있어.

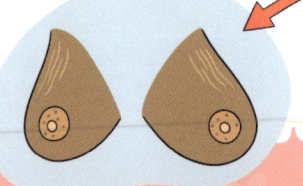

10대 때 가슴 바깥쪽에 붉은색 튼살이 생겼어. 색이 옅어지는 데 2~3년쯤 걸렸던 것 같아. 지금은 살짝 반짝이면서 투명해 보이는 흔적이 남아 있어. 그런데 살면서 내 튼살에 대해 언급한 사람은 거의 없었어. 수영장 탈의실에서도 그렇고, 남자 친구도 마찬가지였지. 솔직히 다른 사람들은 별로 신경 쓰지 않는 것 같아. -리사

사춘기 소년은 팔뚝이나 허리 뒤쪽, 허벅지 바깥쪽에 튼살이 잘 생겨. 튼살은 줄무늬처럼 보이기도 하는데, 분홍색, 흰색, 붉은색, 보라색 등 색깔도 다양해. 피부 유형에 상관없이 생길 수 있고, 한번 생긴 튼살은 없앨 수 없어. 하지만 시간이 지나면 희미해져.

튼살이 생기기 전부터 나는 튼살의 아름다움을 이야기하는 페미니스트들의 글을 많이 읽었어. 인스타그램 같은 것도 많이 보고. 그래서 실제로 내 몸에 튼살이 생겼을 때 나는 아무렇지도 않았어. 그거 알아? 래퍼 켄드릭 라마가 튼살에 대한 랩을 했다는 거? 켄드릭 라마가 튼살을 멋지다고 생각한다면, 뭐 나라고 그렇게 생각하지 않을 이유가 없잖아. 안 그래? -릴리, 17세

젖꼭지에 관한 모든 것

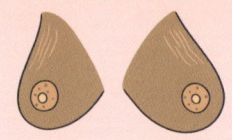

너는 젖꼭지에 대해서도 걱정이 많을 거야. 모양은 왜 이렇게 생겼는지, 색깔은 왜 이런 건지, 크기는 왜 또 다른지……. 하지만 이런 걱정은 너만 하는 게 아니야.

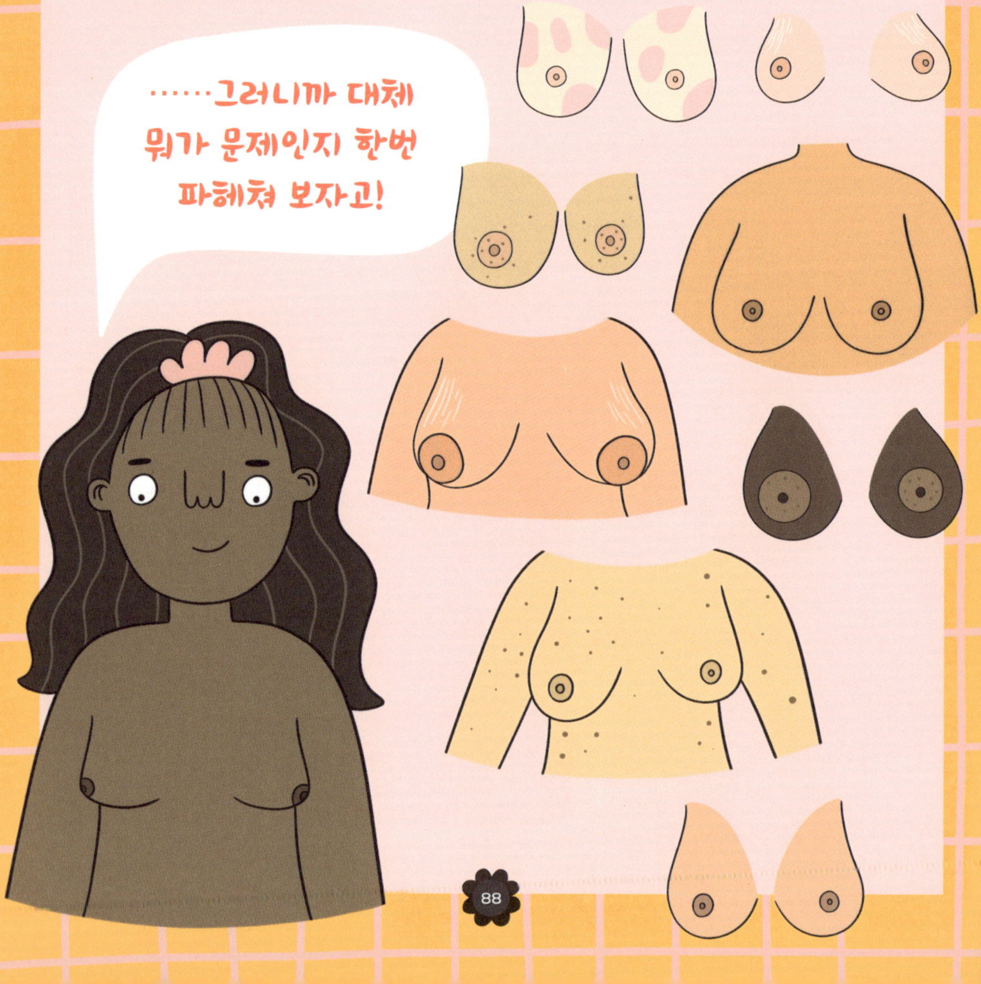

……그러니까 대체 뭐가 문제인지 한번 파헤쳐 보자고!

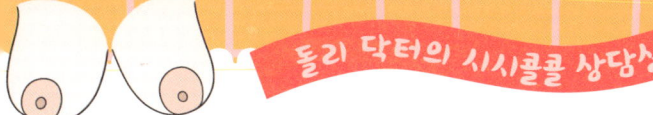

돌리 닥터의 시시콜콜 상담실

발기된 젖꼭지, 주름진 젖꼭지, 대체 왜 그런 거죠?

❝ 가슴에는 별문제가 없어요. 그런데 젖꼭지가 조금 이상해요. 평소에는 부드럽다가 갑자기 주름이 지면서 딱딱해지는 거예요. 이것도 성장과 관련이 있나요? 아니면 혹시 뭔가 잘못된 건가요? 정말 병원에는 가고 싶지 않아요. ❞

71쪽 더 자세히

유두에 자극이 가해지면 젖꼭지가 꼿꼿이 서는데, 이걸 유두 발기라고 해. 유륜에 있는 모낭에는 작은 근육들이 있어. 갑자기 추워지거나 누군가 만졌을 때 이 근육들이 수축하면서 젖꼭지를 발기시키는 거야. 소름이 돋는 것과 비슷한 신체 반응이라고 보면 돼.

152쪽 더 자세히

성적으로 흥분했을 때도 젖꼭지가 꼿꼿해질 수 있어. 유두가 발기했을 때 유륜은 좀 더 주름져 보여.

유두는 상황에 따라 끊임없이 긴장하거나 이완하면서 모양이 바뀌어. 부드러웠다가 단단해지기도 하고, 주름이 졌다가 팽팽해지기도 하지. 이런 모든 현상들은 정상일 뿐만 아니라, 네 몸이 주변 환경에 적절히 반응하고 있다는 증거이기도 해.

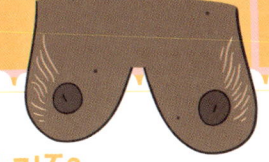

> 어떤 사람들은 발기한 젖꼭지를 "헤드라이트가 켜졌다."라고 표현하기도 해. **-유미**

> 너무 추울 때면 젖꼭지가 뻣뻣하게 뭉쳐서 정말 괴로워. **-베즈노**

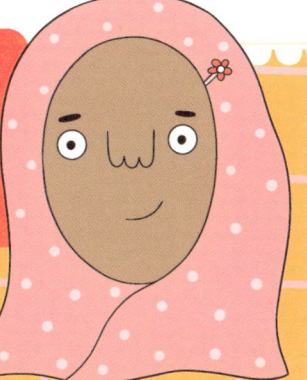

젖꼭지의 크기, 색깔, 모양이 이상해요!

❝양쪽 젖꼭지의 크기가 달라요. 정상인가요? 아니면 병원에 가 봐야 할까요?❞

❝얼마 전에 거울을 보는데, 한쪽 젖꼭지가 다른 쪽보다 훨씬 큰 거예요. 그러니까 동그라미 자체가 더 큰 거죠. 어떻게 하면 고칠 수 있을까요?❞

가슴이 대부분 비대칭인 것처럼 유두와 유륜, 즉 젖꼭지와 젖꽃판도 그래. 사람마다 그 모양과 크기가 제각각이지. 양쪽 젖꼭지가 똑같은 사람은 별로 없어. 그러니까 너무 걱정하지 마. 네 젖꼭지는 정상이야.

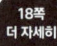
18쪽 더 자세히

유두와 유륜은 가슴 발달의 5단계를 거치면서 모양과 색깔이 바뀌어. 특히 발달의 2단계와 4단계에서는 더 도드라지지. 사춘기가 되면 색도 더 어두워져.

205쪽 더 자세히

사춘기가 끝나도 네 유두는 계속 변할 수 있어. 특히 임신이나 수유를 한다면 더욱 큰 변화를 겪을 거야.

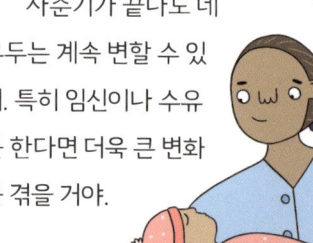

> 아이를 가졌을 때 젖꼭지가 정말 많이 커졌어. 이전에는 훨씬 작았거든. 나는 이란 사람이고, 내 젖꼭지는 짙은 갈색이야. —나디아

> 친구들이 놀리곤 했어. 내 유륜이 레코드판처럼 넓다고 말이야. 내 앞에서 디제잉 흉내까지 냈다니까! —케이터

> 나랑 내 친구들은 젖꼭지 색깔은 크게 신경 쓰지 않는 편이야. 다른 것들에 비하면 훨씬 덜 민감한 주제인 것 같아. 대부분 있는 그대로 받아들여. —나오코

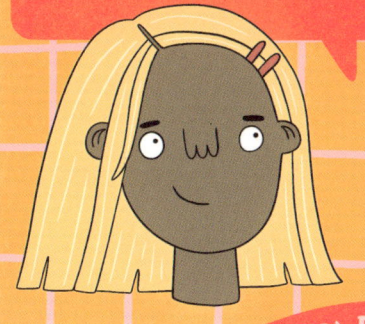

돌리 닥터의 시시콜콜 상담실

젖꼭지에 털이 났어요!

❝ 저는 열두 살이에요. 그런데 제 젖꼭지에 털이 자라고 있어요. 게다가 그 털은 음모같이 생겼어요. 이거 정상인가요? ❞

> 난 가슴에 나는 털을 어떨 때는 뽑아 버리고, 어떨 때는 그냥 둬. —클렘, 39세

정확하게 말하자면 털이 난 부위는 젖꼭지가 아니라 젖꽃판(유륜)이야. 그리고 맞아. 일부 가슴 털은 음모와 질감이 비슷해. 유륜에는 모낭이 몇 개 있는데(많지는 않아.) 사춘기가 되면 그곳에서 털이 자라나기도 해. 절대 이상한 현상이 아니야. 정상이니까 그냥 자라게 두어도 되고, 성가시게 느껴진다면 족집게로 뽑아도 돼. 이때 모낭이 손상되지 않도록 조심하기만 하면 누가 뭐래? 유륜의 모낭에는 유두를 발기시키는 기능을 하는 아주 중요한 근육이 있거든.

70쪽 더 자세히

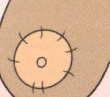

레이저 시술을 받고 있을 때였어. 심심했던 나는 벽에 걸린 레이저 시술 가격표를 봤지. 그런데 거기 유륜 제모 가격이 적혀 있는 거야. 난 깜짝 놀랐어. '뭐? 젖꼭지 털도 레이저로 없앨 수 있다고? 그보다 나 같은 여자가 세상에 또 있다는 거네?' 난 정말 안심이 되었어. 세상에 젖꼭지에 털이 난 사람이 나 혼자가 아니라니 얼마나 다행인지……. ㅡ리사

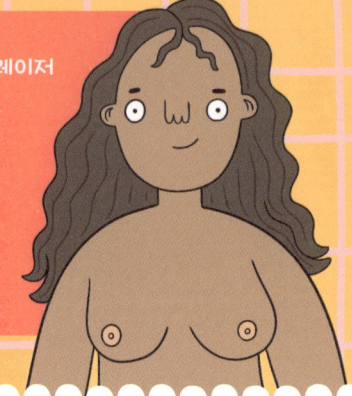

돌리 닥터의 시시콜콜 상담실

젖꼭지가 안쪽으로 들어가 있어요

❝ 젖꼭지 중 하나가 안으로 들어가 있어요. 정상으로 만드는 방법은 없나요? 병원에 가기에는 너무 창피해요. 누구한테도 말 못 한 고민이에요. 저는 열네 살이랍니다. ❞

22쪽 더 자세히

젖꼭지가 바깥으로 튀어나와 있지 않고 안쪽으로 들어간 사람도 있어. 이걸 함몰 유두라고 하는데, 큰 문제는 없어. 세상에는 정말 다양한 가슴이 있고, 유두의 모양도 그렇다고 보면 돼. 사춘기에 가슴이 발달하면서 유두가 일시적으로 함몰되기도 해. 다른 유방 조직이 자라나는 속도보다 유관의 길이가 상대적으로 짧을 때 나타나는 현상이지. 그런데 결국에는 유관이 길어지면서 유두가 다시 바깥으로 튀어나오게 될 거야.

어떤 사람들은 평생 함몰 유두인 채로 살아. 이런 경우 모유 수유는 어떻게 할까 걱정하는데, 대부분은 별로 문제가 되지 않아. 자극을 주면 함몰되어 있던 유두가 튀어나오거든. 물론 시간이 지나면 다시 들어가지만. 성인이 되었는데도 한쪽 또는 양쪽 유두가 함몰되어 있다면 의사를 찾아가서 원인이 무엇인지 정확한 진단을 받는 게 좋아.

> **음, 최근에 제 젖꼭지 중 하나가 둘로 갈라졌어요. 어떻게 해야 할까요? 엄마한테 말해야 하나요? 병원에 가야 하나요? 도와주세요!**

사춘기 기간에는 유두의 모양이 자주 바뀔 수 있어. 앞서 얘기한 것처럼 유방 조직마다 자라는 속도가 다르기 때문이야.

유관이 다른 유방 조직들보다 일시적으로 짧은 상태가 되면 유두가 안으로 빨려 들어가는 현상이 나타날 수 있어. 어떤 경우는 유두가 부분적으로 함몰되어서 **갈라지거나 파인 것처럼 보이기도 해**. 이런 식으로 함몰되거나 갈라진 유두는 사춘기가 끝나면 다시 바깥으로 튀어나와. 정상적인 성장 과정이고, 시간이 지나면 괜찮아질 테니까. 너무 놀라지 마.

정 걱정이 된다면 병원에 가 보는 게 좋아. 창피하다고만 생각하지 말고 용기를 내. 네가 만날 의사들은 온종일 가슴을 보는 게 직업인 사람들이야. 그러니까 부끄러워하지 않아도 돼.

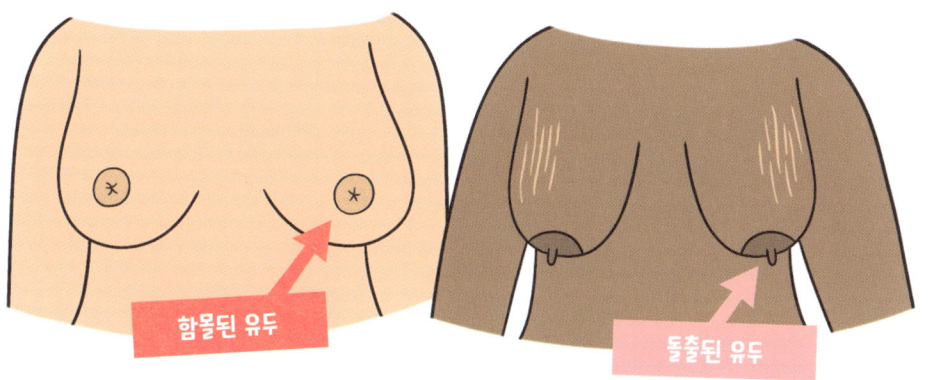

함몰된 유두

돌출된 유두

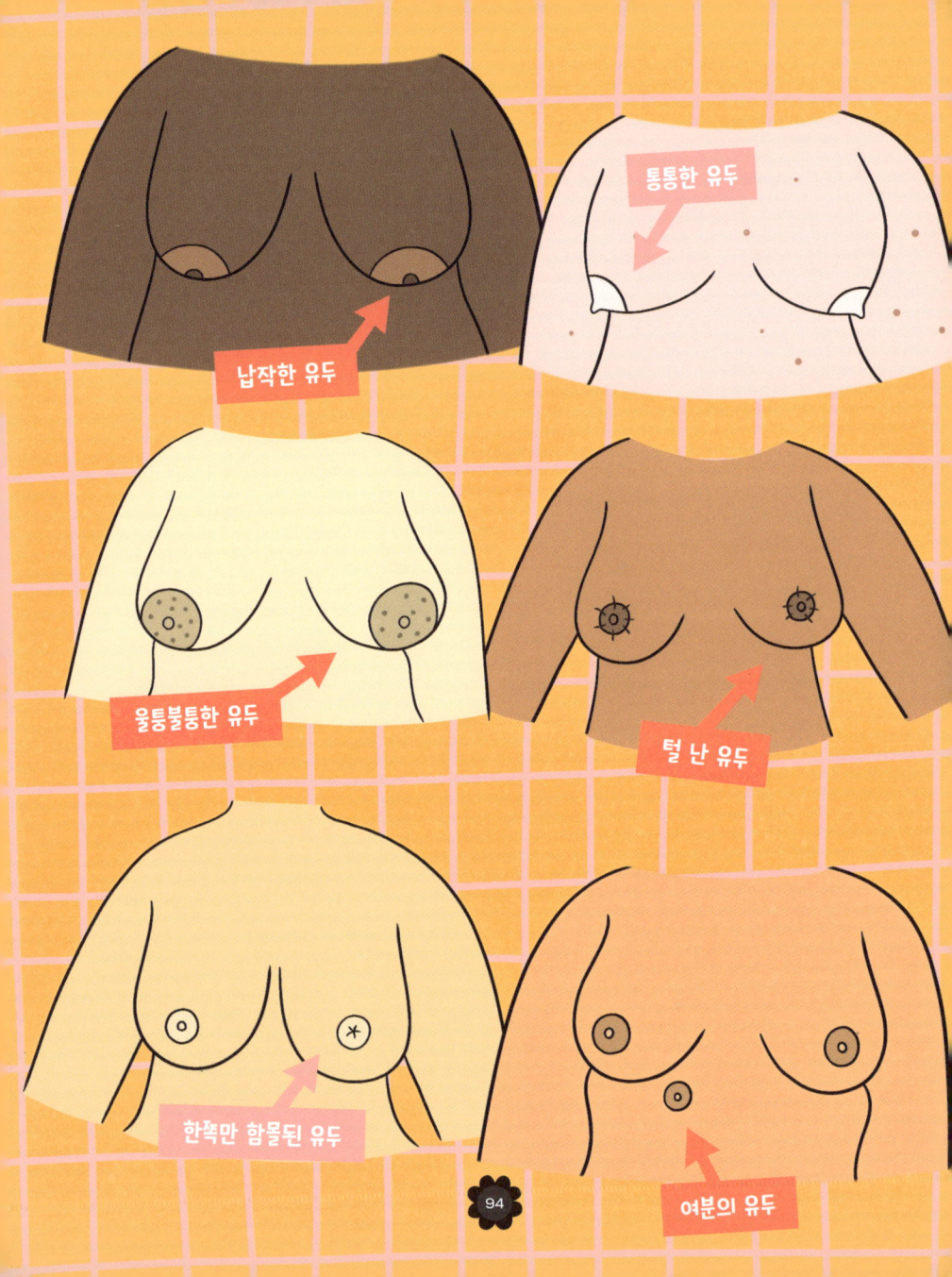

간지러운 젖꼭지와 가슴!

가슴이 성장하는 동안에는 그 부위의 피부도 함께 늘어나기 때문에 가려운 증상이 나타날 수 있어. 이 시기에 가려움증이 생기는 건 정말 흔한 일이니까 걱정하지 않아도 돼. 어떤 사람들은 가려움증을 줄이려고 면이나 리넨 소재로 된 부드럽고 통기성 좋은 크롭 톱을 입기도 해.

> 여름에 땀이 많이 나면 젖꼭지가 가려워. 알레르기를 일으키는 음식을 먹어도 그래. 아프지는 않아, 빨갛게 된다거나 발진이 돋는 것도 아니고. 느낌으로 표현하자면 젖꼭지 안쪽이 가렵다고나 할까? —베즈노

> 내 가슴은 그냥 제멋대로인 것 같아. 걷고 있을 때 가렵기도 하고, 가만히 앉아 있을 때 가렵기도 하고…… 중요한 순간에 가려울 때도 있지. 그럴 때 나는 속으로 내 가슴한테 말해. "지금 꼭 이래야겠어?" —에이미, 13세

> 땀을 흘리면 온몸이 가려워. 어떨 때는 참을 수 없을 만큼 가렵기도 해. 나는 사람들이 있을 때는 긁지 않으려고 꾹 참아. 그래서 브래지어를 아주 조금씩 움직여서 가려운 걸 해결하는 방법을 찾아냈지. —올리브, 14세

습진이나 건선 같은 피부 질환이 있는 사람은 사춘기에 증상이 심해지기도 하고, 그것 때문에 유두가 더 가려울 수 있어. 알레르기가 있다면 가려움증이 평생 따라다닐 수도 있지. 브래지어를 너무 오랫동안 착용하는 걸 피하고, 가끔 가슴과 유두의 피부가 숨을 쉴 수 있게 해 주는 것이 좋아.

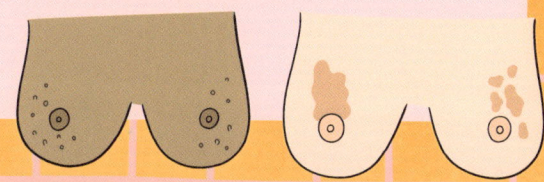

가슴에 관한 더 흔한 걱정

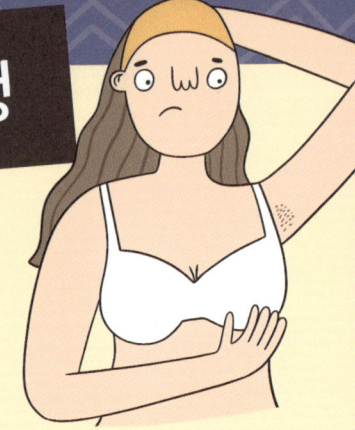

사람들은 가슴에 대한 걱정을 정말 많이 하지만, 그 걱정들 중 실제로 문제가 되는 경우는 드물어. 그러니까 너무 스트레스를 받지는 마. 이 책을 찬찬히 읽어 보면 네 궁금증을 풀어 줄 답을 찾을 수 있을 거야. 그래도 걱정이 많이 된다면 언제든지 의사를 찾아가.

147쪽 더 자세히

쓰리고 아픈 가슴

사춘기 유방 내부에서는 **참 많은 일**들이 일어나. 미래의 모유 공장이 만들어지고 있는 거잖아. 그러니까 새로운 유형의 세포가 자라나고, 각 조직들이 연결되면서 모유를 만들 수 있는 기관이 형성되지. 이런 일들이 활발하게 일어나서 가슴이 일시적으로 아플 수 있어. 이건 사춘기 가슴 발달의 2~4단계 초기에 겪을 수 있는 자연스러운 성장통이니까 너무 걱정할 것 없어.

69쪽 더 자세히

18쪽 더 자세히

생리가 시작될 무렵에는 네 가슴 발달도 거의 끝나 갈 거야. 그러면 성장통도 점점 사라지겠지. 보통 가슴 발달의 4단계에서 생리를 시작하는 경우가 많아. 그리고 생리 호르몬이 자기만의 '주기'를 찾을 때까지는 1년에서 2년쯤 걸려. 그러고 나면 생리 주기에 따라 네 가슴이 커졌다가 가라앉았다가를 반복할 거야. 이건 어느 정도 예측할 수 있는 정기적인 변화야. 생리 주기에 따른 가슴의 변화가 불편함을 주기도 해. 특히 생리가 시작되기 전주에 가슴이 아프다고 하는 사람들이 많아. 이럴 때 크롭 톱이나 몸에 꼭 맞는 브래지어를 착용하면 통증을 줄이는 데 도움이 되지. 물론 이런 방법이 모두에게 도움이 되는 건 아니야. 어떤 사람들에게는 가슴을 압박하는 것이 증상을 더 악화시키기도 하니까.

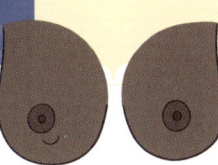
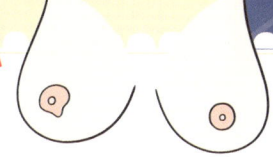

돌리 닥터의 시시콜콜 상담실

울퉁불퉁한 가슴이 부끄러워요

❝ 제 가슴은 울퉁불퉁해요. 특히 젖꼭지 아래가 그래요. 너무 부끄러워서 아무한테도 말을 못 했어요. 왜 이런 걸까요? 저는 어떻게 해야 할까요? ❞

사춘기 초기에 나타나는 유방 조직은 네 몸의 다른 조직과는 느낌이 달라. 그러니까 익숙해지려면 아무래도 시간이 걸리겠지.

가슴 발달의 첫 번째 신호는 유방 몽우리야. 젖꼭지 아래에 이상한 혹이 생긴 것 같은 느낌이 드는 거지. 그리고 어떤 가슴은 다른 가슴과 비교해 더 울퉁불퉁하기도 해. 사람마다 각 유방 조직이 자라는 속도나 양상이 다르니까.

> 18쪽 더 자세히

가끔 울퉁불퉁한 가슴 때문에 자신이 유방암에 걸린 건 아닐까 불안에 떠는 친구들이 있어. 하지만 울퉁불퉁한 가슴 때문에 실제로 유방암을 진단받는 경우는 정말 드물고, 특히 10대의 유방암 발병률은 매우 낮아.

> 69쪽 더 자세히

돌리 닥터의 편지

가슴이 있는 소년

가슴 때문에 고민이라는 남자아이들의 편지를 종종 받곤 했어. "왜 저는 여자도 아닌데 가슴이 있는 거죠?", "제 몸이 이상해요. 아무래도 저한테 큰 문제가 있는 것 같아요." 이렇게 자기 고민을 주변에 쉽게 털어놓지 못한 채 혼자 끙끙대는 친구들이 많아. 의사를 만났을 때도 마찬가지야. 내가 병원에서 사춘기 가슴을 가진 남자아이들을 만나는 건 우연일 때가 더 많아. 여러 가지 다른 이유로, 예를 들어 청진기를 가슴에 갖다 대야 해서 셔츠를 들어 올렸을 때 발견하게 돼. 그럴 때마다 나는 그게 사춘기 가슴일 뿐이고, 시간이 지나면 사라질 거라고 설명을 해 줘. 아이들은 크게 안심하지. 그렇지만 그 아이들이 학교 탈의실에서 느끼는 부끄러움과 불안까지 모두 해결된 건 아니야. 여전히 다른 친구들이 자기 가슴을 보고 놀리면 어떡하나 걱정이 많겠지. 이건 우리 사회에 박혀 있는 여성과 남성의 몸에 대한 고정 관념 때문이야.

> 106쪽 더 자세히

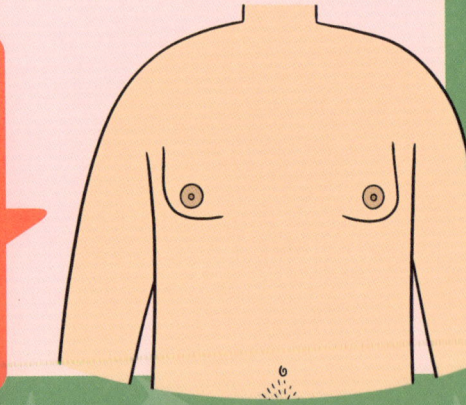

> 처음에는 '요즘 살이 쪘나?'라고 생각했어. 그러다가 내가 찍힌 사진을 보면서 이상하다는 생각을 조금씩 하게 됐어. 셔츠가 주름질 정도로 가슴이 튀어나와 있더라고. 나는 마른 편도 아니지만 그렇다고 그렇게 뚱뚱하지도 않았거든. 그건 분명 살 때문이 아니었어. —JB

> 고등학교 1학년 때 수영 경기를 하려고 옷을 갈아입는데 몇몇 형들이 나를 가리키며 킥킥댔어. 아직도 그 순간이 생생하게 기억나. 당시 나는 젖꼭지를 세게 비틀면 가슴이 일시적으로 꺼진다는 걸 알고 있었어. 그때도 그 방법을 썼지. 하지만 크게 상처를 받지는 않았어. 당시에 내가 속한 또래 집단이 좀 진보적이어서 놀림을 한 번도 받은 적이 없었거든. 다행스럽게도! —앤드루

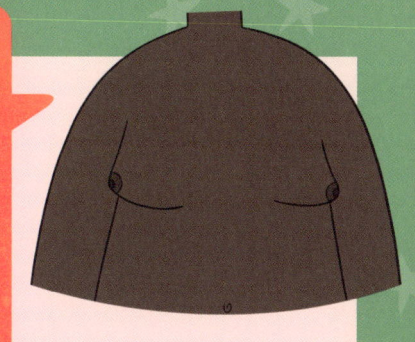

> 학교 수영 시간은 정말 끔찍했어. 나는 어떻게든 가슴을 가려 보려고 수영장에서 티셔츠를 입었는데, 그것 때문에 오히려 상황이 더 나빠졌지. 내가 학생이었던 1970년대에서 1980년대에는 다른 사람의 몸을 가지고 놀리는 것이 잘못된 행동이라는 문제의식이 별로 없었어. —댄

사춘기 소년의 50퍼센트 이상이 가슴 성장을 경험한대. 보통은 아주 작아서 옷을 입으면 거의 보이지 않는다고 해. 젖꼭지 아랫부분이 조금 부푼 정도? 유두와 유륜도 여자아이만큼 커지지 않아. 물론 다른 애들보다 가슴과 유두가 더 커지는 사람도 있겠지. 하지만 남자아이의 사춘기 가슴은 6개월에서 2년 정도가 지나면 대부분 사라져. 유방 조직은 남아 있겠지만 말이야. 그래서 남자도 유방암에 걸릴 수가 있는 거야.

16쪽 더 자세히

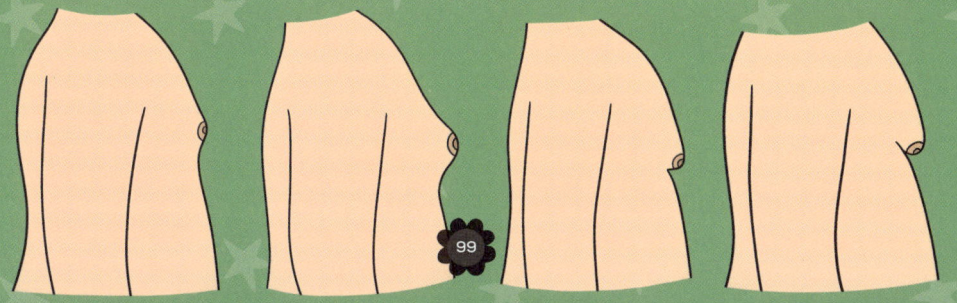

JB의 경험

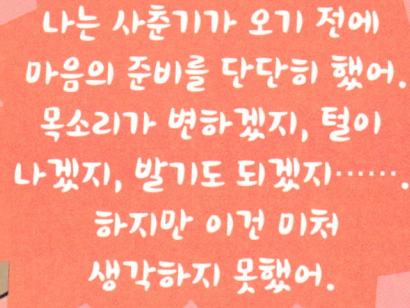

나는 사춘기가 오기 전에 마음의 준비를 단단히 했어. 목소리가 변하겠지, 털이 나겠지, 발기도 되겠지……. 하지만 이건 미처 생각하지 못했어.

다른 사춘기 징후가 나타나기 전에 가슴이 먼저 나오기 시작하지 뭐야! 음, 과체중인 남자들의 가슴이 그렇게 생긴 걸 가끔 본 적이 있는데, 딱 그런 모양이었지. 아마 내가 열세 살 때쯤이었을 거야. (솔직히 이런 얘기는 살면서 처음 하는 거야. 심지어 나는 결혼한 지 10년도 넘었는데 아내한테도 말한 적이 없어.)

당시에 나는 별로 뚱뚱하지도 않았어. 나는 겁에 질렸어. 정말 끔찍했지. 우리 부모님은 정말 멋진 분들이었지만, 가슴에 대해서는 아무 말도 할 수가 없었어. 사춘기 관련 책을 선물 받았는데, 거긴 내 고민에 대한 해답이 없었지. 가슴 문제는 누구의 도움 없이 스스로 알아내야 했어.

　아무도 내 가슴에 대해 눈치채지 못했지만, 언젠가 누가 이런 말을 한 적은 있어. 새 교복을 입었을 때였는데, 운동을 열심히 하던 친구가 오더니 "오, 너 운동 좀 했구나? 가슴 근육이 아주 빵빵한데?"라는 거야. 그래서 나는 이렇게 대답했어. "그냥 자기 관리를 하는 정도지 뭐." 사춘기 가슴이 근육처럼 보일 수도 있다는 걸 그때 알았어.

　하지만 수영장 샤워실이나 탈의실에서는 언제나 긴장했어. 누군가 내 가슴을 볼까 봐 전전긍긍했지.

　열일곱 살 때는 휠체어를 타야 했어. 지금 생각해 보면 휠체어가 가슴에 대한 내 걱정을 조금 덜어 주었던 것 같아. 휠체어에 앉으면 가슴이 덜 보이니까. 그리고 휠체어에서 벗어난 스물두 살 무렵에는 가슴이 거의 사라지고 없었어.

　내가 인생에서 겪었던 많은 일들이 일시적이었다는 걸 이제는 알아. 아니라고 부정할수록 문제가 더욱 커진다는 것도. 그냥 가볍게 얘기하고 농담도 하면서 지냈더라면 마음이 훨씬 편했을 거야. "나도 겪었던 일이야. 그러니까 걱정 마. 넌 괜찮을 거야." 우리 아빠가 이런 말을 해 줬더라면 열다섯 살이었던 내가 그렇게까지 불안해하지는 않았겠지.

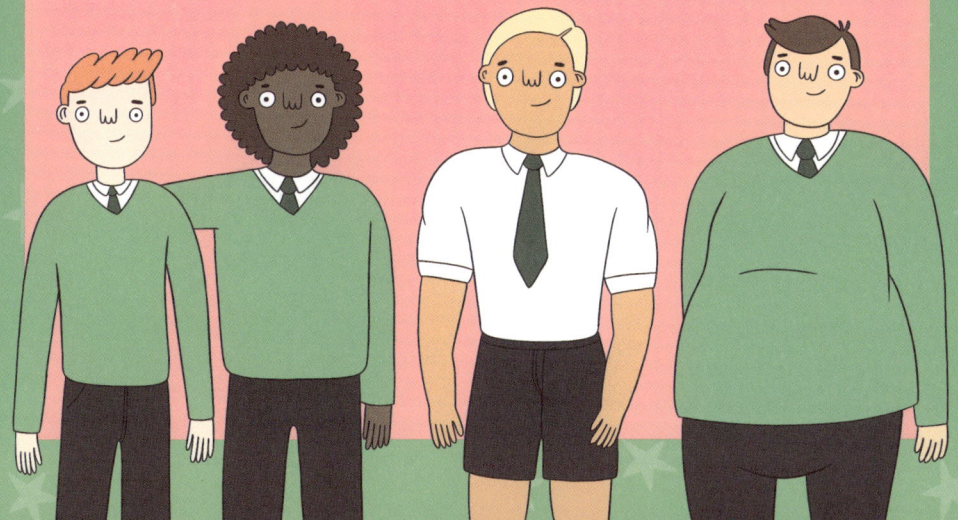

가슴이 너무 부끄러워!

우리가 이 책을 쓰면서 이야기를 나눴던 많은 사람들이 똑같이 느꼈던 감정이 있어. 자기 몸, 특히 가슴을 엄청나게 부끄러워했다는 거야. 이런 감정은 보통 열한 살이나 열두 살, 아니면 열네 살 무렵에 가장 강렬하게 다가와. 외모가 너무 신경 쓰이고, 자꾸 가리고 싶고, 모든 사람이 나만 쳐다보는 것 같은 감정……

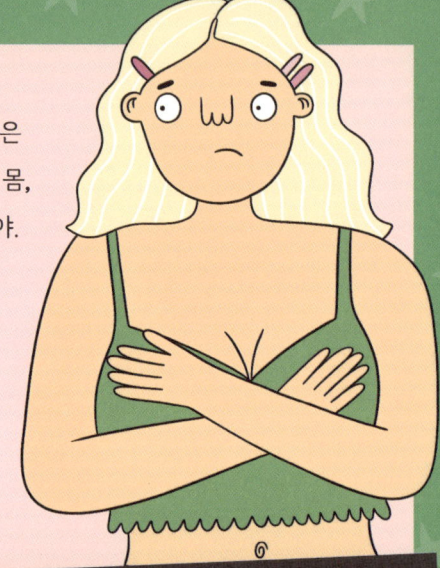

20년 넘게 잡지 〈돌리〉에 '돌리 닥터'라는 칼럼을 쓰면서 가슴에 대한 질문을 정말 많이 받았어. 가슴이 아프고 불편해서 편지를 쓴 친구들도 있었지만, 대부분은 가슴 모양이 걱정되어서 편지를 쓴 거였어. 자기 가슴이 이상하게 생겼다거나, 다른 사람들과 다르게 보인다거나 하는 걱정 같은 것들이지.

많은 10대들이 여전히 이런 식으로 느낀다는 사실이 때로는 안타깝기도 해. 나도 한때 그랬고, 우리 엄마와 할머니도 그랬겠지. 어쩌면 이런 모든 것들이 청소년기에 겪어야만 하는 성장 과정일 테지.

그리고 그런 아이들에게 우리가 해 줄 수 있는 게 별로 없을지도 몰라. 다 지나갈 거라고, 곧 괜찮아질 거라고 설명해 주는 것 말고는 말이야. 하지만 그럼에도 계속 노력해야 한다고 생각해. 많은 사람들이, 특히 여성들이 외모에 대해 느끼는 압박감이 정당하다고 말할 수는 없으니까. -멜리사 박사

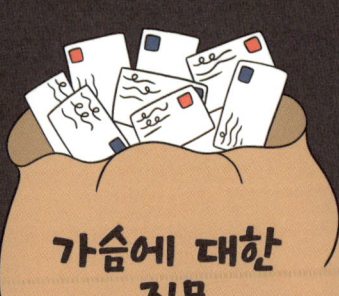

가슴에 대한 질문

가슴이 부끄럽고, 걱정되고, 가슴에 대한 강박적인 생각이 드는 건 아주 흔한 일이야. 너만 느끼는 감정이 아니라는 거야. 그러나 각자가 인생이라는 긴 시간표를 따라가며 스스로 해결해야 할 감정이기도 해. 네가 모든 걸 통제할 수는 없어. 또 반드시 친구와 공유할 필요도 없어. 사람들이 가는 경로는 저마다 조금씩 다르니까. 가슴이 생기기 시작하면 가슴을 관리하는 방법(예를 들어 브래지어를 입는 방법)도 배우겠지만, 네가 가슴에 대해 느끼는 여러 가지 감정들을 처리하는 방법도 배우게 될 거야.

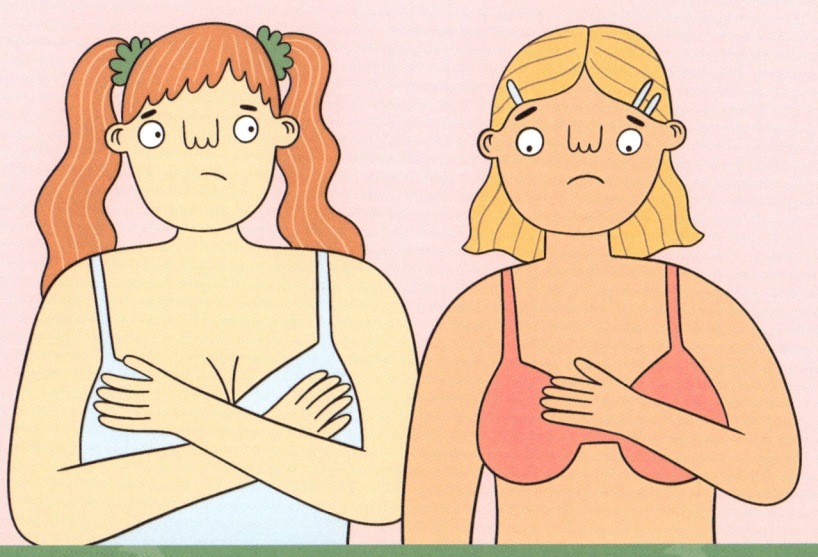

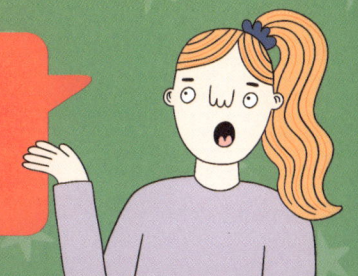

몸에 붙는 윗옷을 입고 나가면 사방에서 사람들이 나를 쳐다보는 것 같아. 너무 부끄러울 때는 팔짱을 껴서 가슴을 가린 다음 최대한 빨리 걸어가. -에이미, 13세

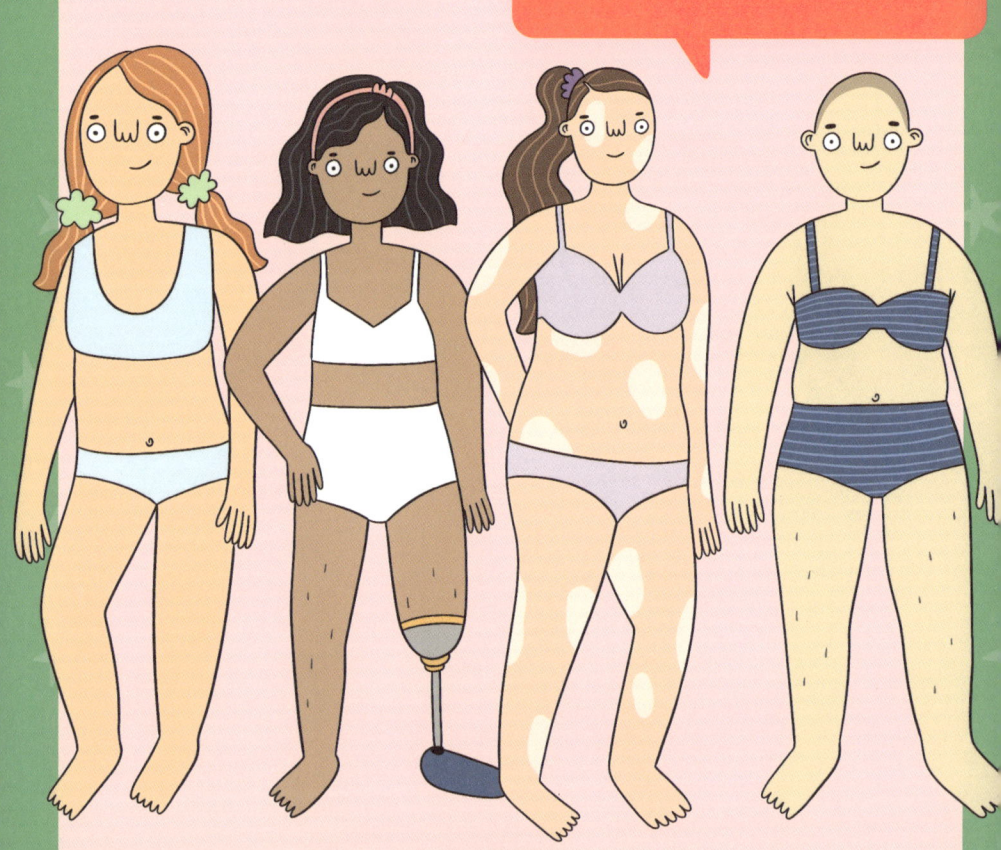

사춘기는 너의 몸, 기분, 감정, 인간관계 등 모든 것이 폭풍처럼 변화하는 시기야.

다행인 건 뭔지 알아? 결국은 다 지나간다는 거지. 연습을 할수록 다른 사람들의 시선도 덜 신경 쓰이게 돼. (실제로는 네가 생각하는 것만큼 사람들이 너를 쳐다보지도 않아! 그게 팩트야!) 그리고 기분 좋고 편안한 옷을 고르는 방법도 찾게 될 거야.

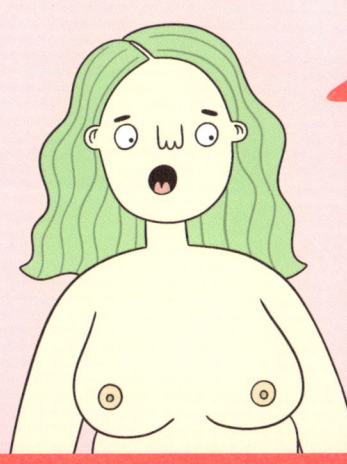

다른 사람들이 나를 어떻게 생각할까 걱정을 많이 하곤 했어. 그런데 시간이 지나면서 내 감정을 다스리는 방법을 알게 됐지. 그건 바로 사람들이 나에 대해 뭐라고 하든 신경 쓰지 않는 거야. 친한 친구들의 말까지 무시할 수는 없겠지만, 나랑 별로 상관없는 사람들이 하는 말은 한 귀로 듣고 한 귀로 흘려 버려.
—그레이시 N, 14세

처음으로 이런 생각이 들었어. '나 그런대로 예쁘잖아. 이제 내 뒤통수에서 끊임없이 재잘대는 걱정과 불안의 말들은 내려놓아야겠다.' 성장한다는 것은 나를 있는 그대로 받아들이는 법을 배우는 과정인 것 같아. 물론 그게 한 번에 되는 건 아니지만 말이야. —릴리, 17세

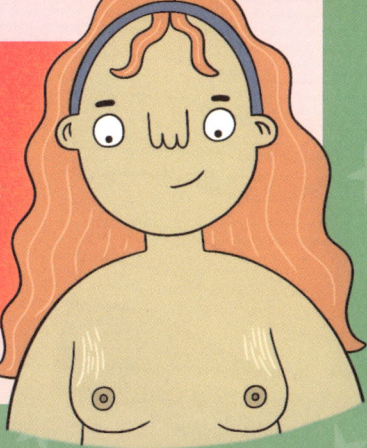

가슴과 젠더, 젠더 정체성

젠더란 여성, 남성 또는 그 밖의 다양한 성에 대해 우리가 생각하는 방식을 표현하는 단어야. 우리 사회에는 성별 또는 젠더에 관한 수많은 고정 관념이 있어. 예를 들어 볼까? 오늘날 분홍색은 여성의 색으로 여겨지지만, 분홍색을 남성의 색으로 여기던 때도 있었어. 특정 색깔이 특정 젠더와 어울린다는 생물학적 근거는 어디에도 없어. 이런 관념은 우리가 만들어 낸 것이고, 꽤 오랫동안 유지되는 경향이 있어. 어떤 사람들은 여성 또는 남성의 생식기를 가지고 태어나지만, 자라면서 자신이 그 젠더에 속하지 않는다고 생각해. 자기 자신을 어떤 젠더로 바라보는가, 이걸 바로 젠더 정체성이라고 해.

젠더 정체성은 자기 자신이 남성인지, 여성인지, 또는 그 밖의 어떤 성인지 본인만이 느낄 수 있는 아주 깊은 감정이야. 태어날 때 기록된 생물학적 성별하고는 다르지. 누군가의 젠더에 대한 우리의 해석은 우리가 살아가는 사회와 문화에 영향을 받아. 머리카락을 예로 들어 볼게. 많은 문화권에서 적용되는 머리카락 길이에 관한 젠더

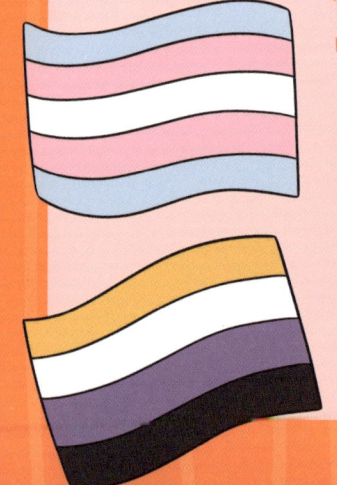

규칙이 있어. **여자아이**는 긴 머리, **남자아이**는 짧은 머리! 이런 규칙을 어기는 사람들은 종종 사람들의 시선을 받게 돼. 심한 경우 공격을 당하기도 하지. 남자가 긴 머리를 하면 안 된다거나, 여자가 짧은 머리를 하면 안 된다는 생각에 별 **이유**가 없다는 걸 이해하는 사람들조차 그런 시선을 보내곤 해! 머리카락 길이가 문제가 되는 건 사회와 문화 때문이지, 생존에 필요한 생물학적 요인이 아니야.

다른 예를 들어 볼까? 우리가 앞서 배웠듯이 사춘기에는 남자들도 가슴이 발달할 수 있어. 그리고 어른이 되어서도 여전히 가슴이 발달한 남자들이 있지. 그렇다고 해서 그 사람들이 남자가 아닌 건 아니잖아? 하지만 많은 사회에서 가슴을 젠더를 구분하는 기준으로 사용하고 있기 때문에, 가슴이 발달한 남자아이는 불안감을 느낄 수밖에 없어. 소년의 가슴에 대한 적대감과 비판, 수치심은 당사자에게도, 그리고 사회에도 전혀 도움이 되지 않아.

가슴이 있음으로써 스스로를 '여성스럽다.'라고 느끼는 소녀들도 있을 테고, 가슴이 젠더 경험에 아무런 영향을 끼치지 않는 사람들도 있을 거야. 아직 여성이 될 준비가 되지 않았거나, 또는 특정 성별로 구별되기를 원치 않는 사람들에게 가슴 발달은 못마땅한 일일 수도 있어. 이와는 반대로 가슴을 애타게 기다리는 소녀에게 가슴이 발달하지 않는다는 건 또 다른 불안감을 안겨 줄지도 몰라. 가슴을 원하던 사람이라고 해도 가슴에 적응하고 편안해지려면 꽤 많은 시간이 걸리지.

가슴이 있거나, 또는 가슴이 없는 것이 본인의 젠더 정체성에 너무 큰 영향을 끼친다면 이건 또 다른 이야기가 될 수 있어. 트랜스젠더나 젠더 다양성을 가진 청소년에게 가슴 발달은 감당하기 어려운 문제를 가져다줄 수 있으니까. 왜냐하면 자신의 젠더 정체성과 몸이 일치하지 않는다고 느끼기 때문이야. 자신을 남성이라고 여기는 트랜스 소년에게 사춘기가 찾아오고 가슴이 커지기 시작하면,

**197쪽
더 자세히**

그 아이는 굉장히 괴로운 감정을 경험하게 될 거야. 반대로 자신을 여성이라고 여기는 트랜스 소녀에게는 가슴이 자라지 않는 것이 큰 스트레스로 다가오겠지. 논바이너리(남성과 여성이라는 이분법적 성별 구분을 벗어난 성정체성 또는 성별)나 젠더 다양성을 가진 친구들은 확실하게 자신을 여성 또는 남성이라고 정의하기 힘든 만큼 가슴에 대한 감정이나 판단은 개인에 따라 달라진다고 할 수 있어.

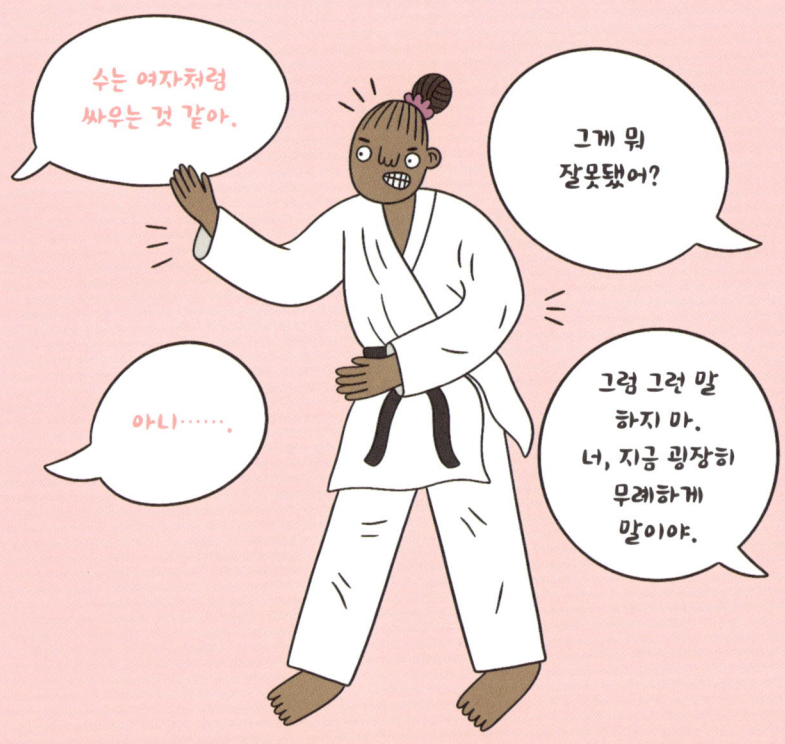

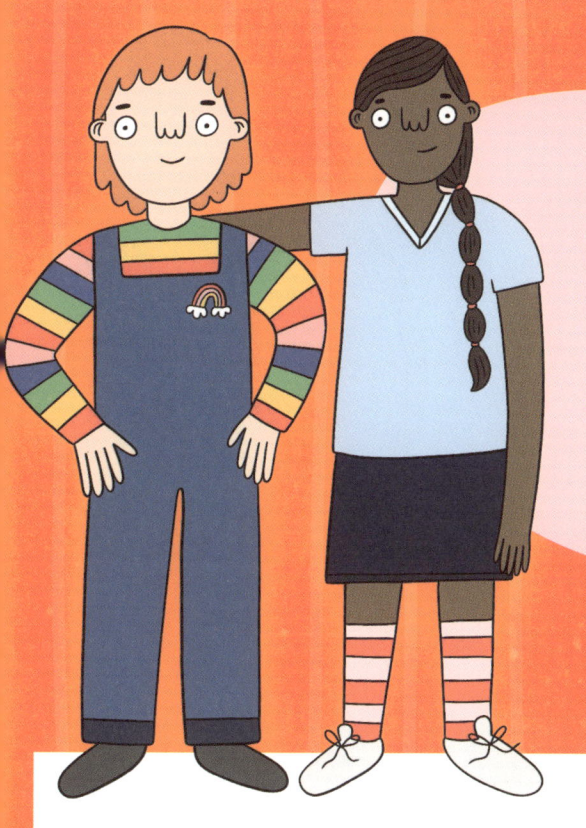

다른 사람의 젠더가 헷갈린다면 활동가 헤이든 문이 했던 얘기를 기억해. "젠더는 네가 알아내고 풀어야 할 수수께끼가 아니야. 그건 그냥 네가 받아들여야 할 정체성이야!"

트랜스젠더는 태어날 때 주어진 생물학적 성별과 본인이 스스로 느끼는 성별, 즉 젠더가 다른 사람들이야. 예를 들어 어떤 아이가 태어났는데, 의사는 이 아이의 성별을 남성이라고 적었어. 하지만 아이는 자라면서 본인이 남자라는 생각이 전혀 들지 않는 거지. 세계보건기구(WHO)는 트랜스젠더가 정신 질환이 아니라는 걸 받아들였어. 젠더 불일치는 병이 아니야. 그건 인간에게 나타날 수 있는 다양한 특질 중 하나일 뿐이야.

가슴은 단순한 신체 부위가 아니야

가슴이 왜 그렇게 주목받는 거야?

많은 문화권에서 가슴은 성인기의 시작을 의미해. 성적 욕망을 상징하기도 하고. 바로 이런 점 때문에 가슴은 금기시되는 동시에 매력적인 존재가 되지. 참 모순된 감정이지? 하지만 가슴을 좋아하는 것이 언제나 성적인 것과 관련이 있는 건 아니야. 갓난아기도 엄마의 가슴을 좋아하잖아.

가슴은 인간의 아름다운 신체 부위야. 인종과 문화를 초월해서 많은 사람들이 가슴을 매력적이라고 생각해. 신생아부터 10대, 중년, 노인에 이르기까지, 또 이성애자 소녀든 동성애자 남성이든 모두가 가슴을 좋아하지.

가슴은 눈길을 끌어. 누군가에게는 가슴이 부드럽게 어루만지는 대상이기도 하고, 또 누군가에게는 그냥 브래지어나 비키니 톱을 채우는 신체 부위일 뿐이기도 하지. 또 어떤 사람들은 가슴에서 완벽한 곡선이나 아름다움을 찾기도 해. 가슴은 시간이 지나면서 변해. 이런저런 이유로 가슴이 더 신비롭게 느껴지는 거지. 가슴이 시선을 끄는 이유는 한때 없었던 신체 부위가 어느 날 갑자기 생겨나기 때문일지도 몰라.

가슴이 흥미로운 또 다른 이유는 모든 사람에게 있는 신체 부위가 아니라는 점이야. 예를 들어 머리, 눈, 코, 입, 심장, 손, 다리 같은 건 성별에 상관없이 모든 사람에게 있잖아. 하지만 가슴은 달라. 가슴을 가진 사람도 있고 그렇지 않은 사람도 있으니까. 이러한 사실이 가슴에 대한 호기심을 불러일으키는 것 같아.

신체 이미지와 가슴

신체 이미지는 어떤 사람이 본인의 몸에 대해 갖는 주관적인 이미지를 말해. 가슴은 자라나는 청소년의 신체 이미지에 큰 영향을 줄 수 있어. 익숙해지는 데도 많은 시간이 걸리지. 가슴은 우리가 스스로를 얼마나 **매력적**이라고 생각하는지, 얼마나 남성적이라고 또는 여성적이라고 생각하는지, 얼마나 어른스럽다고 생각하는지 등 다양한 감정들에 영향을 끼쳐.

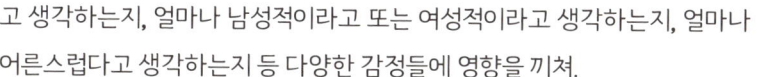

이상적인 세상에서 우리는 우리의 몸을 온전히 사랑하겠지. 하지만 현실에서는 그게 생각보다 어려울 수 있어. 어떤 날엔 '내 몸도 꽤 매력적인 것 같아.'라고 생각하다가도, 또 어떤 날엔 '왜 난 ○○처럼 몸매가 완벽하지 못한 거야?'라며 좌절할 수도 있지.

건강한 신체 이미지와 그렇지 않은 신체 이미지 사이에는 큰 차이가 있어. 건강한 신체 이미지를 가진 사람은 자신의 외모를 받아들이고, 자신의 몸을 편안하게 느끼면서 아끼려고 해. 건강하지 않은 신체 이미지를 가진 사람은 자신의 몸에서 부정적인 것, 결점, 바꾸고 싶은 것만 보는 경향이 있고. 부정적인 신체 이미지는 외모가 그 사람의 가치를 결정한다고 생각하는 잘못된 가치관에 빠질 수 있어서 아주 위험해. 왜냐하면 실제로는 절대 그렇지 않거든!

이런 가치관을 갖고 살다 보면, 자신의 어떤 한 부분만 바꾸면 삶이 '완벽해질' 거라는 착각에 빠지기 쉬워. 이건 더 위험한 생각이지.

테디 루스벨트라는 사람이 이런 말을 했어. "**비교는 기쁨을 훔쳐 가는 도둑이다.**" 참 멋진 말이라 많은 친구들에게 들려주고 싶어. 네 몸을 다른 사람과 비교하기 시작하면, 특히 모델이나 연예인처럼 화려한 신체 조건을 갖추어야만 하는 사람들과 비교를 한다면, 자신이 부족하고 형편없고 무가치하다고 느껴질 거야. 네 기쁨을 어서 가져가라고 도둑을 부추기는 것밖에 안 돼.

모델은 직업상 외모가 화려할 수밖에 없어. 심지어 그 아름다움의 기준도 시대와 유행에 따라 달라지기 때문에 절대적인 것도 아냐. 모델은 동시대가 선호하는 특정한 유전자를 가지고 태어나 끊임없이 자기 관리를 해서 아름다움을 유지해. 다이어트, 수술, 피부 관리, 운동, 태닝, 치아 미백, 트리트먼트……. 모델이 이렇게 외모에 쏟는 시간과 노력을 일반인이 따라 하면 어떻게 되겠어? 그 사람은 자기 삶에서 정말 중요한 것들을 할 시간을 놓치고 말겠지. 네 소중한 시간을 그런 무의미한 일에다 쓰고 싶어?

가슴과 성애화

성애화란 누군가 또는 무언가를 성적인 대상으로 삼는 걸 말해. 상대의 동의 없이 말이야. 예를 들어 볼까? "A 환자는 B 간호사를 끊임없이 성애화하고 있었다." 이 말은 A 환자가 B 간호사를 섹시하다고 생각하고, 그런 시선으로 계속 B 간호사를 바라보거나 그런 식의 행동을 B 간호사에게 하는 걸 뜻하지.

간호사가 이런 행동을 원한 것도, 요청한 것도 절대 아닌데 말이야.

청소년기에 자기 가슴이 다른 사람들에게 성적 욕망을 불러일으킨다는(당연히 본인은 원치 않는) 사실을 알게 된다면 정말 충격이 클 거야. 가슴 발달이 시작될 시기에 우리는 아직 너무 어려서 성적인 대상이 될 준비가 되지 않았지. 그러니 어느 날 갑자기 그런 일을 겪는다면 역겨운 기분이 들고 속상한 마음이 드는 것도 당연하지. 가슴이 생기기 시작하면 너를 실제 나이보다 더 많다고 생각하는 사람들이 분명 있을 거야.

> 이럴 때 넌 성애화의 대상이 된 거야.

> 낯선 사람이 네게 이런 행동을 한다면 그건 성희롱이야.

- ⭐ 네 외모 때문에 성적 관심을 받고 있다는 생각이 들 때
- ⭐ 누군가 네 가슴이나 신체 부위를 빤히 쳐다볼 때
- ⭐ 누군가 네 가슴만 바라볼 때
- ⭐ 노골적인 성적 발언이나 다른 경멸적인 말을 들었을 때
- ⭐ "나이보다 성숙해 보이네." 같은 말을 들었을 때

- ⭐ 너를 따라오거나 네가 가는 길을 막는 행위
- ⭐ 너를 카메라로 찍는 행위
- ⭐ 자신의 성기를 네게 보여 주는 행위
- ⭐ 너를 향해 휘파람을 부는 행위
- ⭐ 너를 향해 이상한 소리를 내는 행위
- ⭐ 웃어 달라는 둥 말도 안 되는 요청을 하는 행위

길거리 성희롱의 기초

1. 네가 예상할 수 있는 일이 아니야.
2. 사람들이 너를 어떻게 대하든 그건 네 잘못이 아니야.
3. 네가 싫은 감정이 든다면 그건 성희롱이야.

성희롱, 참아야 할까?

왜 참아? 절대 참아선 안 돼! 그럴 때 넌 뭐든지 해도 돼. 소리를 질러도 되고, 동영상을 찍어도 돼. 사람들을 불러 모으거나 그 자리를 떠나 버려도 돼. 경찰을 불러도 되고, 그만하라고 요청할 수도 있어. 흥미로운 연구 결과가 하나 있어. 길거리에서 성희롱을 당했을 때 바로 화를 내거나 행동을 취한 사람이 그렇지 않은 사람보다 나중에 기분이 더 낫다는 거야. (물론 그렇다고 네가 꼭 반응해야 한다는 건 아니야.) 성희롱은 더 위험한 행동으로 이어질 수도 있으니까 그 순간 네가 옳다고 느껴지는 걸 해. 소란을 피우기 싫다면 그 상황에서 벗어나는 것도 괜찮아. 그냥 콧방귀나 뀌면서 그 자리를 떠나 버리는 거야.

성희롱 또는 성애화의 대상이 되는 것을 피하기 위해 어떤 사람들은 몸매를 가리는 옷을 입기도 해. (예를 들어 유미는 데님 재킷, 뻣뻣한 면 셔츠, 헐렁한 후드 티셔츠 같은 걸 입었대. 배나 가슴골 같은 게 드러나는 옷을 피한 거지.) 또 네가 나이가 들면 이런 상황이 덜 당황스럽게 느껴질지도 몰라. 성희롱이 적게 일어나서가 아니라, 그런 일에 둔감해지기 때문이겠지. 우리는 살면서 많은 것들을 배우니까. 옷을 입는 방법, 스스로를 보호하는 방법, 길거리 성희롱과 성애화에 대응하는 방법……. 어떤 사람은 맞서 싸우기도, 어떤 사람은 그냥 피하기도 하겠지. 어쨌거나 그건 절대 괜찮아질 수 있는 일이 아니야. 짜증 나고 역겨운 일이지.

그런데 난 섹시하게 입고 싶은걸?

물론 넌 섹시하게 입을 권리가 있어! 섹시한 옷이 절대적으로 나쁜 건 아냐. 가슴이나 허벅지가 훤히 보이는 옷을 입었다고 해서 사람들이 너를 괴롭힐 권리는 없어. 그건 분명 잘못된 거야.

　　네가 원치 않는 성희롱을 당하는 입장이라면, 넌 누구에게도 착한 사람이 될 의무가 없어. 네 안전을 위해 네가 할 수 있는 일을 하면 돼. 괴롭히는 사람을 동영상으로 찍거나, 꺼지라고 소리를 지를 수도 있지. 평소에 친구들이랑 같이 다닌다거나, 휴대 전화 배터리가 남았는지 확인하는 것도 너의 안전을 지키는 습관이 될 수 있어.

"저리 꺼져!"

여성들에게 주어지는 잘못된 사회적 편견이 있어. "여자는 착해야 하고, 조용해야 한다." 하지만 이런 건 지킬 이유가 없어. 너는 화를 내도 되고, 시끄럽게 굴어도 돼. 네가 길을 걷는데 누군가 너를 성희롱했다고 생각해 봐. **"지금 뭐 하는 거야? 왜 내 가슴을 빤히 쳐다봐? 당장 저리 꺼져!"** 이렇게 소리를 질러도 사람들은 네가 뭘 잘못했다고 생각하지 않아. 사람들의 시선은 네가 아니라 가해자를 향할 테니까 미리 겁먹지 마.

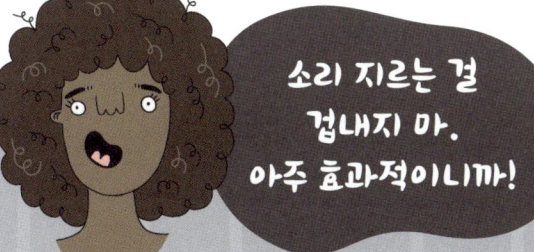

소리 지르는 걸 겁내지 마. 아주 효과적이니까!

뭐라고 말하면 좋을까?

> 으, 구역질 나니까 가까이 오지 마!

> 저리 가세요. 그리고 나한테 말 걸지 마세요.

> 정말 소름 끼치네요.

> 여자들이 이런 거 좋아한다고 생각해요? 그건 착각이에요.

> 전 겨우 열두 살이에요. 왜 그런 말을 하세요?

> 왜 쳐다보는 거야? 무슨 문제 있어?

> 너 때문에 지금 엄청 불편하거든? 꺼져 줄래?

모두가 가슴을 원하는 건 아니야

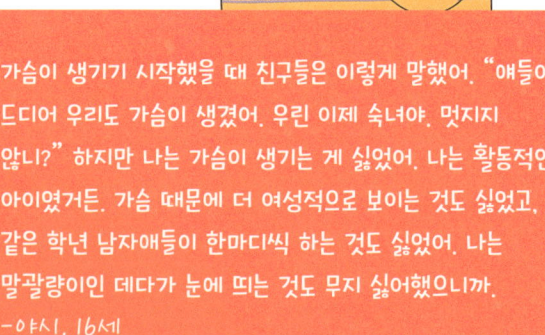

> 가슴이 생기기 시작했을 때 친구들은 이렇게 말했어. "얘들아, 드디어 우리도 가슴이 생겼어. 우린 이제 숙녀야. 멋지지 않니?" 하지만 나는 가슴이 생기는 게 싫었어. 나는 활동적인 아이였거든. 가슴 때문에 더 여성적으로 보이는 것도 싫었고, 같은 학년 남자애들이 한마디씩 하는 것도 싫었어. 나는 말괄량이인 데다가 눈에 띄는 것도 무지 싫어했으니까.
> – 야시, 16세

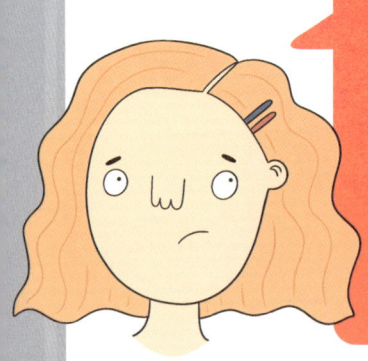

가슴 발달은 자기가 성장하고 있다는 걸 보여 주는 증거니까 반기는 사람도 있지만 그렇지 않은 사람도 있어. 가슴을 원하지 않거나 불편하게 생각하는 사람도 많지. 그렇다고 해서 네가 이상한 사람은 아니야. 가슴을 어색하고 불편하게 여기는 건 흔한 일이거든.

> 나는 놀림받을까 봐 무척 걱정했어. 학교에 가면 남자애들이 더 많이 쳐다보는 것 같아 신경도 쓰였지. 그래서 교복을 한 치수 더 크게 맞추고, 평소에도 텐트 같은 옷만 입고 다녔어. 몸매가 거의 드러나지 않도록 말이야. 그래서 결국 검은색 티셔츠만 입고 다닌 꼴이 되었지만. −베즈노

> 가장 좋은 방법은 실험을 해 보는 거야. 가슴이 불편하게 느껴진다면 여러 가지 방법을 써서 가려도 돼. 가슴 압박 조끼를 입어도 되고, 화려한 그림이 그려진 넉넉한 티셔츠를 입어도 되지. −스카일러, 23세

198쪽 더 자세히

> 난 정말 가슴 같은 건 없었으면 좋겠어. 왜냐하면 브래지어를 입기 싫거든. 그걸 하면 너무 가려울 것 같고, 모양도 진짜 이상할 것 같아. −플로렌스, 8세

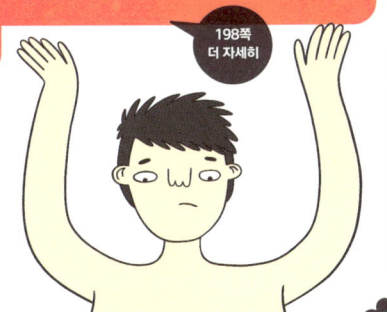

성차별과 가슴

성차별은 성별이나 젠더를 근거로 누군가를 차별하는 거야. 그리고 성차별은 남성보다는 여성에게 훨씬 더 자주 일어나는 일이기도 해. 예를 들면 여성의 몸은 남성의 몸보다 더 많은 비판을 받아. 여자는 허리가 가늘어야 한다는 압박감을 느끼기 쉽지만, 남자는 자기 허리둘레에 대한 별다른 고민 없이 청소년기를 보낼 수 있어!

가슴을 일컫는 단어들만 봐도 그래. 물론 특정 단어가 옳은지 그른지 구체적으로 파악하는 것은 어려운 일이야. 그러나 가슴을 부르는 말들 중에는 불필요하게 성적이거나, 품위가 없거나, 가슴이 있는 것이 본질적으로 나쁘다는 것을 암시하는 단어들이 있어. 그런 말들은 성차별적이고 폭력적인 거니까 그냥 쓰레기통에 던져 버려! 가슴을 일컫는 더 공식적이고 전문적인 말이 있는데 굳이 그런 단어를 쓸 이유는 없지.

나는 가슴을 일컫는 단어들 중 '후터스'라는 말을 싫어해. 차를 타고 지나가면서 여자들에게 휘파람 소리를 내거나 야유를 하는 사람들을 후터스라고 하거든. 그런 단어를 여자의 가슴에다 갖다 붙이다니 기분 나빠. 그리고 '노커스'라는 말도 싫어해. 말 그대로 '노크를 하는 사람들'이란 뜻인데, 이게 뭐야! 가슴끼리 서로 노크를 한다는 거야 뭐야! 또 '혼커스'라는 말도 정말 싫어. 이 말에는 '경적을 울리다'라는 뜻이 담겨 있어. 생각하면 할수록 어이가 없어. 누군가 내 가슴을 마음대로 눌러서 경적을 울려도 된다는 소리 뭐야? -유미

외모

여자의 외모에 지나치게 관심을 보이는 것도 성차별이라고 할 수 있어. 사람들이 너라는 사람 자체가 아니라 네 옷, 너의 화장이나 머리 모양에 더 관심을 두는 거지. 정말 짜증 나고, 불공평하고, 괴롭고, 불편한 일이야. 이런 하찮은 일 때문에 암 치료제를 만들어 낸다거나, 친구들과 즐거운 시간을 보낸다거나, 기후 변화 운동 같은 중요한 일을 할 네 소중한 시간과 에너지를 뺏기지 않기를 바라.

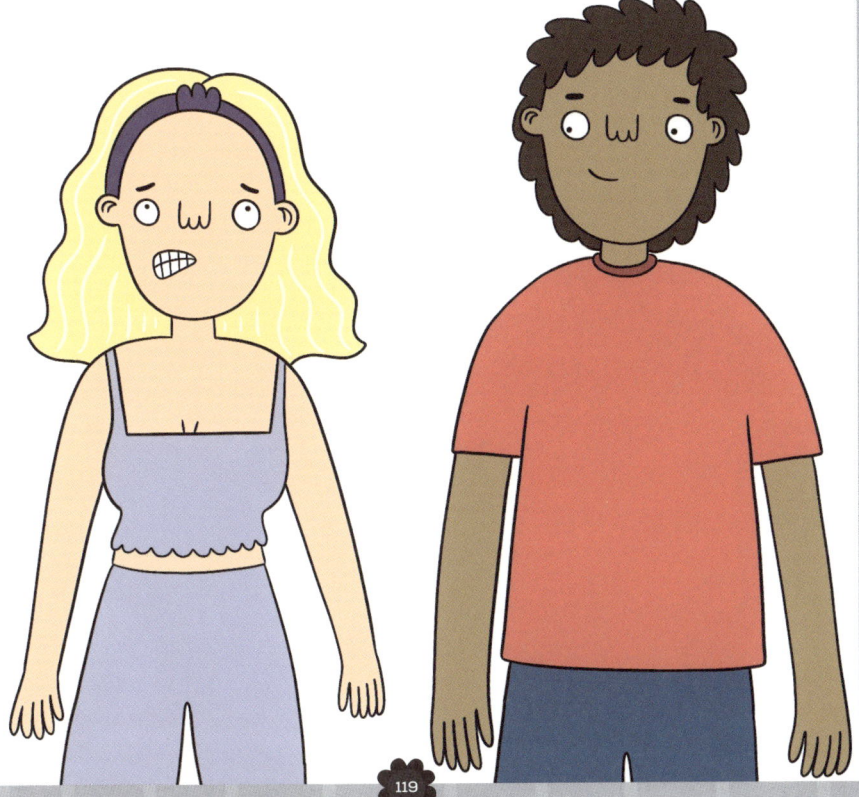

반면에 남자는 외모에 대한 지적을 받을 가능성이 훨씬 적고, 그런 비판에 귀를 기울여야 한다는 사회적인 압박도 별로 없어. 여성 정치인의 옷에 대해서는 이러쿵저러쿵 논평하는 기사가 많지만, 남성 정치인의 옷에 대한 기사는 거의 없거든. 이것 또한 성차별에 해당하지.

언젠가 연설을 한 적이 있어. 준비도 열심히 했고, 내용 전달도 꽤 잘되었다고 생각했어. 그런데 연설이 끝나고 나서 이런 후기를 들었어. "당신은 노란색 옷을 입으면 안 돼요. 피부가 칙칙해 보이더라고요." -유미

누군가의 가슴을 보면서 그 사람의 성적인 생각, 태도, 경험에 대해 함부로 추측하고 판단하는 사람들이 있어.

그런 관심 필요 없어요!

내가 딱 붙는 옷을 입으면 사람들은 이렇게 말해. "너 정말 용기 있구나!" 그런데 B컵인 내 친구가 똑같은 옷을 입으면 아무도 그렇게 말하지 않아. -베즈노

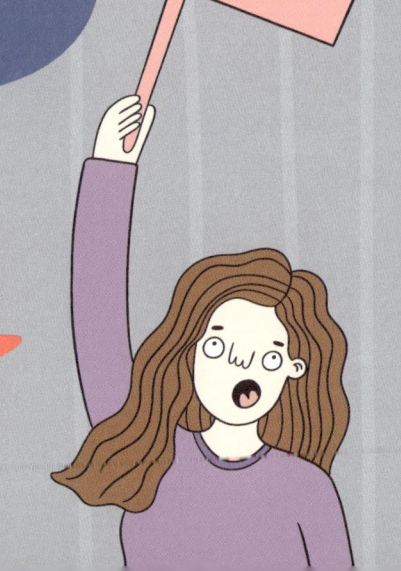

가슴도 성차별의 대상이 될 수 있어. 가슴에 대해 경멸적인 말을 하는 것, 또는 가슴만이 그 사람이 가진 유일한 가치인 것처럼 지나치게 칭찬하는 것 모두 성차별이야. 네 가슴을 빤히 쳐다보는 것도 성차별이 될 수 있고, 덜 노골적이지만 네 가슴을 힐끔거리는 행위 또한 성차별이 될 수 있어.

캣콜링

주로 길거리에서 남성들이 지나가는 여성을 향해 성적 발언을 하는 걸 캣콜링이라고 해. "유휴, 자기야!", "좀 웃어 봐!", "가슴 죽이는데?" 이런 말로 성희롱을 할 때도 있고, 개 짖는 소리를 내거나 휘파람을 불기도 해.

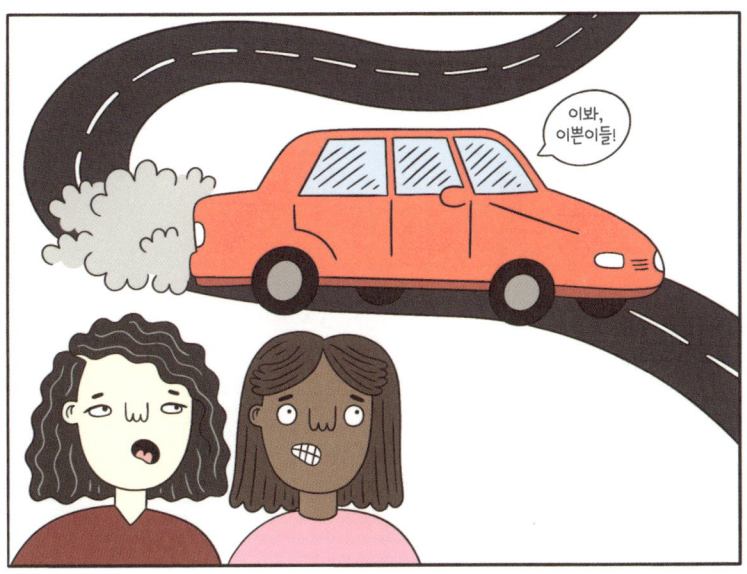

캣콜링은 너를 대상화하는 행동이야. 너를 불안하게 만들고, 위험하다는 느낌을 줄 수 있지. 때로는 비언어적인 방법으로 표현되기도 해. 예를 들면 누군가 네 몸을 쳐다보는 행위 같은 거. 이런 시선은 너만 느낄 때가 많아서 신고를 하거나 문제를 제기하기가 어려울 수도 있어. 너는 기분이 나쁘지만 다른 사람들이 봤을 때는 아무런 문제가 없는 것처럼 보일 테니까 말이야.

꼭 성적인 발언만 성희롱이고 성차별인 건 아니야. 큰 의미가 없어 보이는 질문도 성차별이 될 수 있어. "몇 살이니?", "그런 걸 왜 입어요?", "수영복이 참 멋지네." 이런 말을 들었을 때는 잘 생각해 봐야 해. 너를 **대상화하고**, 너에게 권력을 행사하려고 하는 의도가 깔려 있을 수도 있으니까. 너의 외모를 화제의 중심으로 만들고, 너를 비인간화하려는 의도 말이야.

> 어렸을 때 길거리에서 어떤 남자가 나한테 이런 말을 한 적이 있어. "이야, 얼굴 예쁘네. 근데 가슴이 좀 아쉽다." 정말 황당했지. 날 언제 봤다고 내 가슴이 판판하다느니 그따위 소리를 하느냔 말이야. 하지만 당시에 나는 너무 놀라서 아무런 대꾸도 하지 못했어. —조라

> 가슴이 깊게 파인 옷을 입고 나간 적이 있어. 그런데 그때 나보다 나이가 많아 보이는 남자들이 내 가슴을 빤히 쳐다보더라고. 진짜 짜증 났어. 누가 내 가슴을 보는 게 부끄러웠던 게 아니라, 혹시 안 좋은 일이 일어날까 봐 불안한 마음이 더 컸던 것 같아. —클레오, 15세

길거리 성희롱에 대응하는 방법에는 여러 가지가 있어. 소리를 지르거나, 노려볼 수도 있고, 꺼지라고 말할 수 있지. 어떤 선택을 하든지 그건 네 맘이지만, 네가 그 순간 가장 중요하게 생각해야 할 건 바로 네 안전이야.

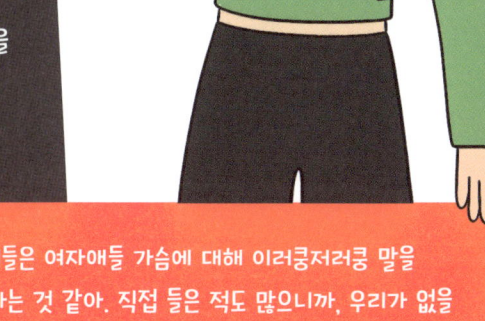

가끔은 꺼지라고 똑똑히 말할 때도 있어. 그런데 대부분은 그냥 무시해 버려. 그 남자들을 쳐다보지도 않아. 나한테는 보이지 않는 사람들이거든. 나는 여왕이니까, 그런 하찮은 쓰레기까지 상대할 필요는 없잖아. —유미

남자애들은 여자애들 가슴에 대해 이러쿵저러쿵 말을 많이 하는 것 같아. 직접 들은 적도 많으니까, 우리가 없을 때는 더하겠지. —그레이시 N, 14세

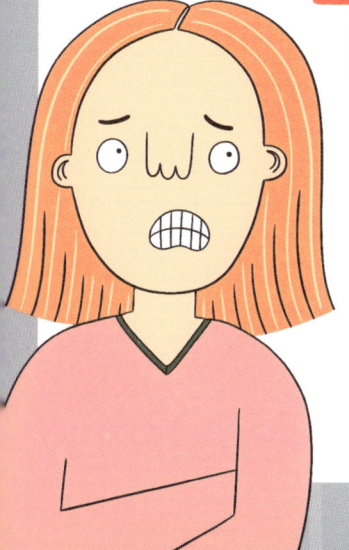

칭찬

누군가 네게 가슴이 예쁘다는 말을 했어. 물론 그 말이 단순한 칭찬일 수도 있겠지만, 상당히 굴욕적인 의도를 담고 있을 때도 있어. 성차별이 이런 칭찬의 탈을 쓰고 있으면, 그 안에 담긴 진짜 의도를 파악하기가 어려워져.

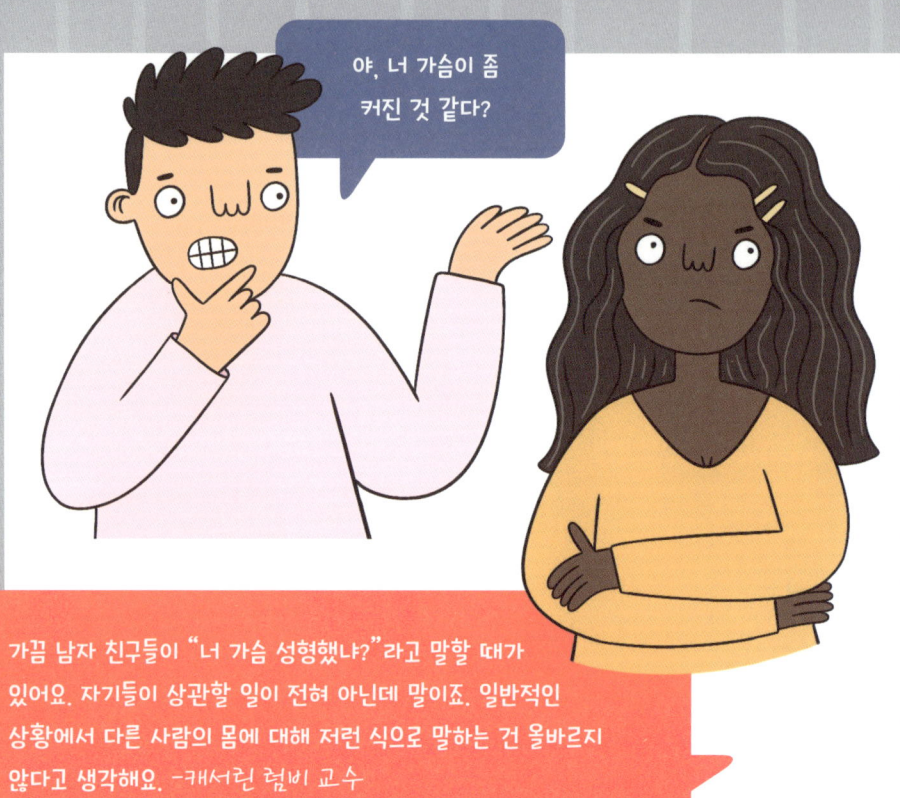

"네 가슴은 정말 못생겼어.", "네 가슴은 너무 작아.", "넌 너무 뚱뚱해." 이런 말을 하는 게 멋진 행동일까? 누가 봐도 절대 아니지. 어떤 상황에서도 이런 말은 부적절한 거야. 칭찬도 마찬가지야. 칭찬은 너의 한 부분에만 집중하게 만들어. "네가 여기서 가장 용감한 사람이야.", "넌 우리의 가장 강력한 공격수야.", "넌 눈이 참 좋구나." 가슴에 대한 칭찬도 서로 친한 친구이거나 사랑하는 사이가 아니라면 선을 넘는 행동이 될 수 있어.

혹시 네 가슴이 너무 작다고, 너무 크다고, 완벽하지 않다고 생각하니? 그래서 네가 부족한 사람인 것 같아? 그러니까 튀지 않고 조용히 지내야 한다고 생각해? 그건 외모를 강조하는 성차별주의에서 비롯된 잘못된 생각이야.

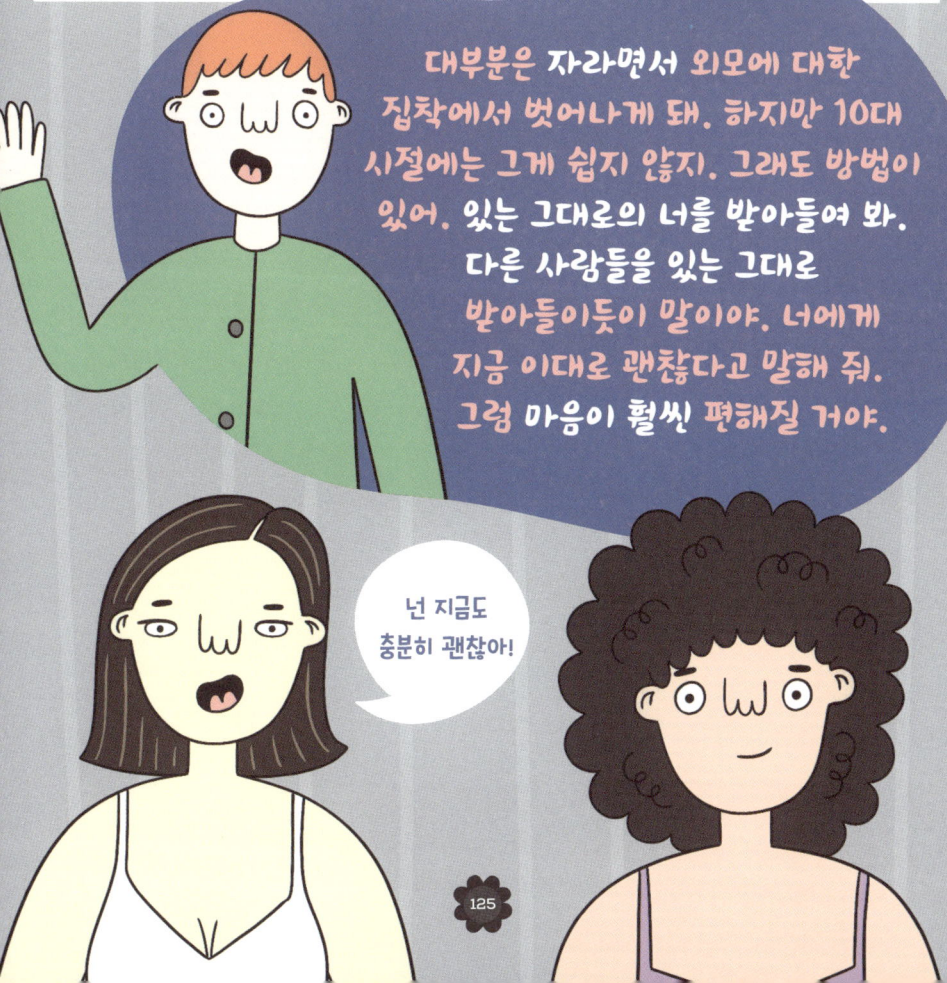

성차별과 젖꼭지

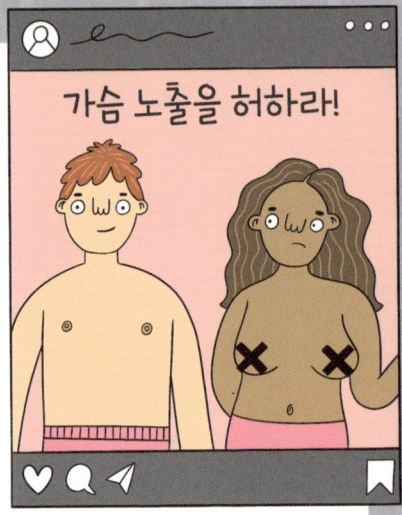

가슴 노출에 있어서도 성차별은 존재해. 미디어에 노출되는 젖꼭지를 생각하면 이해하기 쉬워. 텔레비전이나 잡지에서 남자가 웃통을 벗고 젖꼭지를 그대로 드러낸 채 찍은 사진이나 영상은 많이 봤을 거야. 그런데 여자의 젖꼭지가 드러난 사진이나 영상은? 아마 거의 없을걸. 일부 소셜 미디어에서 여성의 젖꼭지가 포함된 사진을 검열해서 논란이 된 적이 있어. 남성의 젖꼭지는 검열하지 않으니까. 어떤 사람들은 이 모순적인 규칙을 풍자하려고 여성의 젖꼭지 사진을 포토샵으로 지운 다음, 그 자리에 남성의 젖꼭지를 합성해 넣기도 했어. 결과는 어땠을까? 남성의 젖꼭지나 여성의 젖꼭지는 다른 점이 거의 없었어. 이런 말도 안 되는 규칙이 얼마나 무의미한지 보여 주는 사례였지. '가슴 노출을 허하라(#freethenipple)' 운동은 우리 사회에 존재하는 이런 공공연한 성차별을 폭로하는 운동이야.

여성의 섹시함을 보여 주려는 의도를 가진 장면이 아니라면 텔레비전이나 영화에서 발기된 젖꼭지를 보기가 참 힘들어. 하지만 우리의 젖꼭지는 너무나 일상적으로 추울 때 발기해. 성적 쾌감과는 전혀 관련이 없어. 그런데 왜 발기된 젖꼭지를 감추려고 하는 걸까?

집에 있을 때는 안 그런데, 밖에 나갈 때는 엄청 신경이 쓰여. 젖꼭지가 보이지 않도록 옷을 신중하게 고르는 편이야.
—야시, 16세

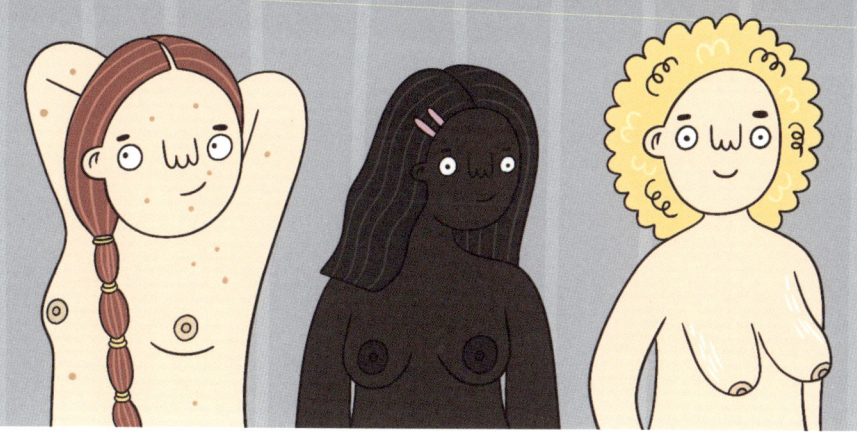

　브래지어를 한번 볼까? 대부분의 브래지어는 착용했을 때 젖꼭지가 거의 드러나지 않아. 브래지어 착용자가 그걸 원한 거라면 상관이 없어. 유두를 가리기 위해 브래지어를 하는 그 사람의 목적에 충실한 거니까. 그런데 이러한 행동의 배경에 "여성의 젖꼭지는 보여서는 안 된다."라는 사회적인 압박이 존재한다면, 여성에게 생물학과 싸우라고 요구하는 거나 마찬가지야. 특별한 이유도 없이 말이야.

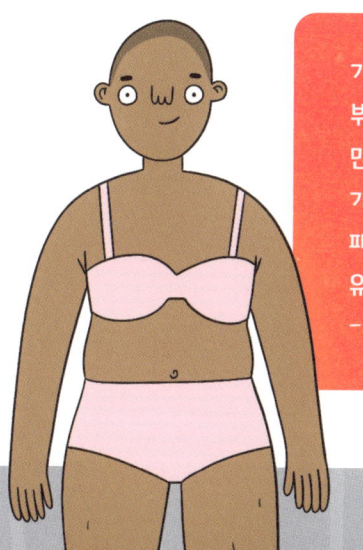

가슴이 큰 여성은 패드가 조금이라도 들어간 브래지어를 부담스럽게 생각할 수 있어요. 패드가 가슴을 커 보이게 만든다고 생각하기 때문이죠. 하지만 패드는 압축이 가능한 소재로 만들어졌어요. 입었을 때 가슴의 무게에 패드가 눌릴 거예요. 그래서 더 편안하다고 느낄 수 있죠. 유두도 가려 주고, 가슴의 모양도 부드럽게 잡아 줍니다.
-주이스, 브래지어 피팅 전문가 겸 디자이너

> 우리 학교에 가슴 발육이 다른 애들보다 빨리 시작된 애가 있었어. 그 애는 젖꼭지가 보인다는 말을 자주 들었지. 그런 걸 보면서 나는 이런 생각을 하게 됐어. '아, 셔츠 사이로 젖꼭지가 보이면 안 되는구나.' 그러다가 내 생각이 바뀌게 된 계기가 있었어. 히피 커뮤니티에서는 여자들이 브라 없이 돌아다니더라고. 아무렇지도 않게 말이야. 전혀 성적인 느낌도 들지 않았고, 무척 편안해 보였어. -디디, 16세

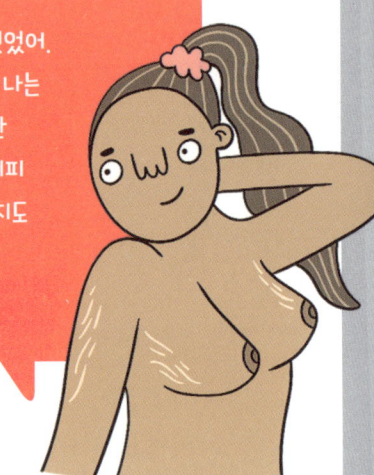

트랜스젠더 혐오증과 성차별

197쪽 더 자세히

트랜스포비아라고도 하는 트랜스젠더 혐오증은 젠더 다양성을 가진 사람들에게 적대적인 태도나 감정을 갖는 걸 말해. 이런 혐오증은 특정 고정 관념에 맞지 않는 사람들에 대한 무지와 두려움에서 출발하는 경우가 많아.

트랜스젠더와 관련된 차별과 괴롭힘은 다양한 형태로 나타나. 비하 발언을 하고, 공격적인 단어를 쓰고, 상대방을 깔아뭉개고, 의도적으로 상대의 성별을 틀리게 말하고, 무시하고 따돌리기도 하지. 때로는 물리적인 폭력을 가할 때도 있어. 누군가의 젠더 정체성, 인종, 문화적 배경에 근거해서 벌이는 차별과 괴롭힘은 잘못된 일일 뿐만 아니라 경우에 따라서는 범죄가 될 수 있어. 트랜스젠더들은 정신 건강이 다른 사람들과 비교해 좋지 않은 경우가 많은데, 그건 이들이 노골적인 혐오에 자주 노출되기 때문이야.

젠더 다양성을 가진 사람들에게 성차별은 이중 차별로 이어져. 두 가지 차별이 중첩되면서 상황을 더욱 악화시키는 거지. 트랜스 소녀는 트랜스젠더이기 때문에 차별받고, 또한 여성이라는 이유로도 차별받아. 트랜스 소녀의 몸은 시스젠더 소녀들과 마찬가지로 희롱의 대상이 될 수 있어. 시스젠더는 생물학적인 성과 젠더 정체성이 일치하는 사람을 말해. 트랜스 소년은 젠더 정체성 때문에 차별받고, '전형적인 남성상'에 부합하지 않는다고 또 차별을 받겠지.

그렇다면 이 모든 것이 가슴 성장과 어떤 관련이 있으며, 우리는 뭘 해야 할까? 세상에는 자기가 이해하지 못하는 것들에 두려움을 느끼는 사람들이 있어. 또, 다른 사람을 깎아내려야 직성이 풀리는 사람들도 있지. 때로는 그런 사람들이 네 몸을 비하하고 차별하는 무례한 말과 행동을 할 거야. 네가 만약 여성이거나 트랜스젠더, 논바이너리라면 이런 종류의 신체 위협이나 괴롭힘은 훨씬 더 심해질 테고, 네가 만약 유색 인종이라면 상황은 더 나빠질 테지. 그러니까 참지 말고 나서서 얘기를 해. 소리를 지르고, 신고를 하고, 사람들을 불러 모아. 그리고 제발 네가 그런 가해자가 되지 않도록 노력해 줘. 그게 내가 너에게 부탁하고 싶은 말이야.

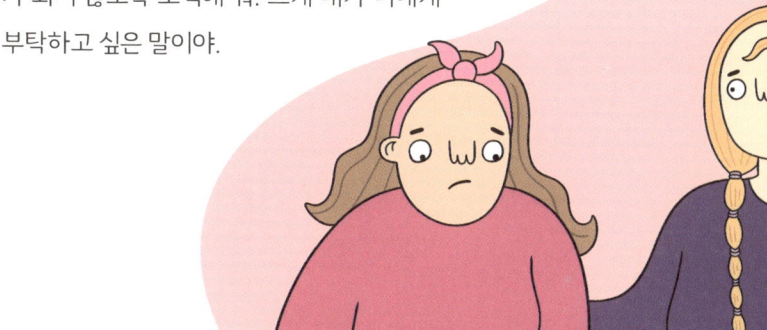

가슴과 인종

인종과 문화는 우리가 가슴에 대해 가지는 가치관에 큰 영향을 끼쳐. 문화란 네가 사는 집, 마을, 가족, 학교, 휴대 전화, 책, TV, 주변에서 보고 듣는 모든 것들에 녹아들어 있는 사람들의 생각이야. 물론 인종도 큰 영향을 끼치지. 네가 어느 지역에 살든 말이야.

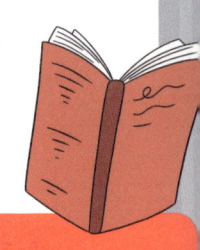

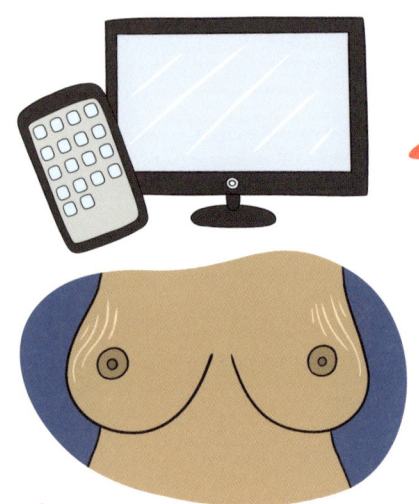

나는 블라시안이야. 블라시안이란 흑인과 아시아인의 혼혈을 뜻해. 그리고 내 가슴은 말레이시아인의 가슴과 아프리카 호사족의 가슴이 섞여 있어. 너트브라운색의 거대한 유륜이 특징이지. 우리 엄마는 가슴이 망고 같아. 나는 내 가슴이 좋아. 처음부터 그랬어. 하지만 언니들은 자기 가슴을 싫어했어. 내 생각에 그 이유는 항상 자기 가슴을 백인의 가슴과 비교했기 때문인 것 같아.
-캔디

대부분의 중국 여성들은 가슴이 작아. 그래서 나는 내 가슴에 기대가 별로 없었어. 물론 우리 가족들의 기대는 있었지. 내가 미래에 아기들을 많이 낳아서 모유를 먹여 튼튼하게 길러 낼 거라는 기대! 그래서 가슴으로 할 수 있는 다른 일도 많다는 걸 알게 되었을 때 나는 정말 기뻤어. 그 시절 나를 괴롭혔던 건 딱 하나였어. 내 젖꼭지가 소설 속 여주인공처럼 핑크빛이 아니라는 것! 물론 지금은 그런 생각에서 벗어났지. 누가 뭐래도 내 짙은 갈색 젖꼭지가 난 자랑스럽거든. -미란다

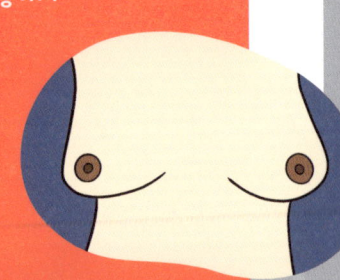

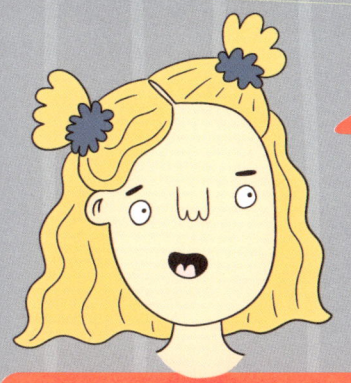

나는 내 가슴이 어떻게 보일까 하는 기대가 별로 없었어. 그리스 여성들의 가슴은 다 똑같았으니까. 나는 꽤 보수적인 사람이었어. 해변에서 브래지어를 풀고 일광욕을 하는 사람들을 보면 눈살이 저절로 찌푸려졌어. 가슴을 가려야 한다는 고정 관념이 있었던 것 같아. -알렉산드라

나는 양부모님 밑에서 자랐어. 아버지는 호주인, 어머니는 영국인이었는데, 우린 그런 얘기를 깊게 나눠 본 적이 없어. 모든 것은 조용히 진행되었어. 그래서 내가 뭘 기대해야 하는지도 몰랐어. 생리를 시작한 다음 날에는 침대에 생리대가 놓여 있었어. 고등학교에 입학했을 때는 갑자기 브래지어를 착용해야 했지. -일레인

일본 여성들은 가슴이 그다지 풍만하지 않아. 그래서 나는 내 가슴이 이렇게 커질 거라고는 상상도 하지 못했어. -유미

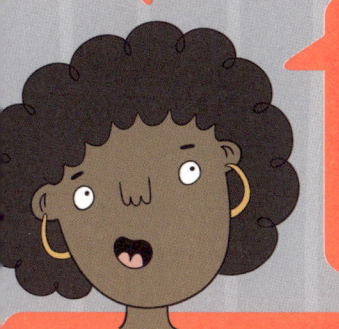

필리핀 사람들은 여러 인종이 섞여 있는 경우가 많아서 가슴의 크기도 다양해. 우리 엄마와 할머니는 내 가슴의 곡선과 갈색 피부는 스페인에서 왔고, 날씬한 몸매와 빈약한 가슴 크기는 중국에서 왔다고 말하곤 했어. 당연히 과학적 근거는 없어! 그냥 우리 집안사람들끼리 하는 얘기야. -메리

우리 엄마는 라틴계인데, 모래시계 같은 몸매에 가슴은 C컵이었어. '나도 언젠가는 엄마처럼 되겠지.'라는 생각을 하며 자랐어. 그렇게 되기를 바라기도 했지. 하지만 그때는 케이트 모스의 작은 가슴이 유행하던 시절이었고, 나는 지금까지도 내 가슴을 드러내는 게 좀 민망해. -마리후스카

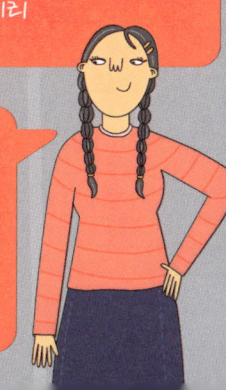

푸자의 경험

나는 호주에서 자랐지만 부모님은 인도인이었어. 아주 보수적인 힌두교도였지. 어려서부터 나는 여자는 몸을 드러내면 안 된다는 아빠의 훈계를 들으며 자랐어. 그리고 지금껏 단 한 번도 가슴에 대해 가족들과 얘기를 나눠 본 적이 없어.

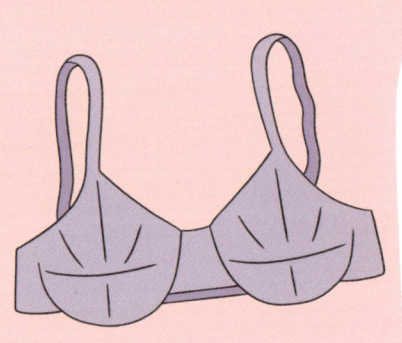

가슴은 성적인 신체 부위니까 절대 남에게 보여서는 안 된다는 거야. 심지어 모유 수유를 할 때도 말이야.

내가 만약 가슴을 드러내 놓고 다녔다면 엄마나 이모한테 엄청난 잔소리를 들었을 거야. 다른 사람들이 뭐라고 하겠냐고, 집안에 그런 수치를 안겨서 되겠냐고.

나는 10대 때 수줍음이 많은 아이였어. 내가 인도인이라는 것도 별로 드러내고 싶지 않았고, 과체중이었기 때문에 늘 관심을 덜 받으려고 노력했어. 다행히도 내가 다녔던 여학교는 인종이 다양했어. 누군가가 나를 욕하거나 함부로 대하지도 않았지. 하지만 내 가슴은 확실히 다른 애들보다 컸어. 그래서 브래지어 쇼핑이 정말 괴로웠어. 다른 애들이 사는 귀여운 패드 브라를 나는 절대 살 수가 없었지. 언제나 오버사이즈 브라 코너로 가야만 했으니까 그때 나는 머리가 길었는데(이것도 인도의 전통문화야.) 머리카락이 가슴 아래에 자주 끼곤 했어. 지금도 언더와이어가 있는 브래지어를 하면 발진이 생겨.

   20대에 들어섰을 때도 "정숙해야 한다.", "가슴은 가려야 한다."라는 엄마의 잔소리가 내 머릿속에 늘 맴돌았어. 하지만 따로 살기 시작하면서 내 몸과 가슴, 그리고 내 성적 감정들에 대해 독립된 권한을 갖게 되었지.

> 내가 자란 1990년대에는 작은 가슴과 말라깽이 몸매가 유행이었어

요즘은 섹시한 여성상이 많이 바뀌었잖아. 가슴과 엉덩이가 큰, 굴곡 있는 몸매가 섹시하다고 생각하니까. 세월에 따라 섹시함의 정의가 이렇게 달라지다니 정말 놀라운 것 같아!

가슴 챌린지

아빠랑 살아

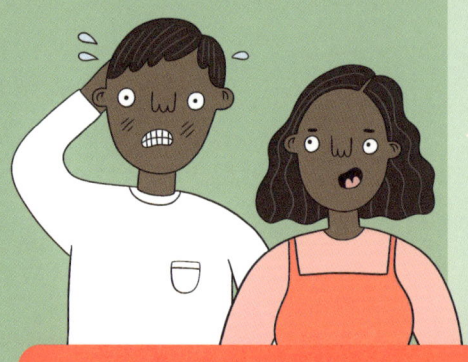

네가 만약 아빠와 사는데, 가슴이 커지기 시작했다면 어떻게 할래? 아빠가 너와 이런 대화를 편하게 할 수 있을까? 아빠가 브래지어 쇼핑을 같이 가 줄까? 네 젖꼭지가 가려운 이유를 아빠가 알까? 네가 어떤 옷을 입었을 때 편안한지 아빠가 알까?

　　대화를 편안하게 잘하는 아빠들도 있어. 민감한 주제에 대해서도 말이야. 또 어떤 아빠들은 부끄러워서 입을 꾹 다물어 버릴지도 몰라. 대화를 일단 시작은 했는데 대답을 못 하고 우물쭈물하는 아빠들도 있겠지. 이런 아빠들의 행동이 옳다거나 그르다고 말할 수는 없어. 그냥 너희 아빠가 그런 사람인 거야.

> 나는 아빠랑 무척 친해. 생리를 시작했을 때 가장 먼저 알린 사람도 아빠야. 그런데 그런 아빠도 브래지어 사는 건 어색했나 봐. 같이 쇼핑을 하러 갔는데, 남성복 코너에서 어슬렁거리지 뭐야. 그래서 나 혼자 브래지어를 골랐고, 아빠는 나중에 와서 계산만 했어. ―올리브, 14세

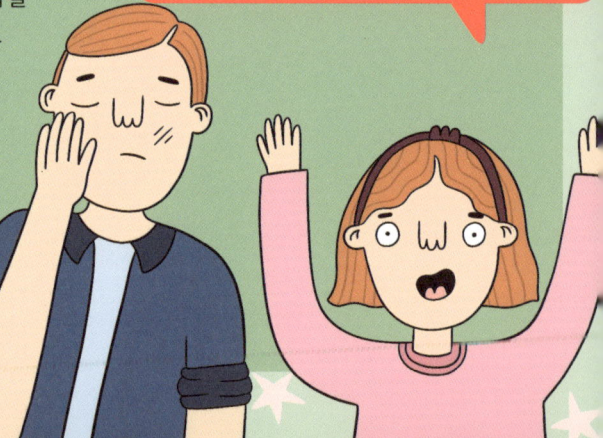

> 우리 아빠는 싱글 대디였어. 엄마가 없으니까 이런 문제를 아빠랑 얘기해야 하는데 그게 쉽지가 않더라. 그런데 나중에 알고 보니, 아빠가 나보다 더 대화를 원하고 있었더라고. 나한테 필요한 게 뭔지 잘 모르니까 혹시 대화가 필요한지, 아빠가 아닌 다른 사람과 얘기를 하고 싶은지 등등을 알고 싶었대. 중요한 건 부모님이 우리를 돕고 싶어 한다는 걸 기억하는 거야. 이런 대화를 어색하게 생각했던 건 아빠가 아니라 오히려 나였던 것 같아. —릴리, 17세

이럴 때 네가 선택할 수 있는 방법 몇 가지를 알려 줄게.

방법 1: 아빠를 끌고 다닌다

아빠를 도우미로, 은행으로, 응원단으로 참여시키는 거야. 필요한 조사는 네가 먼저 해 두자. 인터넷을 찾아봐도 되고, 주변에 물어봐도 돼. 브래지어 쇼핑을 하려면 어디로 가야 하는지, 첫 브래지어에는 얼마만큼의 돈을 쓰는 게 알맞은지, 사이즈는 어떻게 골라야 하는지…….

아빠는 너를 브래지어 매장에 데려다주고 네가 브래지어를 입어 보는 동안 네 친구가 되어 줄 거야. 그리고 때가 되면 네 브래지어 값을 치러 줄 테고.

아빠에게 뭘 해야 하는지 네가 미리 알려 줘.

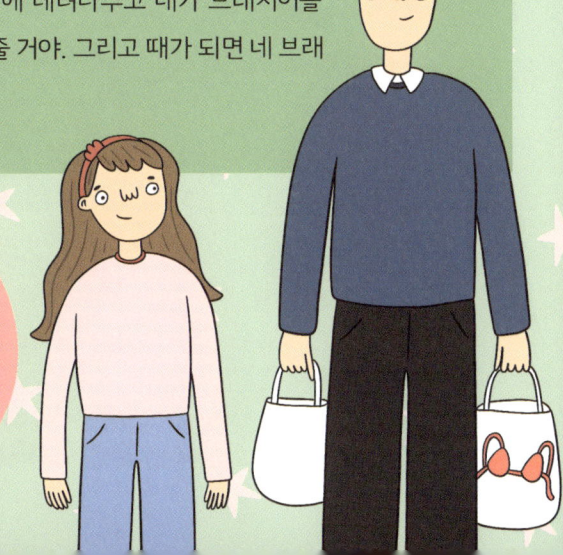

방법 2: 이모에게 도움을 청한다

꼭 이모여야 하는 건 아냐. 고모나 아빠의 여자 친구, 너보다 나이가 많은 여자 친구, 절친, 할머니, 선생님……. 네가 편안하게 생각하는 사람이라면 누구든 좋아. 아빠가 경험이 부족해서 외부 입력이 필요할 때 너에게 도움을 줄 수 있는 사람들이지. 브래지어 쇼핑은 어떻게 해야 하는지 물어볼 수도 있고, 다른 궁금한 것이 생겼을 때 전화를 해도 돼. 꼭 만나서 물어봐야 하는 건 아니야. "가슴에 관해 궁금한 게 생겼을 때 전화해도 될까요?" 이렇게 미리 양해를 구해. 모두 기꺼이 너를 도와주려고 할걸.

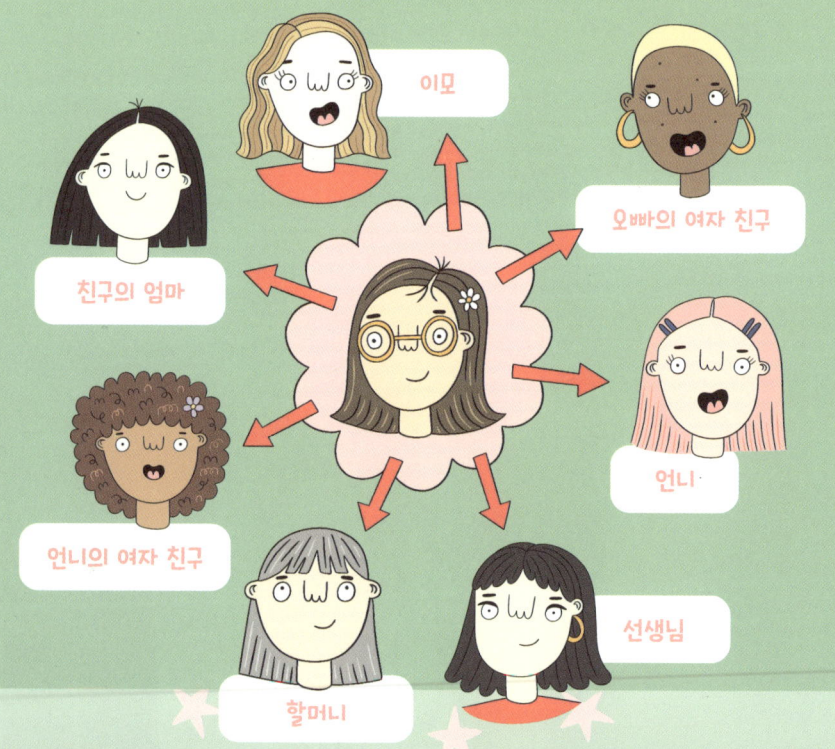

우리 할머니는 브래지어 안에 온갖 것을 다 넣고 다녔어. 50달러짜리 지폐는 물론이고, 담배나 껌, 어떨 때는 금화가 들어 있기도 했었지. 나도 할머니를 따라 브래지어 안에 이것저것을 숨기기 시작했어. 어느 날에는 감자튀김을 넣기도 했다니까. 배고플 때 먹으려고 말이야. -베즈노

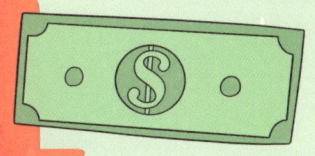

방법 3: 독립적인 아이가 된다

부모가 하나하나 다 챙겨 주는 집도 있지만, 그렇지 않은 집도 많아. 어쨌거나 중요한 건 어떠한 상황에서도 아이들은 잘 살아남는다는 거야. 우리가 생각했던 것보다 훨씬 독립적으로 생활하는 아이들도 많아. 그런 애들은 이렇게 생각할 거야. '브래지어 쇼핑? 혼자 가면 되지 뭐.' 혼자 가기 심심하다면 친구랑 같이 갈 수도 있어. 매장에서 일하는 피팅 전문가의 도움을 받아도 되고.

내 첫 브래지어는 중고 가게의 란제리 바구니에서 고른 것이었어. 그걸 해질 때까지 입고 다녔지. 그때는 이런 생각을 했던 것 같아. '음, 이건 아무래도 혼자 해결해야겠군!' -클렘, 39세

난 괜찮아.

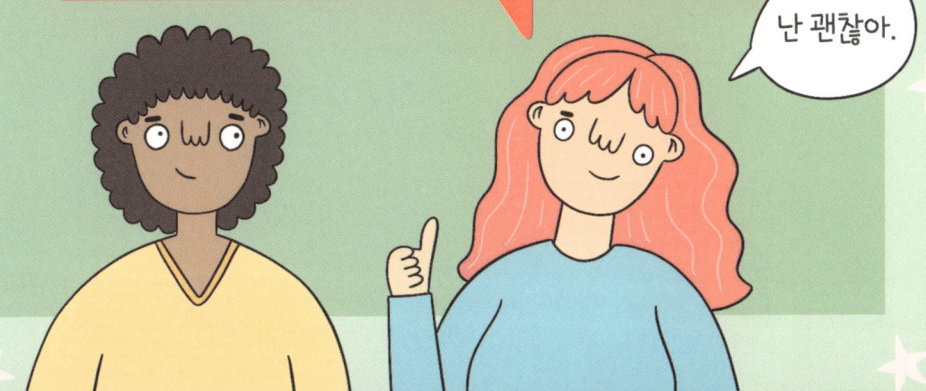

브래지어 널어 말리기

만약 네가 아빠랑 단둘이 살거나, 너 말고 다른 가족들이 모두 남자거나, 빨래를 대부분 아빠가 도맡아 하는 집이라면 브래지어를 관리하는 게 조금 까다롭다고 느낄 수 있어. 딸의 브래지어가 건조대에 널려 있는 걸 부끄럽게 생각하는 아빠들이 있다는 얘기를 들었어. 아마도 본인에게는 익숙하지 않은 종류의 속옷이라서 더 그럴 테지.

이럴 때는 문제를 크게 만들 것 없어. 그냥 이렇게 말해. "아빠, 내 브래지어는 내가 빨게, 알겠지?" 아니면 "아빠, 브래지어는 세탁기에 넣으면 안 되고, 손빨래를 해야 해요. 그러니까 혹시 세탁 바구니에 브래지어가 보이더라도 그냥 두세요. 제가 알아서 할게요."

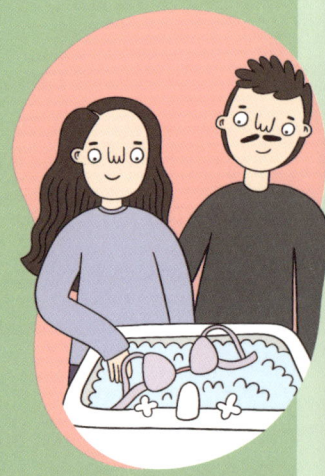

아빠나 오빠 또는 남자 보호자가 네 브래지어를 세탁해야 한다면 올바른 세탁 방법을 알려 줘. 이 책에 나와 있는 브래지어 관련 내용을 읽어 보라고 권해도 좋아. 아니면 네가 원하는 방식을 설명해 줘도 되지.

58쪽 더 자세히

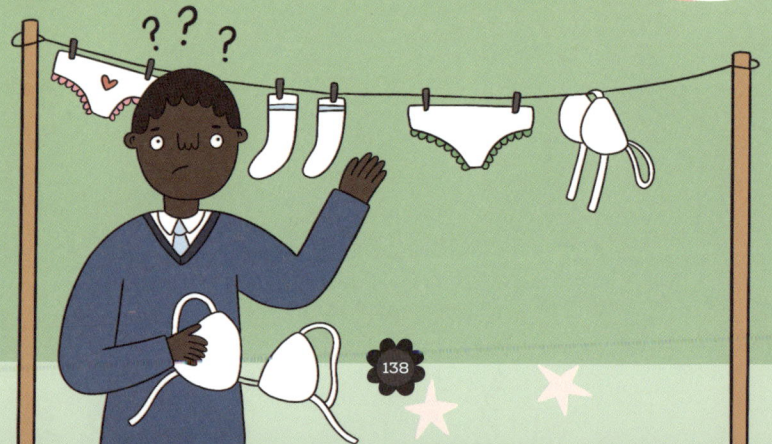

상처가 되는 말

당신 가슴이 어떻게 생겼든, 남자들은 당신의 가슴에 대해 이런저런 말들을 할 겁니다. 정말 무례한 행동이죠.
-캐서린 럼비 교수

누군가 네 가슴에 대해 한 말이 상처가 되어 오랫동안 마음에 남아 있을 수 있어. 대놓고 비웃거나 모욕을 한 게 아니라고 해도 너에게는 충분히 상처가 될 수 있지.

많은 사람들이 하는 얘기가 있어. "그런 말을 지금 들었다면 그냥 어깨를 으쓱하고 말았을 거예요." 맞아, 시간이 지나면 다른 사람들이 하는 말에 휘둘리지 않는 방법을 배우게 되니까. 하지만 모든 것이 예민하고 취약한 사춘기 시절에는 그게 쉽지 않을 거야.

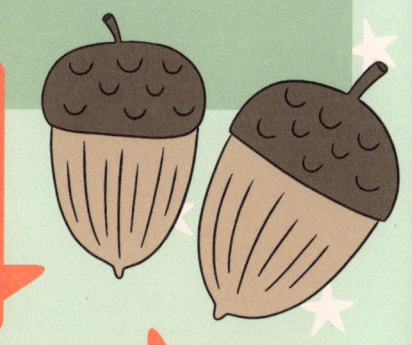

내 가슴이 커지기 시작했을 때 우리 아빠가 이런 말을 했어. "비키, 네 가슴은 작은 도토리 같구나." 맙소사! 어떻게 그런 말을 할 수가 있지? 난 정말 속이 상했어. 남자가, 그것도 다 큰 어른 남자가 어린 여자애의 가슴에 대해 말하는 건 정말 아니라고 생각해. -비키

아빠는 일 때문에 거의 1년 동안 집을 비웠어. 그러다가 내가 아홉 살 무렵에 돌아왔지. 나는 그때 아빠가 했던 말이 아직도 기억나. "오, 너 정말 말랐구나." 아빠는 과체중으로 고생을 많이 했었으니까 칭찬으로 한 말이었을 거야. 하지만 한참이 지나서 난 깨달았어. 아빠의 그 말이 나한테 어떤 무의식을 심어 주었는지 말이야. '마른 몸매야말로 내가 추구해야 할 가치구나.' 이런 잘못된 신체 이미지를 깨뜨리는 데 정말 많은 노력이 필요했어. -페니

가끔 아빠가 하는 말이 불편할 때가 있었어. "걱정하지 마. 한 입 이상은 필요 없으니까!" 이게 대체 무슨 말이야? 나는 기분이 이상했어. 지금 생각해 봐도 꽤 부적절한 농담이었던 것 같아. 아빠는 또 이런 말도 했어. "아니, 넌 달걀프라이가 두 개나 있잖아!" 아빠가 장난으로 한 말이란 걸 알았지만 기분이 좋지 않았어. 나는 아빠랑 사이가 좋았어. 아빠가 변태라서 그런 말을 했다고는 생각하지 않아. 하지만 아빠의 의도와는 상관없이 내 기분은 별로였어. 그건 확실해.
—익명

래시 가드나 반바지만 입다가 처음으로 제대로 된 수영복을 선물 받은 날이었어. 아빠가 수영복 입은 내 모습을 보고 예쁘다고 칭찬을 해 주더라고. 그 말을 듣는데 기분이 이상했어. 뭔가 징그럽다는 생각이 들었지. 나는 화장실에 가서 거울을 보며 생각했어. '아빠는 뭘 보고 저런 말씀을 하시는 걸까?' —디디, 16세

새아빠와 가슴이나 브래지어에 대해 얘기하는 건 거의 금기에 가까웠어. 그런 대화는 우리 집에 존재하지 않았지. —발라스카

그런 말을 하는 사람들은 보통 깊이 생각하지 않아. 다른 사람에게 상처를 줄 수 있다는 생각도 하지 않지. 그렇지만 10대 시절에 들었던 말들은 오랫동안 남아서 그 사람의 삶에 영향을 줄 수 있어.

어느 날, 친구한테 내 볼살에 대한 불만을 털어놓았어. 친구는 "그러네. 너 생일 케이크를 잔뜩 먹은 다람쥐 같아."라고 말했지. 나는 속으로 생각했어. '맙소사, 사람들이 나를 그렇게 보고 있었단 말이야?' 그 이후로 초등학교를 졸업할 때까지 나는 내 얼굴을 정말 싫어했어. —에이미, 13세

누군가 네게 하는 나쁜 말에 면역이 될 방법은 없어. 그런 사람들을 안 만나고 살 수도 없지. 네가 할 수 있는 최선의 방법은 그 사람들이 하는 말에 집착하지 않으려고 노력하는 거야. 왜냐하면 그 말들은 어리석고 하찮으니까. 네가 신경 써야 할 만큼 가치가 있는 말이 아니니까. 그러니까 그런 말들은 머릿속에서 지워 버리고, 더 행복하고 긍정적인 말들을 채워 넣어.

누군가 네게 이상한 말을 하면 참지 말고 나서도 돼. 황당하다는 표정을 지으며 "정말 무례한 말이네요."라고 말하는 거야. 이렇게 하면 상대방에게 네 의사를 정확하게 전달할 수 있어. 방금 한 말이 부적절했다는 걸 알려 주는 거지. 어쩌면 사과를 받을 수도 있어.

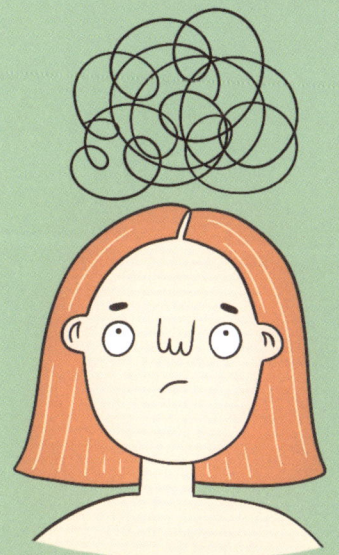

말을 할 때는 깊이 생각한 다음에 해야 할 것 같아. 상처가 되는 말보다는 힘이 되는 말이 더 좋지 않겠어?
-이더, 13세

믿을 만한 누군가에게 부탁해서 이 페이지를 그 사람에게 보여 주는 건 어때? 그리고 이렇게 말하는 거지. "함부로 말하지 말아 주세요!"

한때 사춘기 가슴 단계를 거쳤던 사람으로서, 그리고 평범한 남자로서 하고 싶은 말은 이거야. "어른이 아이의 몸을 가지고 놀려서는 절대 안 된다!" 사춘기는 감정적으로 매우 예민한 시기야. 다른 사람들이 하는 말에 따라 자기 인식이 바뀔 수 있어. 사소한 말이라도 아이들에게는 커다란 감정의 파도를 일으킬 수 있다고. 아이들은 쉽게 상처 받을 수 있으니까 어른들이 더 조심해야 한다고 생각해. -댄

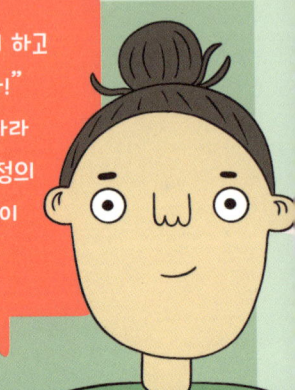

너무 신경이 쓰여!

가슴이나 외모 때문에 너무 신경이 쓰인다고? 그럴 수 있어. 너만 그런 게 아니야. 그런 네 감정이 사춘기의 일부라는 걸 받아들여 봐. 그리고 언젠가는 지나갈 과정이라는 사실도 기억하면 좋겠어. 어색했던 가슴도 언젠가는 익숙해질 거야. 자, 어느 날 미용실에 가서 머리 스타일을 확 바꿨어. 길었던 머리를 아주 짧게 잘랐지. 그럼 어떨 것 같아? 거울을 볼 때마다 어색하겠지? 하지만 시간이 지나면 언제 그랬냐는 듯 자연스러워지잖아. 가슴도 마찬가지야. 몇 년만 지나면 가슴이 있는지조차 의식하지 않게 될걸?

또 네가 정말로 중요하게 생각하는 가치들을 떠올려 봐. 예를 들어 친절, 평등, 용기, 환경 운동 같은 거 말이야. 이런 가치들이 외모의 영향을 받을까? 아니, 그렇지 않아.

네게 도움이 될 만한 조언 몇 가지를 소개할게.

8~10세 아이들에게 가슴 크기에 너무 연연하지 말라는 말을 해 주고 싶어요. 신경 쓴다고 달라질 건 별로 없거든요. -캐서린 험비 교수

1 **혹시 이중 잣대를 적용하고 있는 건 아닐까?**

네 생각에 용기 있고, 똑똑하고, 멋있다고 느끼는 친구들이 있을 거야. 그렇게 생각하는 이유가 그 친구들이 예뻐서야? 아닐걸? 근데 왜 넌 자신의 가치를 외모에서 찾으려고 해? 공평하지 않잖아. 그런 게 바로 이중 잣대야.

2 **물론 원한다면 외모를 바꿀 수도 있어.**

수술을 해서 외모를 바꾸는 사람들이 있어. 결과에 만족하는 사람들도 있지만, 후회하는 사람들도 많지. 그러니까 네가 이런 생각이 들었다면 충분히 기다리는 게 좋아. 어쨌거나 넌 아직 어리고, 다른 기회들도 얼마든지 있으니까. 운동을 열심히 한다거나 옷 입는 스타일을 바꿔 볼 수도 있어.

3 **바보들은 어디에나 있어.**

다른 사람의 외모에 대해 이러쿵저러쿵 쓸데없는 말을 하는 사람들은 어디에나 있어. 가끔은 폭력적인 말을 내뱉기도 하지. 이런 사람들을 네가 마음대로 할 수는 없지만 네 마음은 네 맘대로 할 수가 있지. 그 사람들 말을 마음에 둘 건지 말 건지는 네가 선택해. 바보들이 하는 말은 그냥 무시해 버려.

4 **좋은 친구가 되자.**

네가 먼저 멋진 친구가 되는 건 어때? 자신의 외모를 쿨하게 받아들이는 그런 친구 말이야. 다른 사람의 외모 또한 존중하고 배려하는 자세를 가지면 더 좋겠지. 너보다 어린 친구들에게도 좋은 본보기가 될걸? 가식적으로 구는 건 아닐까 생각할 수도 있겠지만 계속하다 보면 그게 진짜 네 모습이 될 거야.

체육 시간에 옷 갈아입기

살다 보면 다른 사람이 있는 곳에서 옷을 갈아입어야 할 때가 있어. 그때 주저하는 마음이 드는 건 당연해.

티셔츠 속에서 브래지어를 입고 벗는 방법도 있긴 하지만, 그건 훅이 달린 브래지어일 때 얘기고, 네가 만약 스포츠 브라 같은 걸 입었다면 그것도 쉽지 않아.

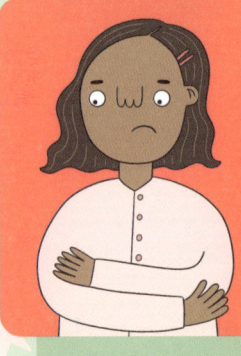

내가 열두 살 때 누군가 내게 "다 그러면서 크는 거야."라고 말했다면 나는 그 사람을 한 대 쳤을 거야. 많은 사람들이 경험하는 일이라고 해서 그 일이 쉬워지는 건 아니니까. 너무 불편하다면 수건으로 가리거나, 다른 공간으로 이동해도 돼. 화장실에 가서 갈아입는 방법도 있지. 그게 더 편하다면 말이야.
-릴리, 17세

다른 사람 앞에서 브래지어를 입거나 벗는 게 너무 싫다면, 그러니까 다른 사람에게 가슴을 내보이는 게 너무 부끄럽다면 혼자 있을 수 있는 공간을 찾아봐. 커튼이 쳐진 작은 탈의 공간이 있을 수도 있고, 혹시 너희 학교 탈의실에 그런 공간이 없다면 화장실에 가서 갈아입어도 돼. 네가 지나치게 오래 걸리지만 않는다면 친구들도 이해해 줄 거야. 그런 건 사생활이니까 존중받을 수 있어.

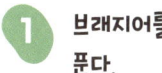

① 브래지어를 푼다.

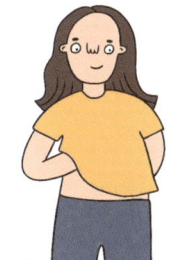

② 팔을 소매에서 뺀다.

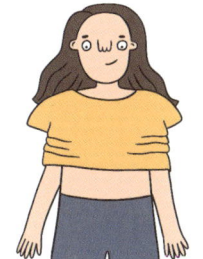

③ 브래지어 끈을 내린다.

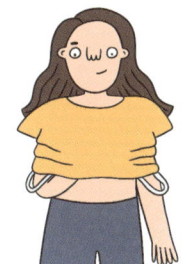

④ 티셔츠 밑으로 브래지어를 빼낸다.

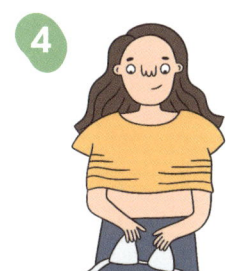

⑤ 짜잔!

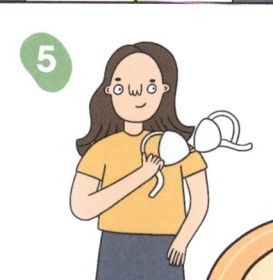

> 고등학교 2학년 때였어. 친구 한 명이 아이슬란드에서 교환 학생 프로그램을 마치고 돌아왔어. 그런데 아이슬란드 사람들은 공공장소에서 옷 벗는 걸 별로 부끄러워하지 않았나 봐. 우리가 구석에서 웅크리고 샤워를 하는 동안, 이 친구는 아무렇지도 않은 듯 편안하게 샤워를 했어. 그걸 보고 놀랐던 기억이 나. —유미

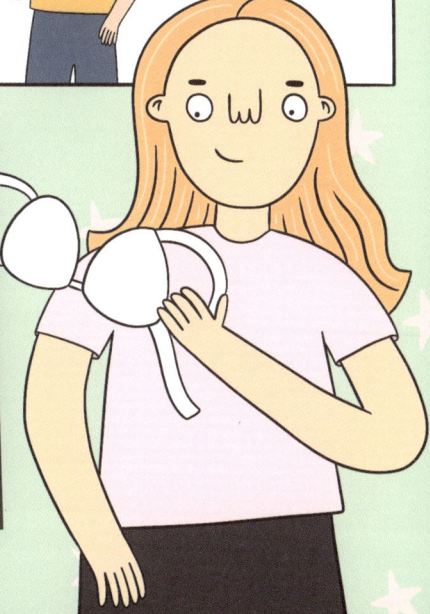

사람들 앞에서 옷 갈아입는 걸 좋아하지 않는 친구가 있어. 그 친구는 항상 화장실에 가서 옷을 갈아입는데, 아무도 그걸 이상하게 생각하지 않아. 그냥 받아들이지. -에비, 13세

사람들이 너무 많아서 불편할 때는 그냥 벽을 바라보고 서서 옷을 갈아입어. -그레이스, 13세

그래도 불안하다면 미리 준비하는 방법이 있어. 예를 들어 수영 수업이 있는 날에는 교복 안에 수영복을 입고 가는 거야. 물론 수영 수업이 끝나고 나면 옷을 갈아입어야 하겠지만, 적어도 옷 갈아입는 횟수를 줄일 수는 있잖아.

그리고 이게 위안이 될지 모르겠지만, 나이가 들면 확실히 노출에 대한 부끄러움이 줄어들어. 뭐든지 많이 하면 익숙해지잖아. 어색한 일일수록 많이 하다 보면 이상하다는 느낌도 점점 사라지지. 남들 앞에서 옷을 갈아입는 일도 마찬가지야.

의사 만나기

가슴에 대한 걱정을 해결하는 가장 좋은 방법은 병원에 가는 것일 수도 있어. 어쩌면 넌 어렸을 때부터 알고 지낸 주치의가 있을지도 몰라. 네가 아플 때마다 늘 찾아가던 의사 말이야.

그러나 사춘기가 시작되면 의사를 찾아가는 게 어색할 수 있어. 특히 가

슴 이야기를 해야 한다면 더욱 그렇겠지. 어쩌면 넌 주치의도 없고, 누구를 만나야 할지도 전혀 모를 수 있어. 어린 10대들 대부분은 병원에 갈 때 주로 부모님이나 보호자의 도움을 받으니까. 병원 예약은 어떻게 하는지, 비용은 얼마나 드는지 알아내는 일도 쉽지 않지. 그렇지만 너무 겁먹지 마. 네가 만약 부모님과 함께 갈 수 없는 상황이라면, 너 혼자서도 의사를 만날 권리가 있어. 도움을 줄 수 있는 다른 어른이나 나이 많은 형제나 친구를 찾아봐.

> 잡지 《돌리》에서 칼럼을 쓰던 시절에 받았던 사춘기 아이들의 편지는 이렇게 끝날 때가 많았어. "그렇지만 의사는 만나고 싶지 않아요!" —멜리사

의사가 네 가슴을 볼 일은 거의 없어.

몸에 대해 부끄러운 생각이 드는 건 많은 10대가 겪는 자연스러운 감정이야. 의사를 만나서 네 몸을 보여 줘야 한다는 생각을 하니 어색해서 미칠 것 같지? 그럴 수 있어.

하지만 의사는 네 상태를 정확히 알아야 하는 사람이야. 그러려면 때때로 네 몸을 봐야 할 때도 있지. 너에게 기침, 가슴 통증, 천식, 독감 같은 증상이 있다면 의사는 청진기를 네 가슴에 갖다 댈 거야. 심장 소리를 들어야 하니까. 위장에 탈이 났다면 배를 한번 보자고 할지도 모르고, 온몸에 발진이 돋았다면 옷을 벗어 보라고 할 수도 있어.

많은 경우 의사는 네 옷을 벗기지 않고도 가슴을 검사할 수 있어(물론 외투나 재킷 같은 건 벗어야 할 수도 있겠지만). 때때로 티셔츠나 러닝셔츠를 올려 달라고 요청할 수도 있어. 네 피부를 확인하거나 가슴 주위에 청진기를 대야 하기 때문이지. 이런 경우에 넌 브래지어를 벗지 않아도 돼.

> 나는 병원에 자주 가. 그런데 의사 선생님이 브래지어를 벗어 보라고 한 적은 한 번도 없었던 것 같아. 그렇게 하지 않아도 진찰할 수 있었거든. 그리고 내가 어렸을 때도, 그러니까 브래지어를 하지 않았던 시절에도 선생님은 항상 내 허락을 구했어. "선생님이 티셔츠를 좀 올려도 되겠니?" 그리고 내 몸을 만져야 할 때도 미리 얘기해 줬어. "네 등을 잠깐 만질게." —이다, 13세

네가 가슴 때문에 병원에 간 것이라고 해도 의사가 꼭 네 가슴을 확인해야 하는 건 아니야. 증상에 대한 네 설명만으로도 의사는 많은 정보를 얻을 수 있거든. 네 가슴이 정상적으로 자라고 있는지 궁금하다면 의사에게 '가슴 발달 5단계' 표를 보여 달라고 말해. 그리고 네가 발달 단계 어디쯤 있는지 설명해 달라고 해.

● 18쪽 더 자세히

하지만 의사가 네 가슴을 봐야 할 때도 있어

몸에 발진이 돋았다거나, 통증이 너무 심하다거나, 가슴에 덩어리가 만져진다거나 할 땐 의사가 네 가슴을 직접 확인해야 해. 이럴 때 너무 부끄러워하거나 겁먹지 않아도 돼. 의사는 훈련받은 사람들이야. 온종일 다른 사람들의 몸을 관찰하는 게 의사의 일이니까 네 몸도 특별하다거나 이상하게 생각하지 않아. 그저 환자 중 한 명일 뿐이지.

의사의 진찰에 관한 몇 가지 사실과 팁을 알려 줄게.

★ 의사는 네가 허락할 때만 네 몸을 살펴볼 수 있어.

★ 넌 의사의 검사를 거부할 권리가 있어.

★ 네가 원하는 성별의 의사를 요청할 권리가 있어.

★ 검사를 왜 해야 하는지, 또 어떤 식으로 진행되는지 사전에 자세한 설명을 요구할 권리가 있어.

★ 네가 원한다면 진찰실에 다른 사람(부모님이나 친구)과 함께 들어갈 수 있어.

★ 의사가 환자의 몸을 검사하는 건 일상적인 일이야. 의사는 가슴, 배, 또는 기타 신체 부위를 살펴보고 진찰해.

★ 의사는 사람들을 검사하는 게 어색하지 않지만, 환자가 편안하게 느끼고 있는지 무척 신경을 써.

★ 의사를 만나야 한다면 크롭 톱이나 스포츠 브라를 착용하는 게 편할 수도 있어.

★ 언제든지 진찰을 멈출 수 있어. 또는 미리 "진찰을 최대한 빨리 진행해 주세요. 이런 상황이 너무 어색하거든요."라고 요청을 할 수도 있어.

★ 의사와 편안하게 얘기를 나누려면 시간이 필요해. 적어도 두세 번 이상은 방문을 해야겠지. 그리고 자신에게 맞는 의사인지 아닌지도 찬찬히 생각해 봐. 잘 맞지 않는다면 다른 의사를 찾아봐도 돼.

가슴과 내 몸의 관계

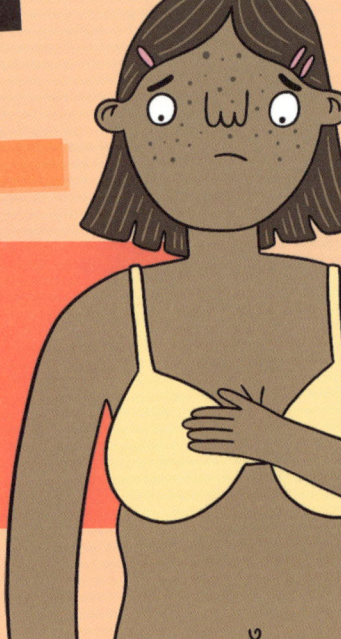

생리 주기에 따른 가슴의 변화

> 생리 주기에 따라 가슴 크기가 널을 뛰는 것 같아. 어떤 때는 빵빵하게 부풀어 올랐다가, 또 어떤 때는 바람 빠진 풍선처럼 축 처지거든. 보통 생리를 하는 주에 가슴이 가장 많이 처지는 것 같아. -나디아

사춘기가 시작될 때 가장 먼저 나타나는 것은 가슴 몽우리야.

18쪽 더 자세히

가슴 몽우리가 생기고 나서 **2년** 정도가 지나면 첫 생리를 하게 되고, 생리가 시작된 지 1~2년이 지나면 들쭉날쭉하던 생리 기간도 어느 정도 규칙적으로 자리를 잡아.

가슴은 에스트로겐과 프로게스테론이라는 호르몬의 영향으로 자라게 되는데, 이 호르몬들은 생리 주기에도 큰 영향을 끼쳐. 이 호르몬 수치가 다달이 오르락내리락하면서 난소, 자궁(내부 생식 기관), 가슴 내부에서 일어나는 모든 일들을 조정하지.

생리를 하는 이유는 네 몸이 아기를 낳기 위한 연습을 하고 있기 때문이야. 네가 언제 아기를 낳을지도 모르고, 또 영원히 낳지 않을지도 모르지만 말이야.

에스트로겐은 유관을 확장하는 역할을 하고, 프로게스테론은 모유 생산 세포를 부풀게 만들어. 이러한 기간에 큰 변화를 느끼지 못하는 사람들도 많지만, 눈에 띄게 가슴이 부풀어 올랐다가 다시 꺼지는 사람들도 있어.

피임약과 관련한 유방의 부작용

임신을 피하기 위해, 또는 고통스러운 생리통을 해결하기 위해 처방받는 약이 있는데, 이러한 약에는 호르몬이 아주 소량 들어 있어. 약의 형태는 다양해. 알약이 될 수도 있고, 임플란트(팔의 피부 아래에 심는 막대), 자궁 내부에 넣는 작은 플라스틱 장치(IUD), 엉덩이에 맞는 주사가 될 수도 있지.

어쨌거나 이러한 약에 들어 있는 호르몬은 생리 주기에 영향을 끼치는 호르몬과 비슷한 역할을 해. 그러니까 약을 먹었을 때 가슴이 커지거나 부풀어 오를 수 있다는 얘기야. 물론 이런 부작용이 오래가지는 않아.

가슴과 성적 쾌감!

가슴은 섹스에서 중요한 역할을 해. 가슴과 젖꼭지를 만졌을 때 성적 쾌감을 느끼는 사람들이 많거든. 반면에 젖꼭지가 너무 민감해서 물리적인 접촉 자체가 고통스러운 사람도 있어.

자신이 가슴에서 뭘 느끼는지 탐험해 보는 건 나쁜 게 아니야. 젖꼭지는 생리 주기에 따라 그 민감도가 달라져. 기분에 따라 변하기도 하지. 물론 아무런 변화가 없는 사람도 있어.

166쪽 더 자세히

내 가슴 돌보기

가슴은 변화가 큰 신체 부위라서 특별히 관심을 가지고 돌봐야 해. 사춘기, 임신, 모유 수유에 따른 호르몬 분비는 네 가슴의 크기나 모양, 기능에 급격한 **변화**를 가져와.

> 네 몸이 자동차와 같다고 생각해 봐. 죽을 때까지 한 자동차와 함께하는 거야. 절대 새것으로 교환할 수 없어. 그럼 어떻게 해야겠어? 자동차를 아끼고 잘 관리해야겠지? 몸도 마찬가지야. 평생을 함께할 네 몸만큼 소중히 다뤄야 할 게 또 뭐가 있겠어? -유미

피임약을 포함한 여러 약물도 가슴에 영향을 끼칠 수 있지. 가슴이 아플 수도 있고, 때로는 의사의 도움이 필요할지도 몰라.

169쪽 더 자세히

가슴도 나름의 회복 능력을 갖추고 있어. 가벼운 신체 활동 또는 스포츠를 하면서 생기는 멍이나 상처는 스스로 치유할 수 있어. 그렇지만 운동을 할 때는 탄력이 좋은 스포츠 브라를 착용해서 가슴의 부담을 덜어 주는 게 좋아.

활동하기에도 더 편할 뿐 아니라, 빠르게 날아오는 공이나 상대방의 팔꿈치에 부딪혀서 생기는 멍을 최소화하는 데도 도움이 된다고 해.

　가슴과 젖꼭지를 덮고 있는 피부를 돌보는 일도 중요해. 일반적인 피부 관리와 비슷하다고 보면 돼. 자외선 노출은 피하는 게 좋고, 물을 많이 마시는 게 도움이 되지. 이 정도만 해도 사춘기 가슴을 관리하는 데는 충분해. 물론 모유 수유를 하는 중이라면 좀 더 특별한 관리가 필요하겠지만 말이야.

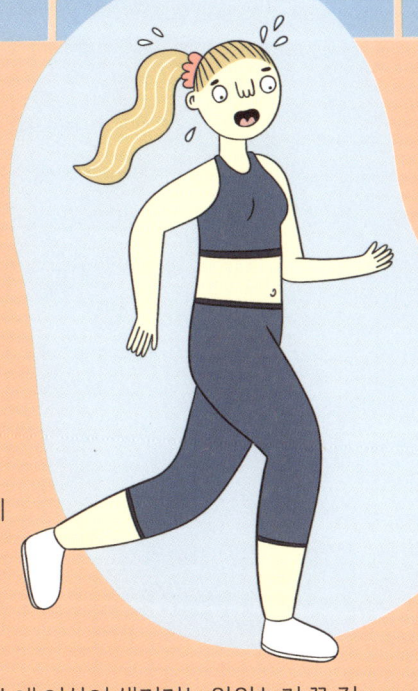

> 205쪽 더 자세히

　또 한 가지 아주 중요한 게 있어. 가슴에 이상이 생기지는 않았는지 꼭 정기적으로 확인해 보는 거야. 혹시 '유방 자가 검진'이라는 말을 들어 본 적 있니? 말 그대로 스스로 유방을 검진하는 거야. 한 달에 한 번 정도 가슴을 이리저리 만져 보면서 특별한 변화가 있는지, 혹시 전에 없던 덩어리가 생기지는 않았는지 확인하는 거지.

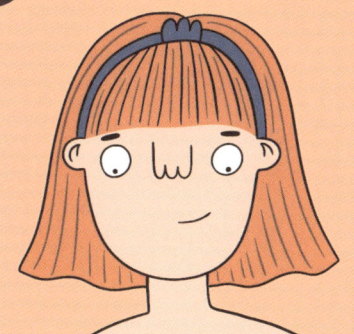
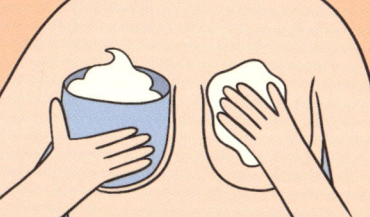

유방 자가 검진 습관은 어릴 때부터 들이면 좋아. 미래의 가슴 건강에도 도움이 되겠지만, 네 가슴과 친해지는 계기가 될 수도 있으니까. 네 가슴을 가장 잘 아는 사람이 바로 네가 되는 거지. 자가 검진 방법을 알려 주고, 때가 되면 알람을 울리는 애플리케이션도 있으니까 한번 찾아봐.

유방 자가 검진을 위한 조언을 몇 가지 하자면, 먼저 생리가 끝난 직후에 하는 게 좋아. 호르몬의 영향으로 부풀어 올랐던 유방이 가라앉는 시기라서 유방 조직을 검사하기에 가장 알맞아.

네가 걱정할까 봐 한마디 하자면, 10대에는 유방암이 거의 발생하지 않아. 물론 암이 아닌 다른 양성 종양이 발견될 수는 있어. 그러면 가벼운 치료를 받아야 할 수도 있지만 그리 심각한 건 아니야.

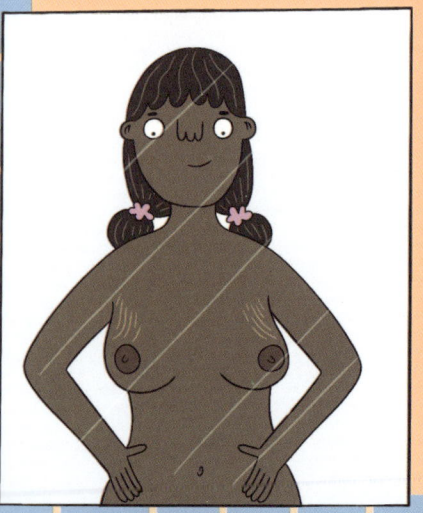

거울에 가슴을 비춰 봐

★ 윗옷과 브래지어를 벗는다. 거울을 보고 선다. 그리고 손을 허리에 갖다 댄다.

★ 어깨를 앞으로 밀어 가슴 근육을 긴장시킨다.

★ 어느 쪽 가슴이 더 낮게 달려 있는지, 유두 및 유륜의 피부 상태는 어떤지 살핀다.

이제 손을 펴고 **느껴 봐**. 손가락을 가지런히 모은 다음 가슴을 천천히 만져 보는 거야. 오른쪽 가슴은 왼손으로, 왼쪽 가슴은 오른손으로 만지면 편해. 가슴 한 부분에서 시작해서 원을 그리며 겨드랑이까지 올라가. 기억하지? 가슴 조직은 겨드랑이까지 이어진다는 사실! 그러면서 네 가슴에서 이상한 혹 같은 게 만져지지는 않는지 살펴봐. 젖꼭지 아래도 꼼꼼하게 만져 보는 게 좋아.

샤워 중에 자가 검진을 할 수도 있어. 이미 알몸이니까 편해. 물론 누워서 하는 게 더 편하다고 생각하는 사람도 있을 거야. 네가 편한 방법으로 하면 돼. 자가 검진을 할 때 중요하게 생각해야 할 것은 변화야. 본래 울퉁불퉁한 가슴도 있으니까, 울퉁불퉁한 게 만져진다고 무조건 병원에 가야 하는 건 아니야.

혹시 이전에는 없던 덩어리나 혹 같은 게 만져진다거나 젖꼭지와 가슴의 모양이 눈에 띄게 달라졌다면 그때 의사를 찾아가면 돼.

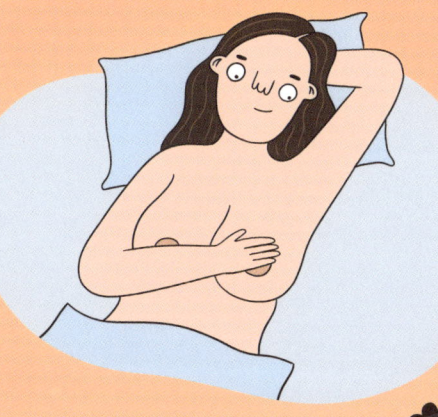
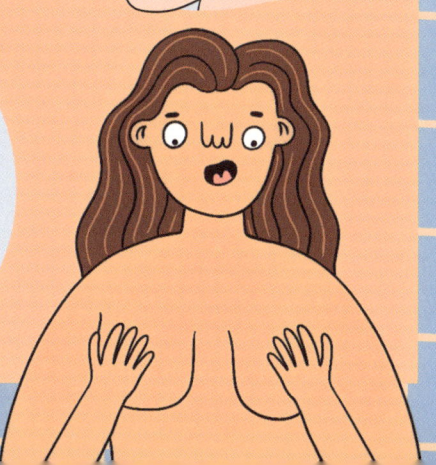

사춘기는 가슴과 함께 간다!

맞아, 사실이야!

가슴에 몽우리가 생기기 시작할 무렵, 생식기 주변에도 털이 나기 시작해. 처음에는 아주 가는 털이다가 시간이 지나면서 굵어지고, 나중에는 곱슬곱슬한 음모로 바뀌지. 일반적으로 음모는 가슴 몽우리가 나타나고 몇 주 또는 몇 달 뒤부터 자라기 시작한대. 그 이전에 나타나는 사람도 있고, 동시에 나타나는 사람도 있어. 모두 정상이야.

언제……? 지금?

음모는 여자는 이르면 여덟 살, 남자는 아홉 살 때부터 나기 시작한다고 알려져 있어.

남자는 이 시기에 고환도 함께 커지기 시작해. 사춘기 이전까지 크기에 별다른 변화가 없던 고환이 급격하게 자라면서 사춘기가 끝날 무렵에는 6배 이상 커진다고 해.

여자의 음모는 대음순에서부터 치골 앞까지 자라. 허벅지 안쪽과 항문 근처까지 이어지기도 하지.

음모가 처음 자라나기 시작할 때는 부드러운 솜털이야. 그러다 사춘기가 끝날 무렵에는 머리카락보다 더 굵고 곱슬곱슬한 털이 되어 있을 거야. 머리카락과 음모의 색이 다른 건 아주 흔한 일이야. 일반적으로 음모가 더 어두운 색이야. 네 음모가 어떤 색이 될지 궁금하다면 네 눈썹을 보면 돼. 물론 이것도 100퍼센트 맞는다고 할 수는 없지만 말이야.

음모 성장의 5단계

1단계: 외음부의 털이 아직 작아서 잘 보이지 않아.

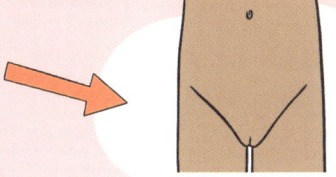

2단계: 대음순에 털이 보이기 시작해. 그러다가 털이 더 어두워지고 굵어져. 점점 더 많은 털이 대음순 양쪽에 자라기 시작해.

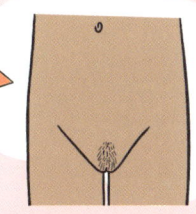

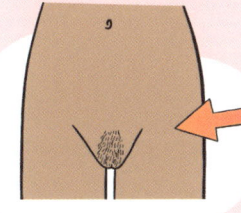

3단계: 대음순의 위쪽까지 음모가 자라나고, 시간이 지나면 치골 앞까지 올라와. 털은 더 굵어져.

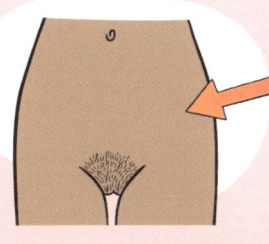

4단계: 음모가 치골 앞부분을 역삼각형 모양으로 넓게 덮어. 털은 더 굵어지고 곱슬해지기 시작해.

5단계: 음모가 완전히 자라나서 허벅지나 항문 쪽으로 넓게 퍼져.

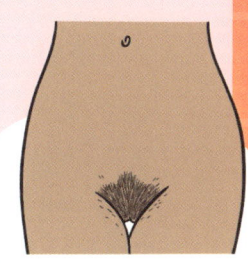

재미있는 사실: 음모는 보통 2.5~3.8센티미터 정도까지 자란대. 그러니까 음모가 머리카락처럼 길어질 일은 없지.

음모는 대체 왜 나는 거야?

음모가 성가시다고 생각할 수 있지만, 음모는 우리 몸에서 여러 가지 역할을 하는 소중한 털이야. 우선 음모는 네가 번식을 위한 생물학적 준비가 되었다는 것을 나타내 주고, 네가 사춘기에 있다는 것도 알려 주지.

음모는 또 성기와 속옷 사이에서 완충 작용을 해. 온도를 조절하고 통기성을 높여서 외음부가 숨을 쉴 수 있도록 해 줘. (여자의 외음부는 바람 쐬는 걸 좋아해.) 음모는 민감한 피부의 마찰을 줄여 주는 역할도 해. 이러한 역할은 네가 운동을 비롯한 여러 신체 활동을 할 때 도움이 되고, 어른이 되어 섹스를 할 때도 도움이 돼. 음모를 제거하면 마찰이 줄어든다고 생각하는 사람들이 있는데 그건 사실이 아니야. 음모가 없으면 피부가 직접 닿기 때문에 마찰이 커지고, 그로 인해 통증이 생길 수 있어.

음모는 먼지와 박테리아 같은 나쁜 물질이 너의 질 안으로 들어가는 걸 막아 줘. 속눈썹이 눈을 보호하는 것과 비슷한 원리야. 물론 여성의 외음부와 질은 자체적인 보호 시스템, 즉 특별한 미생물 생태계를 갖추고 있어. 그곳의 산성도가 높은 것도 나쁜 박테리아가 감염을 일으키지 못하게 막기 위해서야. 음모는 바깥에서 그 역할을 하는 문지기라고 보면 돼.

분비물

사춘기가 되면 전에는 없던 분비물이 속옷에 묻어나기 시작할 거야. 이것 또한 네 몸의 자동 청소 시스템 중 하나이고, 네 몸에 일어나는 정상적인 변화니까 걱정하지 않아도 돼. 보통 가슴 몽우리가 생기고 나서 12~18개월 뒤에 분비물이 나오기 시작해. 그리고 첫 생리기 시작되기 전까지 그 양이 점점 많아져. 분비물은 네가 편안하게 움직일 수 있도록 도와주는 윤활제 역할도 해.

분비물은 또 네 몸에 질이 있다는 걸 알려 주는 신호이기도 해. 질은 눈으로 볼 수 없는 기관이니까(네가 볼 수 있는 생식기는 외음부이고, 질과 자궁은 네 몸속에 있어). 질은 외부 세계와 자궁을 이어 주는 근육질 통로라고 생각하면 쉬워. 월경액과 분비물은 자궁에서 나와. 음모는 이런 분비물이 너무 한꺼번에 떨어지는 걸 막아 주기도 해.

음모는 더러운 거야? 어떻게 관리해야 해?

아니! 음모는 더럽지 않아. 물론 음모가 페로몬이라고 하는 냄새를 잡아 두는 역할을 하기는 해. 페로몬은 성적 매력을 어필하는 역할을 한다고 알려져 있어. 게다가 그건 인간의 자연스러운 냄새니까 너무 신경 쓸 필요는 없어.

음모를 깨끗하게 관리하려면 샤워를 할 때 따뜻한 물로 씻어 주기만 하면 돼. 비누를 사용하는 건 질 내부에 있는 이로운 미생물을 해칠 수도 있어서 별로 권장하지 않아.

음모를 다듬어도 돼?

우린 웬만하면 음모는 제거하지 않는 게 좋다고 생각해. 하지만 안전한 가위로 조금씩 잘라 내는 정도는 괜찮을 것 같아. 생식기를 덮고 있는 피부는 아주 민감하니까 조심조심 부드럽게 다뤄야 해. 면도나 제모 크림, 왁싱으로 음모를 제거해 버리면 끔찍한 가려움증, 모낭염, 발진 등이 생길 수 있어. 물론 음모를 어떻게 할지 결정하는 건 오롯이 네 몫이야. 남들이 뭐라고 할 수 있는 일이 아니지.

가슴에 관한 잘못된 믿음

과학적인 증거가 충분한데도 여전히 사람들이 믿고 있는 가슴에 관한 잘못된 속설이 있어. 그중 몇 가지를 소개할게.

닭고기를 먹으면 가슴이 빨리 자란다? **거짓!**

닭고기를 먹으면 가슴이 커진다는 말을 듣긴 했지만 믿지 않았어. 말이 안 되잖아. —그레이시 N, 14세

닭고기를 먹으라는 얘길 많이 들었어. 사촌, 고모, 삼촌 모두가 똑같은 얘길 했지. 나는 뚱뚱하지는 않지만 통통한 편이었고, 가슴도 꽤 큰 편이었어. 나는 그게 닭고기 때문이라고 생각했어. 어른들이 그렇게 말했으니까. —스카일러, 23세

그런 얘기를 하는 사람들의 논리는 이거야. "요즘에는 닭이 더 빨리 자라도록 성장 호르몬을 투여한다. 아이들이 이런 닭을 먹으면 성장 호르몬을 같이 먹는 셈이니까 가슴도 다른 애들보다 더 빨리 자랄 것이다." 이 논리가 틀렸다는 근거는 많지만 그중에 두 가지만 말해 줄게.

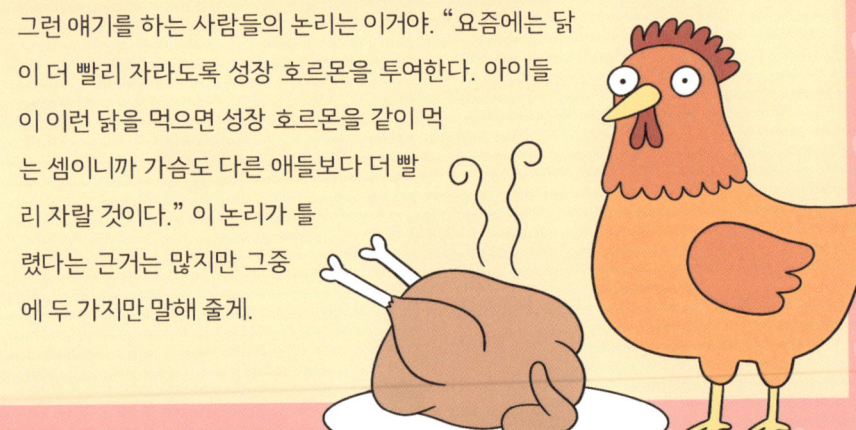

일단 호주 등 몇몇 나라에서는 닭한테 성장 촉진제를 투여하는 것이 불법이고, 성장 호르몬이나 항생제를 투여한 닭을 판매하지 않겠다고 선언하는 업체들도 점차 늘고 있다는 점을 짚고 넘어갈게.

두 번째로 닭고기를 요리하면 호르몬은 비활성화돼. 더는 그 역할을 하지 못한다는 뜻이야. 그럼 닭을 생으로 먹으면 되지 않냐고? 그것도 방법이 될 수는 없어. 가슴이 커지기 전에 먼저 배탈이 나서 병원 신세를 지게 될 테니까 말이야.

내분비 교란 물질이 가슴을 빨리 자라게 한다? 확실하지 않아!

의사들과 과학자들이 알아낸 흥미로운 사실이 하나 있어. 요즘 아이들의 가슴 발달이 앞당겨지는 사례가 있더라는 거야. 사춘기의 다른 발달 시기는 100년 동안 거의 바뀌지 않았는데 말이야. 자연적으로 발생하는 몇몇 물질, 그리고 특정 화학 물질이 조기 가슴 발달에 책임이 있을 수 있다는 연구 결과가 나왔어. 이러한 물질은 우리 몸에서 호르몬과 비슷한 방식으로 작용할 수 있기 때문에 '내분비 교란 물질'이라고 불러.

가장 큰 원인은 특정 플라스틱 사용의 증가야. 식품 용기를 만드는 데 사용하는 일부 플라스틱에서 이런 물질이 나온다는 얘기지. 화장품이나 향수에 사용되는 일부 화학 물질도 내분비 교란 물질에 포함돼. 물론 플라스틱 용기에 담긴 음식을 먹는다고 해서 무조건 가슴이 커지지는 않을 거야. 일부 과학자들은 식품이 들어 있는 용기를 가열할 때 이러한 화학 물질이 가장 많이 방출된다고 생각해.

아직 확실하게 결론이 난 것은 아니지만 일부 의사들, 그리고 기후 운동가들은 플라스틱 사용을 줄이는 게 좋다고 권고하고 있어.

운동을 하면 가슴이 커진다? **거짓!**

우리가 어렸을 때도 떠돌던 재미있는 소문이야. 운동을 하거나 노래를 부르면 가슴이 커진다나? 어떤 운동인지 알아? 팔꿈치를 앞뒤로 크게 흔드는 동작을 반복하면서 이렇게 주문을 외는 거야. "가슴아, 커져라, 커져라, 커져라!" 하지만 안타까운 사실을 하나 알려 줄게. 가슴은 대부분 지방 조직으로 이루어져 있어. 그러니까 운동을 하면 어떻게 되겠어? 지방 조직이 늘어날까? 아니, 그 반대야. 물론 가슴 근육 운동을 열심히 하면 가슴이 커 보이는 착시 효과를 얻을 수는 있어. 하지만 운동으로 가슴이 커지지는 않아.

곰곰이 생각해 보면, 그게 효과가 있으리라고 믿는 애들은 없었던 것 같아. 그냥 우리끼리 유대감을 나누는 놀이였다고 할 수 있겠지. 가슴에 대한 고민을 털어놓으면서 함께 놀았던 거야.

> 잘 때 브래지어를 하면 가슴이 처진다고 들었어. 그게 사실인지 아닌지 잘 모르겠어.
> -그레이시 N, 14세

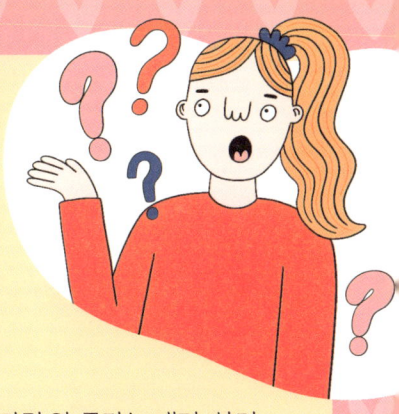

브래지어를 하고 자면 유방암에 걸린다? 거짓!

혹시 너도 들어 본 적 있니? 밤에 브래지어를 하고 자면 안 좋다는 얘기. 하지만 그건 사실이 아니야. 물론 너무 꽉 끼는 옷을 입고 자는 건 불편할 수 있지. 다음 날 자국도 남을 수 있고 말이야. 하지만 그런다고 큰일이 나지는 않아. 가슴이 처지는 것도 아니고, 절대로 유방암에 걸리지도 않아. 네가 편안하다기만 하다면 와이어가 있는 브래지어를 입든, 크롭 톱을 입든, 스포츠 브라를 입든 상관없어. 물론 너무 조이지 않는 브라가 일반적으로 더 편하긴 하겠지.

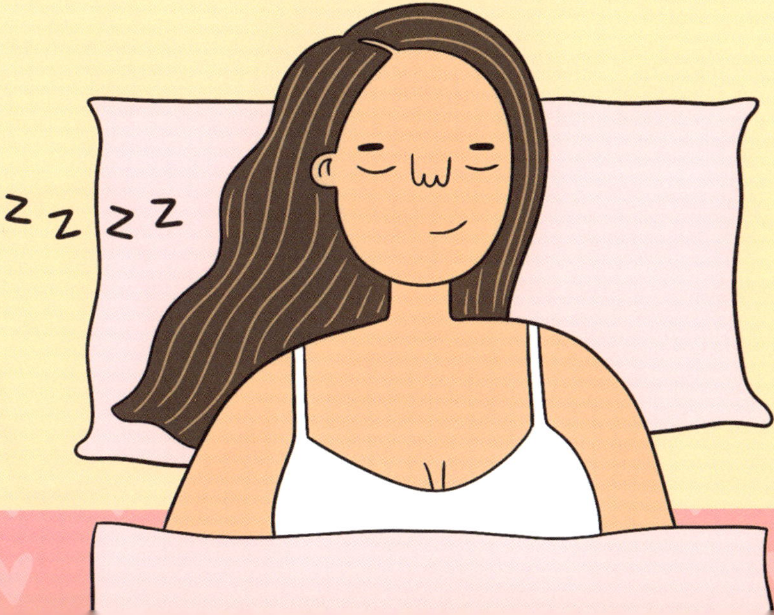

엎드려 자는 건 가슴 발육에 좋지 않다?

거짓!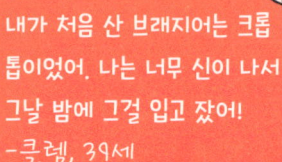

가슴을 누르면 가슴 발육에 방해가 될 것 같아? 그건 사실이 아니야. 그러니까 엎드려 자든, 옆으로 누워 자든 네가 편한 대로 자도 돼.

> 내가 처음 산 브래지어는 크롭 톱이었어. 나는 너무 신이 나서 그날 밤에 그걸 입고 잤어!
> —클렘, 39세

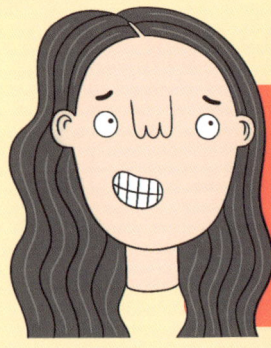

> 나는 보통 옆으로 누워서 자. 내 가슴은 별로 문제가 되지 않는데, 가끔 뒤척이다가 실수로 옆에서 자는 친구의 가슴을 눌러서 아프게 할 때가 있기 때문이야. —노라

밤에 휴대 전화를 옆에 두고 자면 유방암에 걸린다?

거짓!

휴대 전화와 암에 대한 연구는 많지만, 둘 사이의 큰 **연관성을 입증할 만한 연구 결과는 아직 없어**. 휴대 전화나 스마트폰의 작동 원리는 무선 고주파라는 방사선을 이용하는 거야. 다양한 무선 고주파 방사선이 텔레비전, 라디오, 와이파이, 블루투스, 5G 통신망 등에 사용돼.

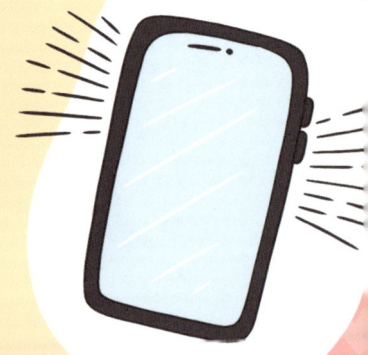

나는 걱정이 많은 편이야. 사실이 아니라고 해도, 머리에서 지울 수는 없더라고. 만약이라는 게 있잖아. 그래서 난 밤에는 휴대 전화를 내 방에 두지 않아.
-올리브, 14세

지구나 태양도 자연적인 형태의 무선 고주파 방사선을 방출한다고 해. 그리고 일반적으로 이런 방사선은 안전하다고 알려져 있어.

많은 사람들이 휴대 전화를 머리 가까이에 대고 사용하기 때문에 과학자들은 휴대 전화 사용이 뇌종양 발병을 증가시키지는 않는지 알아보는 연구를 지난 수년간 해 왔어. 하지만 휴대 전화 사용과 암 사이의 명확한 연관성은 찾지 못했어. 어린이 사용자를 포함해서 말이야. 물론 기술이 계속 바뀌기 때문에 연구도 계속 진행 중이지.

그래서 지금 여러 나라에서 휴대 전화를 되도록 몸에서 멀리 떨어뜨린 채 사용하라고 권하고 있어. 이런 행동이 방사선량을 줄이는 데 도움이 되니까 말이야. 통화할 때 이어폰이나 스피커를 사용하는 방법도 있겠지. 요즘은 블루투스를 이용한 무선 이어폰의 사용도 많이 늘었는데, 이것 또한 안전에는 큰 문제가 없다고 해.

한 보고에 따르면, 그럼에도 많은 부모들이 자녀가 침대 머리맡에 휴대 전화를 두고 자는 것을 반대한대. 유방암에 걸릴지도 모른다는 이유를 들면서 말이야.

그런데 부모님은 네가 스마트 폰에 중독이 될까 봐 걱정하는 걸지도 몰라. (그리고 내 생각에 이건 꽤 좋은 핑계인 것 같아. 너한테는 좀 미안하지만

> 침실에 휴대 전화를 둔다고 해서 뇌종양, 유방암, 그 밖에 다른 암에 걸릴 걱정은 하지 않아도 돼.

말이야. 그래도 네 건강을 위해서는 그 편이 훨씬 좋을 테니 부모님 말씀을 들어.)

가슴은 모든 여성의 성감대이다? **거짓!**

성감대란 우리 몸 중에서 성적인 자극에 민감한 부위를 말해. 가슴이 모든 사람, 특히 모든 여성의 성감대라고 생각하는 사람들이 많지만 그건 사실이 아니야.

　물론 가슴이 성감대인 사람도 있지. 가슴이나 젖꼭지를 만지면 성적 쾌감을 느끼는 사람도 많고. 그렇지만 누군가 자기 가슴을 만지는 걸 정말로 **싫어하는** 사람도 있어. 아무런 감정을 느끼지 못하는 사람도 있고 말이야. 어떤 사람들은 젖꼭지가 너무 민감해서 만지면 아프다고 해. 고통스러운데

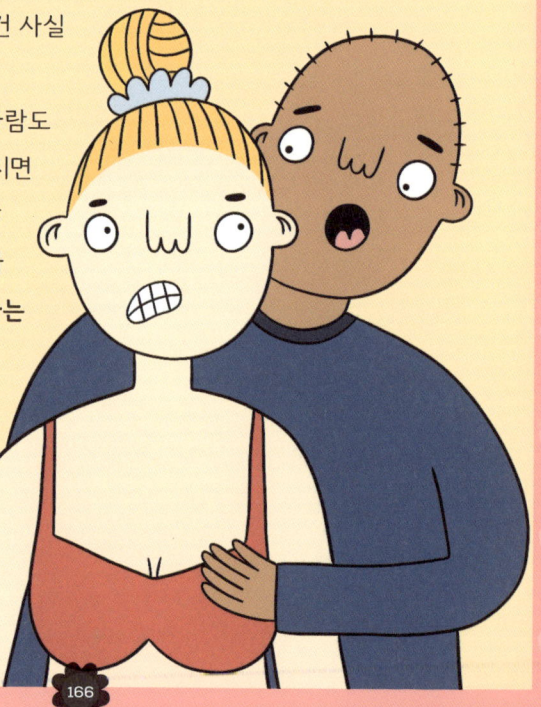

나는 누군가 내 가슴을 만지는 건 좋아. 하지만 키스를 하거나 빠는 건 싫어. -클레어, 40세

어떻게 성감대가 될 수 있겠어? 그나마 있던 성적 쾌감마저 사라져 버릴걸? 그러니까 다른 사람의 가슴을 만지고 싶다면 먼저 물어보아야 해.

가슴이 내게 성감대였던 적은 한 번도 없었어. 이것 때문에 항상 골치가 아팠지. 나와 성적 관계를 맺었던 사람들은 모두 내 가슴이 성감대라고 자기들 멋대로 생각해 버리더라고. 난 전혀 아닌데 말이야. -발라스카

먼저 물어보기만 한다면 난 누가 내 가슴 만지는 거 괜찮아. 그게 동성 친구라면 말이야. 그런데 이성 친구라면? 게다가 성적인 상황이라면? 난 별로야. -아누크, 18세

난 누가 내 가슴 만지는 거 너무 싫어. 남자 친구라고 해도 별로 좋지 않아. 남자들은 여자들이 그런 걸 좋아한다고 생각하지만 절대 아냐. 나는 다른 사람 가슴 만지는 건 좋아하지만 누가 내 가슴을 만지는 건 정말 싫거든. -디디, 16세

남자든 여자든 여성의 가슴이 성감대라고 생각하면서 자라는 것 같아. 오히려 그런 선입견을 지워 나가는 데 힘을 쏟아야 하겠지. 이것도 일종의 대상화이고, 주로 남성 이성애자들이 그렇게 생각하는 것 같아. 본인들이 가슴을 좋아하니까 여자들도 당연히 관심과 접촉을 좋아하리라고 단정 짓는 거지. -스카일러, 23세

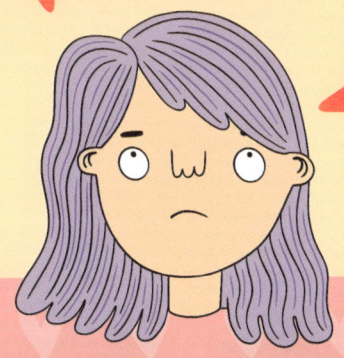

가슴이 처지는 걸 막을 수는 없다?

그렇기도 하고, 아니기도 해!

가슴이 처지는 이유는 다양해. 유전, 크기, 나이, 중력……. 시간이 흐르면서 가슴이 처지는 건 어쩌면 당연한 일이야. 체중 변화로 가슴이 커졌다가 작아졌다가를 반복해도 가슴이 처질 수 있어. 그리고 가슴이 처지는 건 그냥 네 몸의 변화일 뿐이지 절대 나쁜 게 아니야. 가슴을 지지하고 있는 쿠퍼 인대가 늘어나기 때문에 가슴이 처지는 것이거든. 이 인대는 한번 늘어나면 본래대로 되돌릴 수 없어.

> 66쪽 더 자세히

평소에 브래지어를 착용하면 가슴이 처지는 걸 막을 수 있다고 말하는 사람들도 있지만 확실하지 않아. 밤에 브래지어를 입고 자는 것도 마찬가지지. 대신 운동을 할 때 가슴을 잘 잡아 주면 쿠퍼 인대가 늘어나는 것을 어느 정도 예방할 수 있대. 그러니까 운동을 할 때는 네 몸에 맞는 스포츠 브라를 입는 게 좋겠지?

가슴이 처졌다고 해서 낙담할 필요는 없어. 네 가슴 모양이 마음에 안 든다면 그걸 교정해 주는 브래지어를 착용하면 되니까 말이야.

어떤 모양의 가슴이라도 멋져 보일 수 있어. 모든 건 관점에 따라 다르게 보이는 법이니까!

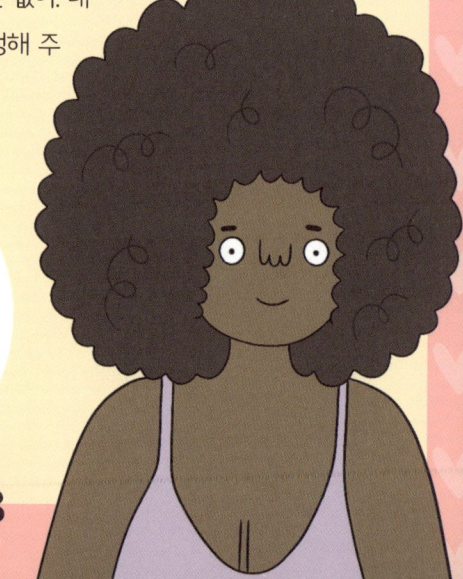

문제가 생긴 건 아닐까?

가슴에 나타나는 여러 증상 가운데 심각한 문제는 생각보다 많지 않아. 울퉁불퉁한 가슴, 아프거나 가려운 증상, 젖꼭지에 난 털, 분비물……. 불편할 수는 있지만 크게 걱정하지 않아도 되는 것들이 대부분이지. 그러나 가슴도 다른 신체 부위와 마찬가지로 이따금 의사의 진찰이 필요할 수 있어.

그런 사례를 몇 가지 소개하려고 해. **물론 병원에 가더라도 많은 경우 의사는 별일 아니라고 너를 안심시켜 줄 거야.** 때로는 혈액 검사나 초음파 검사 같은 걸 해 보자고 할 수도 있어. 어린 나이에 가슴 문제로 의사를 만난다는 게 쉽지는 않을 거야. 하지만 운전면허를 따는 일이나 브래지어를 착용하는 일처럼, 혼자서 병원에 가는 일도 네가 성인이 되면 언젠가 해야 할 일이야. 그렇다면 지금 해 보는 것도 나쁘지 않잖아? 그래도 어렵다면 146쪽 '의사 만나기' 부분을 다시 읽어 봐. 의사를 만나기 전에 네가 알아 두면 좋을 사항들을 정리해 놓았으니까 도움이 될 거야.

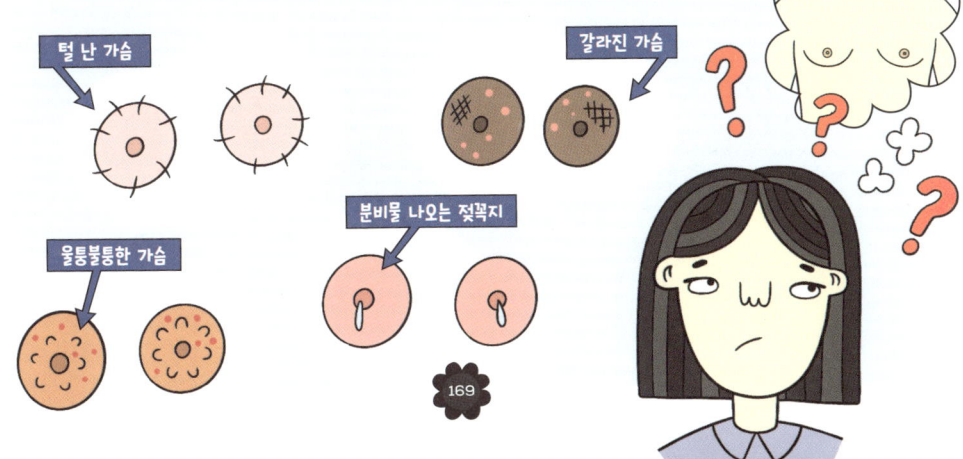

병원에 갈 때는 혼자 가도 되고, 어른과 함께 가도 돼. 이건 온전히 네 선택에 달렸어. 보호자 없이 따로 의사와 얘기하는 게 더 편하다고 느끼는 청소년도 많아. 물론 부모님과 함께 가도 전혀 문제 될 건 없지. 보호자가 진료실에 같이 들어간다면 네가 기억하지 못하는 세부 사항이나 가족 병력 같은 걸 의사에게 말해 줄 수 있으니까 도움이 돼.

이런 경우에도 원한다면 넌 따로 의사와 얘기할 시간을 가질 수 있어. 짧은 면담을 끝낸 다음 부모님더러 나가 달라고 요청할 수도 있고, 네가 먼저 의사와 얘기를 한 다음 부모님한테 들어오라고 할 수도 있지.

보호자 없이 의사와 단둘이 상담하는것이 많이 긴장된다면, 의사에게 말하고 싶은 것이나 질문하고 싶은 내용을 미리 적어 놓으면 도움이 될 거야.

> 너무 긴장해서 그런가, 딸이 진료실에서 얼어붙을 때가 종종 있어. 그래서 병원은 같이 가는 편이야. 필요한 얘기를 빠짐없이 하고 있는지 옆에서 지켜봐 주는 거지. 그런 다음 자리를 비켜 주면 좋겠냐고 딸에게 물어봐. 딸은 보통 그렇다고 대답하고, 나는 대기실에서 기다려. 내가 병원에 함께 가는 이유는 혹시 필요할지 모를 도움을 주기 위해서야. —유미

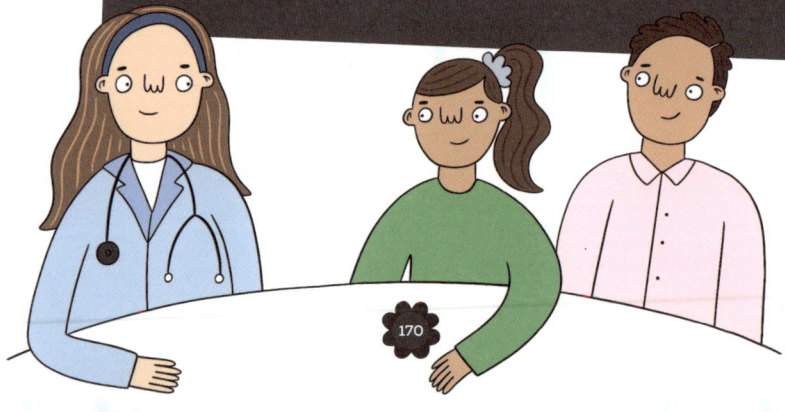

가슴에 난 털

유륜 가장자리에는 몇 개의 모낭이 자리 잡고 있어. 어렸을 때는 거의 티가 나지 않다가 사춘기가 되어 가슴이 발달하기 시작하면 이 모낭에서 털을 내보내. 이 털은 음모와 비슷하게 생겼어. 굵고 뻣뻣하지. 젖꼭지 주변에 난 털은 사춘기 호르몬이 제 역할을 하고 있다는 신호니까 너무 걱정할 것 없어.

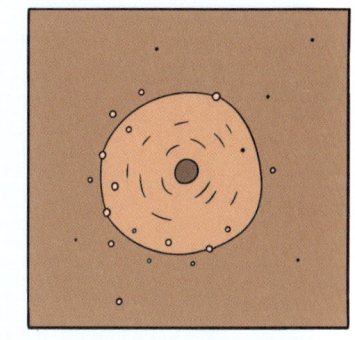

때로는 호르몬 불균형 때문에 털이 많아지기도 해. 두세 가닥이었던 털이 어느새 예닐곱 가닥으로 늘어나 있기도 하지. 온몸에 털이 많아지는 건 사춘기에 나타나는 자연스러운 현상이야. 일반적으로 여자보다는 남자의 체모 성장이 더 두드러지는 편이야. 그러니까 네 가슴 털이 다른 사람보다 많다는 생각이 든다면, 다른 부위도 한번 확인해 보는 것이 좋아. 예를 들어 유두가 아닌 가슴 부위, 가슴 사이, 배꼽 아래쪽 배 부분과 골반 주위 등 보통 여성의 몸에 털이 나지 않는 부위를 살펴보는 거지. 그곳에 털이 났다면 다낭성난소증후군을 의심해 볼 수 있어.

다낭성난소증후군이 있는 사람에게는 생리 불순이나 여드름 같은 증상이 함께 나타나기도 해. 정확한 원인은 밝혀지지 않았지만 비만한 사람에게 더 흔하다고 알려져 있어. 그리고 다른 질병에 먹는 약 때문에 가슴에 털이 나는 경우도 있어.

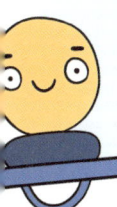
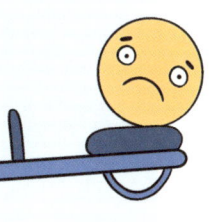

가슴에 난 혹

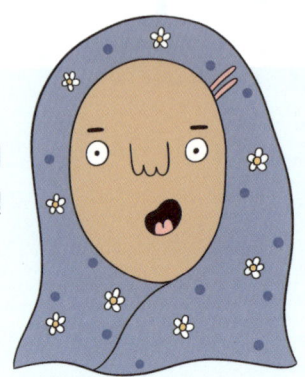

 때로는 전에 없던 혹이나 덩어리가 만져질지도 몰라. 하지만 너무 걱정하지 마. 그게 암일 확률은 아주 낮으니까.

섬유선종

10대의 유방에서 가장 흔히 볼 수 있는 혹은 '섬유선종'이라고 불리는 양성 종양이야. 보통 암을 악성 종양이라고 하거든. 그러니까 이건 암이 아니라는 얘기지. 그리고 섬유선종이 있다고 해서 유방암에 걸릴 확률이 높아지는 것도 아니야.

섬유선종은 보통 양쪽이 아닌 한쪽 가슴에서만 자라나고, 또 가슴 위쪽 절반 부위에만 나타나는 경향이 있지만 양쪽 가슴 어디든 생길 수 있어. 크기는 다양한데 작은 건 몇 밀리미터, 큰 건 몇 센티미터에 이르고, 드물게 5센티미터 이상 자라기도 한대. 또 생리 주기에 따라 크기가 변할 수도 있어. 보통 생리 직전에 약간 부풀어 올랐다가 생리를 시작하고 나면 다시 줄어들어.

섬유선종은 꽤 미끄러운 혹이라서 의사들이 '유방에 사는 쥐'라고 부르기도 한다나 봐. 검사할 때 요리조리 도망을 다닌다고 말이야. 어느 순간에는 덩어리가 만져지다가 다음 순간에는 옆으로 금세 움직이곤 한다는 거지.

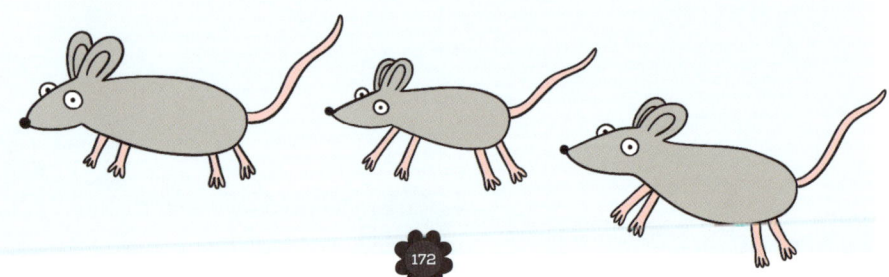

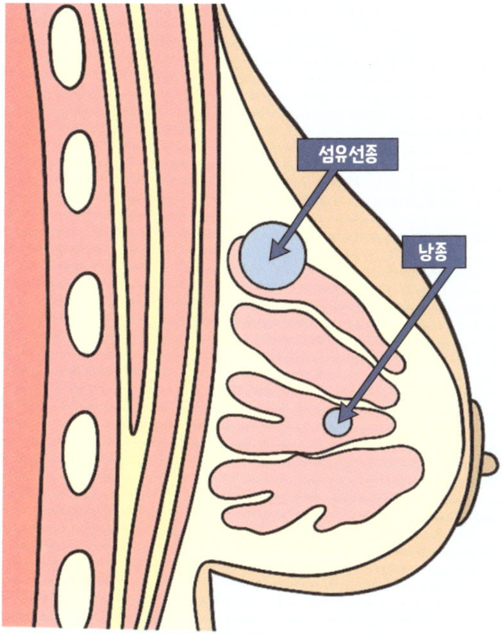

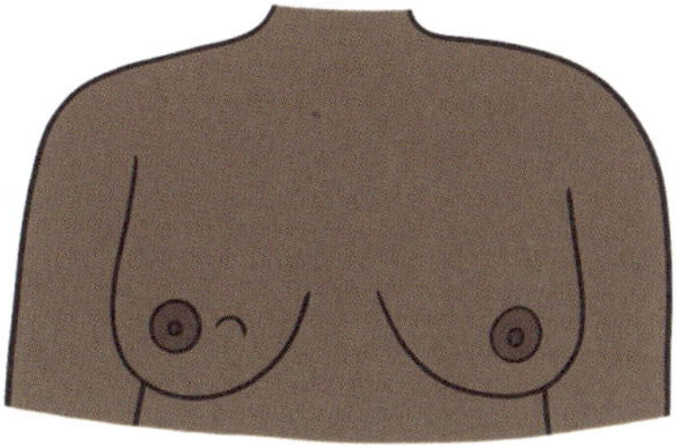

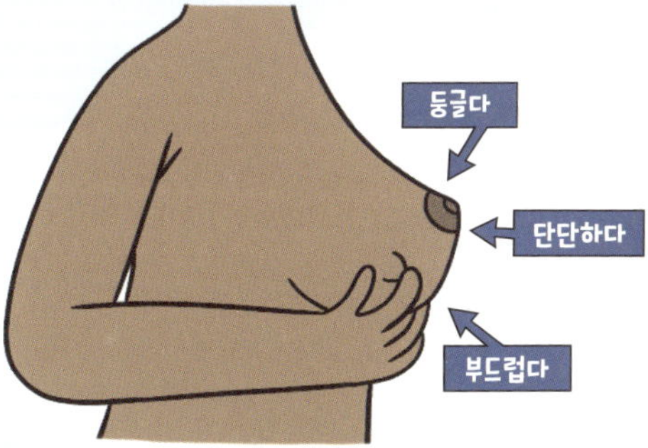

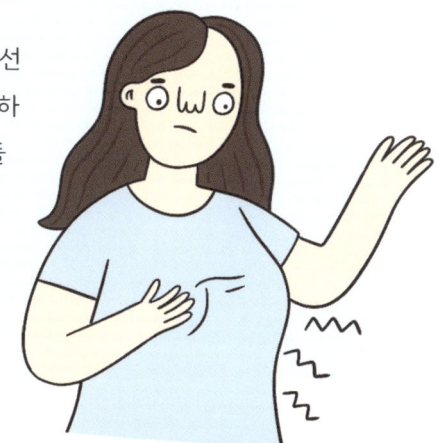

가슴에 생긴 혹이 섬유선종인지 확인하려면 검사를 해 봐야 해. 의사는 먼저 초음파 검사를 하자고 할 거야. 덩어리의 질감과 크기, 모양을 보기 위해서지. 경우에 따라 **조직 검사**를 권할지도 몰라. 섬유선종이 의심되면 확진을 위해 조직 검사를 해야 하거든. 섬유선종은 몇 년이 지나면 대부분 줄어들거나 사라지는 경우도 있지만 계속 남아 있거나 크기가 커진다면 유방 외과에 가서 수술로 제거를 해야 할 수도 있어.

174쪽 더 자세히

조직 검사가 뭐야?

조직 검사는 생체 조직의 일부를 떼어 내 분석하는 검사 방법이야. 생체 검사, 줄여서 '생검'이라고도 하는데, 보통 주삿바늘을 혹이나 덩어리가 있는 부분에 찔러 넣어서 조직을 채취한 다음 현미경으로 관찰해. 아마 넌 속으로 '네? 주삿바늘이라고요?' 이런 생각을 할지도 몰라. 하지만 너무 겁먹지는 마. 조직 검사는 국소 마취를 한 다음에 진행하기 때문에 너는 바늘이 들어가는 것조차 느끼지 못할 거야. 물론 마취제를 주사할 때는 살짝 따끔할 수도 있어. 하지만 60초 안에 감각이 없어져서 아무것도 느끼지 못하게 돼.

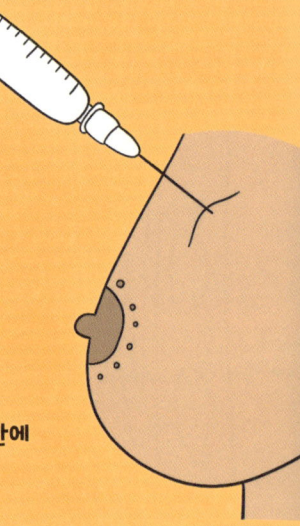

유방 촬영술? 나도 해야 하는 거야?

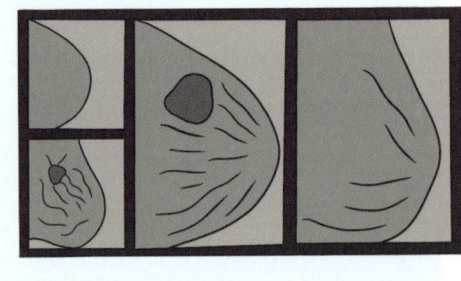

발목이나 손목이 삐거나 뼈가 부러지면 병원에 가서 엑스레이를 찍잖아. 유방 촬영술은 그런 엑스레이로 유방 내부를 찍는 거야.

하지만 10대에게는 별로 권장하지 않는 검사 방법이기도 하지. 성장 변화가 활발하게 일어나는 청소년의 가슴은 초음파로 검사하는 게 훨씬 더 안전하고 정확하다고 알려져 있어.

16쪽 더 자세히

172쪽 더 자세히

유방 촬영술은 유방암을 발견하기 위한 주요 검사 중 하나야. 검사는 그리 오래 걸리지 않지만, 찍는 과정이 조금 불편할 수는 있어. 촬영실에 들어가면 담당자가 네 가슴을 두 개의 판 사이에 넣고 꽉 누를 거야. 그렇게 해야 가슴 내부를 정확하게 촬영할 수 있거든. 하지만 누군가가 자기 가슴을 그렇게 짓누르는 게 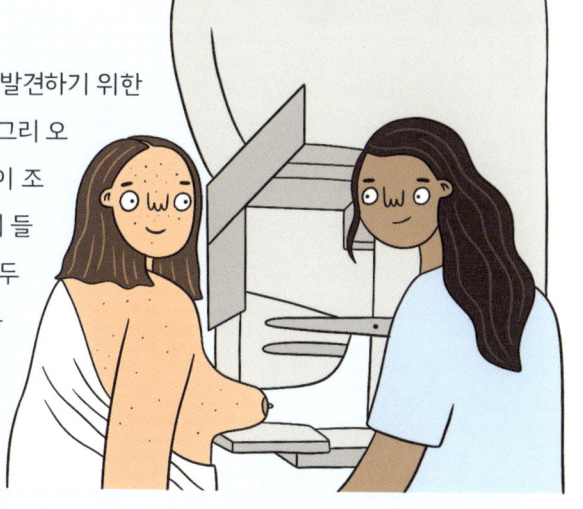 별로 즐거운 경험은 아니겠지? 충분히 불평할 만하다고 생각해. 검사가 끝나고 맛있는 도넛이나 아이스크림을 먹겠다고 해도 뭐랄 사람이 없을걸?

촬영은 보통 두 번 하는데, 가로 사진과 세로 사진을 함께 확인해야 하기 때문이야. 만약 35세 이상이고, 아래와 같은 증상들이 나타난다면 유방 촬영술을 받아야 해. 그러나 35세 이하라면 유방 촬영술이 아닌 초음파 검사를 받을 수 있어.

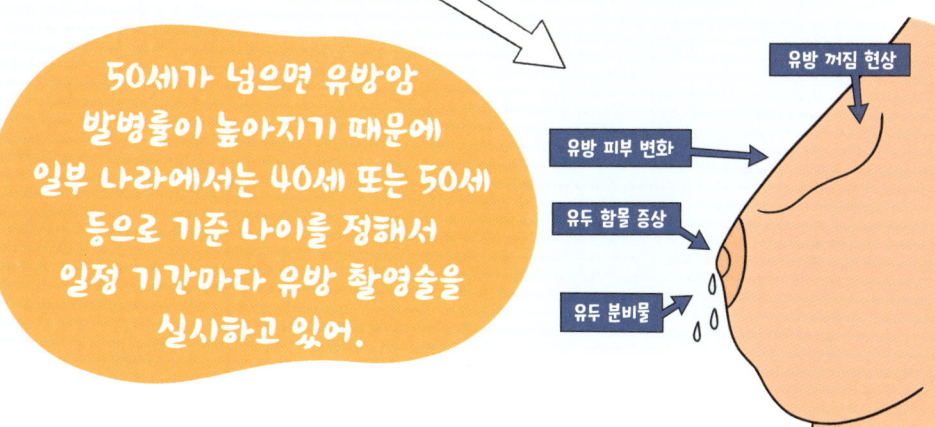

50세가 넘으면 유방암 발병률이 높아지기 때문에 일부 나라에서는 40세 또는 50세 등으로 기준 나이를 정해서 일정 기간마다 유방 촬영술을 실시하고 있어.

유방 낭종

낭종이란 체액으로 채워진 신체 내부의 주머니를 말해. 아주 작은 풍선을 떠올려 봐. 유방 낭종은 말 그대로 유방 안에 작은 주머니가 생기는 거야. 유선 조직에 흔히 생기는데, 이 조직은 생리 호르몬의 영향을 받아. 그래서 생리 주기에 따라 작은 낭종이 형성되거나 부풀어 오르다가 시간이 지나면서 작아지거나 없어지기도 해. 가끔 낭종이 사라지지 않고 점점 커질 때도 있어.

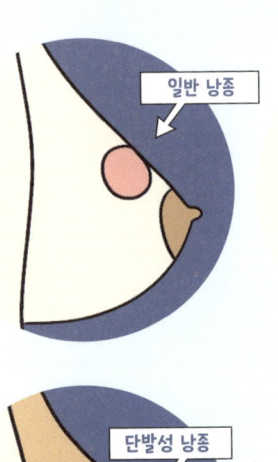
일반 낭종

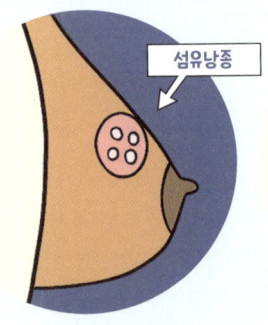
섬유낭종

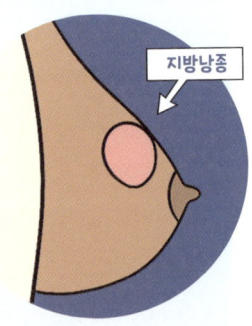
지방낭종

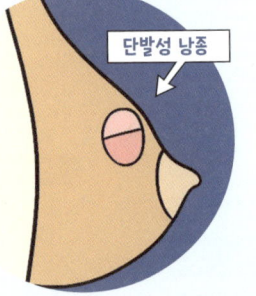
단발성 낭종

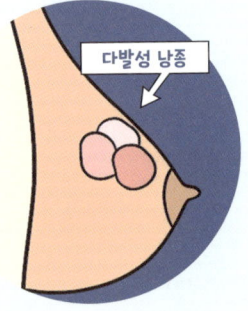
다발성 낭종

> 마흔 살 무렵에 가슴이 너무 아파서 병원에 갔더니 내 가슴에 혹이 여러 개 있다는 거야. 의사는 조직 검사를 해 보자고 했고, 결과를 기다리는 동안 나는 초조해서 미칠 지경이었지. 다행히 혹은 모두 양성 종양으로 밝혀졌어. 평범한 낭종이었던 거야. 휴, 얼마나 안심이 되던지……. -조나

대부분의 낭종은 특별히 치료하지 않아도 돼. 만약 통증이 있으면 의사가 진통제를 처방해 줄 거야. 생리통이 심할 때 먹는 약과 비슷한 약이야. 그리고 가슴이 아플 때는 편안한 브래지어를 입는 게 좋아.

가슴이 아플 때

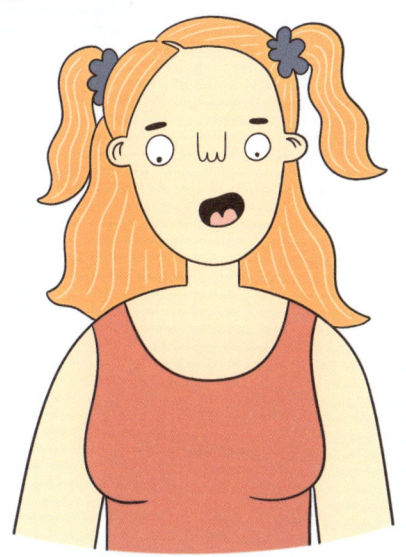
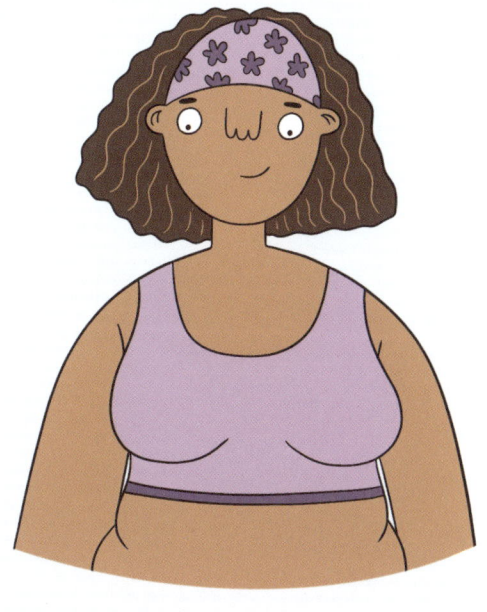

사춘기에 가슴이 아픈 건 성장통일 가능성이 크니까 너무 걱정하지 않아도 돼. 새로운 조직이 생겨나고, 커지고, 피부가 늘어나면서 가슴이 가렵거나 통증이 느껴지는 것뿐이야.

지난해부터 가슴이 커지기 시작했어. 조금 아프긴 했지만 심하지는 않더라고. '내 가슴에서 무슨 일이 일어나고 있구나.' 하는 생각이 드는 정도라고 할까? -그레이스, 13세

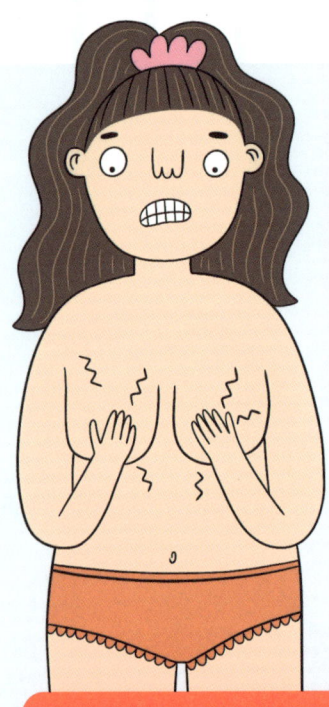

열한 살인가, 열두 살 때쯤부터 가슴이 자라기 시작했어. 내 사춘기는 가슴 통증과 함께 시작되었다고 봐야 해. 어느 날부터 가슴이 아프기 시작하더니, 얼마 지나지 않아 가슴이 튀어나오더라고. 적당한 크기가 될 때까지 통증은 이어졌어. 물론 항상 아팠던 건 아니야. 한 달에 한두 번 정도? 중학교 1학년이 되었을 때 통증은 거의 사라졌어. 그 뒤로도 가슴은 계속 자랐지만 별로 아프지는 않았어. -홀리, 15세

가슴이 아프긴 했지만 난 좋았어. 빨리 어른이 되고 싶었거든. 가슴이 아플 때마다 속으로 이렇게 생각했어. '이건 지금 내 가슴이 자라고 있다는 증거다.' -노라

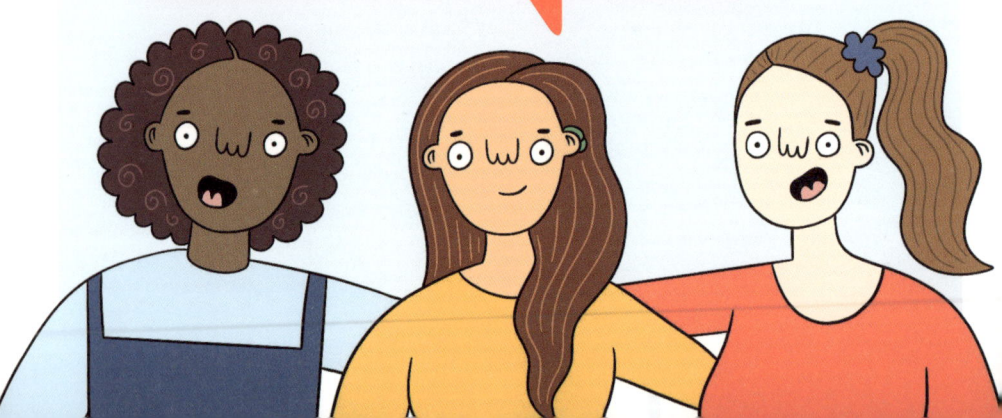

생리 주기와 가슴 통증

네가 만약 생리를 시작했다면, **생리 주기**에 따른 가슴 통증을 경험하게 될지도 몰라. 여성의 70퍼센트가 이런 주기적인 통증을 느낀다고 하거든. 보통 생리가 시작되기 전주에 가슴이 부풀어 오르면서 아프다가, 생리가 시작되고 나면 가슴도 꺼지고 통증도 사라져.

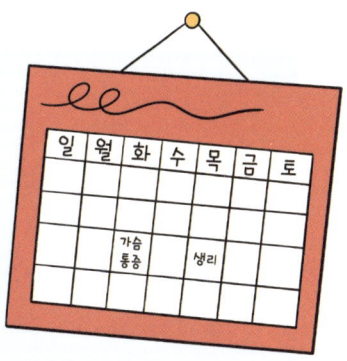

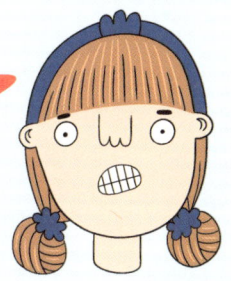

다달이 나를 힘들게 하는 신체 부위들이 있어. 가슴도 그중 하나지. -릴리, 17세

나는 딱 한 가지 문제가 있는데, 바로 생리 직전에 가슴이 너무 아프다는 거야. -아누크, 18세

생리 호르몬 때문에 가슴이 아픈 경우, 보통 양쪽 가슴이 같이 아파. 또 한 군데만 특별히 아프다기보다는 가슴 전체가 아프고, 심하면 겨드랑이까지 통증이 이어질 수 있어. 아픔을 느끼는 정도는 사람마다 달라. 비교적 가볍게 넘어가는 사람도 있고, 살짝만 건드려도 자지러지게 아파하는 사람도 있지. 섬유 낭종성 유방인 사람은 생리 전에 유방 통증을 느끼기가 더 쉽다고 해.

70쪽 더 자세히

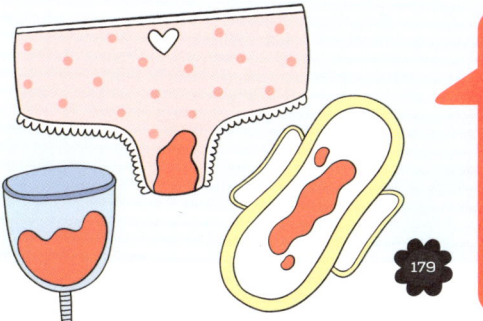

생리를 시작하기 일주일 전만 되면 가슴이 풍선처럼 부풀어 올라. 그리고 너무너무 아파. 누군가 내 옆에 오는 것조차 무서울 정도야. 실수로 내 가슴을 치기라도 한다면? 으아아아, 난 울어 버릴 거야. -베즈노

가슴 통증이 심할 때 바를 수 있는 약이 있어. 디클로페낙 성분이 든 겔 타입 약인데, 처방전 없이 살 수 있으니까 한번 찾아봐. 일반적인 진통 소염제도 효과가 있어. 가슴을 지지해 주는 브래지어를 착용하는 것도 도움이 되지. 그래도 통증이 너무 심할 때는 의사를 찾아가는 게 좋아. 정확한 진단을 받고, 도움을 받을 방법이 있는지 알아봐.

다른 통증의 원인

생리 주기와 관련이 없는 가슴 통증도 많아. 가슴이 아닌 가슴과 가까운 부위, 다시 말해 가슴 근육이나 갈비뼈에 염증이 생겨서 가슴이 아프기도 하고, 물리적인 부상 때문에 아프기도 하지. 예를 들어 날아오는 축구공에 맞았을 때처럼 말이야. 또 가슴이 큰 사람들은 유방의 무게가 쿠퍼 인대에 부담을 주기 때문에 종종 통증을 느끼기도 해.

유방을 감싸고 있는 피부 조직에 염증이 생기는 경우도 생각해 볼 수 있어. 보통 피부가 붉게 달아오르고 열이 나는 증상이 함께 나타나는데, 곤충에 물린 자국이나 긁힌 자국에서 감염이 일어날 수 있어. 하지만 최근에 수술을 받았다거나 면역 체계에 영향을 주는 질병을 앓고 있는 게 아니라면 이런 감염은 오래가지 않아.

또 다른 원인으로는 유방염이 있어. 박테리아가 유방 조직 안으로 침투해서 염증을 일으키는 것인데, 아주 강한 통증을 유발한다고 알려져 있어. 감염이 지속되면 유방 조직에 고름이 차는 유방농양으로 이어질 수도 있으니 유방

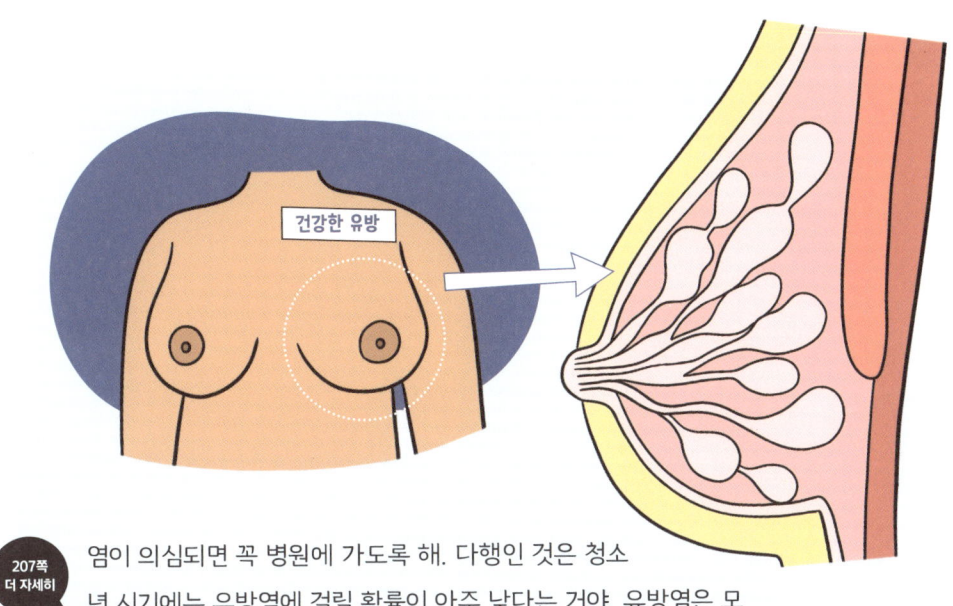

207쪽 더 자세히 염이 의심되면 꼭 병원에 가도록 해. 다행인 것은 청소년 시기에는 유방염에 걸릴 확률이 아주 낮다는 거야. 유방염은 모유 수유를 할 때 발생할 가능성이 크거든.

172쪽 더 자세히 섬유선종이나 낭종이 통증을 일으킬 때도 있어. 섬유선종이나 낭종은 꼭 제거해야 하는 종양은 아니지만, 크기가 너무 커지면 의사가 제거 수술을 권할 수도 있어.

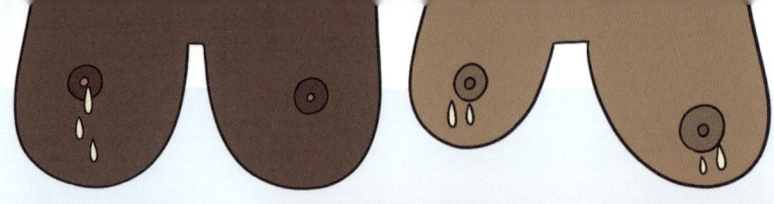

분비물

유두의 어느 부위를 짜면 하얀색 피지처럼 생긴 끈적끈적한 분비물이 나올 때가 있어. 정확히 말하면 유두가 아니라 유륜이라고 해야겠네. 유륜 주변에 작은 뾰루지처럼 보이는 부분 있잖아. 물론 이것 때문에 성가시다거나 고민이 되었던 적은 별로 없어. -클렘, 39세

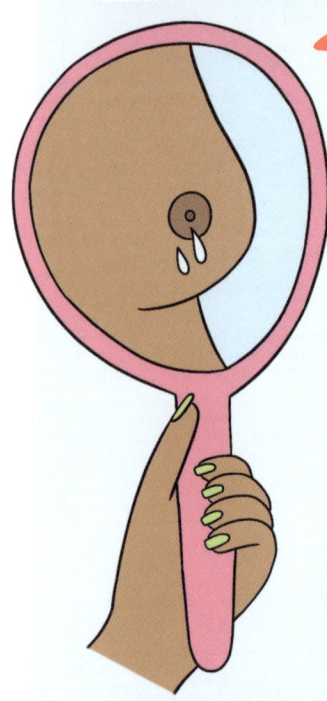

유륜에서 기름진 분비물이 나온다고 해서 걱정할 건 없어. 몽고메리 샘에서 나오는 것인데, 유두를 촉촉하게 유지하고 보호하는 역할을 해. 보통 아주 적은 양이 분비되기 때문에 눈에 잘 띄지도 않아.

71쪽 더 자세히

유두 분비물, 난 아기를 낳은 것도 아닌데 어떻게 된 거지?

젖꼭지에서 분비물이 나온다면 그게 혹시 몽고메리 샘에서 나오는 건 아닌지 먼저 확인해 봐야 해. 몽고메리 샘에서 나오는 분비물은 질감이 왁스 같고, 정상적인 신체 반응이니까 걱정하지 않아도 돼.

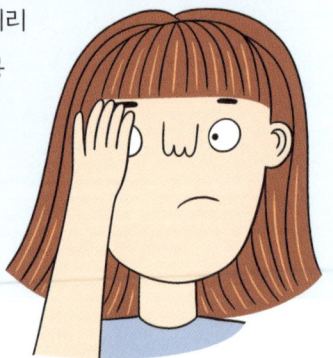

그런데 가끔 사춘기 유두에서도 맑은 액체 또는 노란색, 회색, 흰색 분비물이 새어 나올 때가 있어. 이것은 유방 조직이 젖을 만들도록 지시하는 프로락틴이라는 호르몬 때문에 생기는 증상이야. 프로락틴이 활성화되는 건 보통 임신을 했을 때야. 임신하지 않았는데도 유두에서 이런 액체가 흘러나온다면 프로락틴 수치를 확인해 보는 것이 좋아. 그리고 프로락틴 수치가 높아졌다면 그 원인을 찾는 것도 중요해. 프로락틴을 만드는 세포가 필요 이상으로 증식했을 수도 있고(이런 걸 '프로락틴종'이라고 해.), 호르몬 불균형, 약물 부작용, 스트레스 등도 프로락틴의 과잉 분비를 유발하는 원인이 될 수 있어.

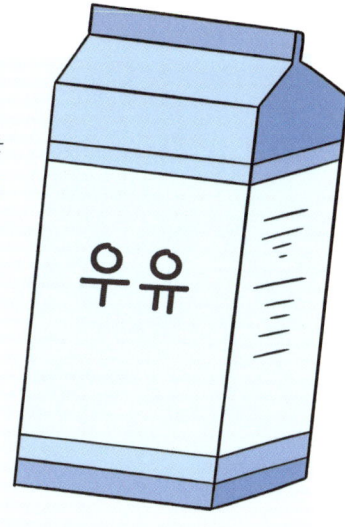

나는 열여덟 살 때 고프로락틴혈증 진단을 받았어. 혈중 프로락틴 수치가 높아지는 증상이지. 프로락틴은 젖을 만들라고 지시하는 호르몬이야. 임신을 했거나 모유 수유를 하고 있다면 이 호르몬이 활성화되겠지. 그런데 나는 열여덟 살이었잖아. 임신한 적도 없단 말이야. 하지만 내 가슴에서는 그야말로 젖이 뿜어져 나오고 있었어. 처음 진단을 받았을 때도 엠아르아이(MRI)를 찍었고, 2년 전에도 다시 검사해 봤어. 결과는 둘 다 정상이었어. 왜 나한테 그런 증상이 나타났는지는 의사도 정확히 몰라.

—알렉스, 36세

그리고 10대의 유두에서 투명하거나 누런 액체, 피가 섞인 액체가 흘러나오는 경우, 드물지만 유두종을 의심해 볼 수 있어. 유두종은 유관 안에 유두 모양의 작은 종양이 생기는 거야. 또 유관확장증이 있는 경우에도 분비물이 나올 수 있어. 유관확장증은 모유를 운반하는 유관이 커지고 굵어지는 건데, 그 결과 유관이 막히면서 그 안에 체액이 고이게 돼. 마지막으로 유방염 또한 유두 분비물을 유발하는 원인이 될 수 있지.

> 180쪽 더 자세히

임신하지 않은 10대에게 유두 분비물이 나오는 건 흔치 않은 일이니까 이런 증상이 나타났다면 병원에 가서 정확한 진단을 받는 게 좋아. 혹시 임신 경험이 있다면, 그게 오래전 일이라고 해도 남아 있던 모유가 흘러나오는 것일 수 있어.

> 147쪽 더 자세히

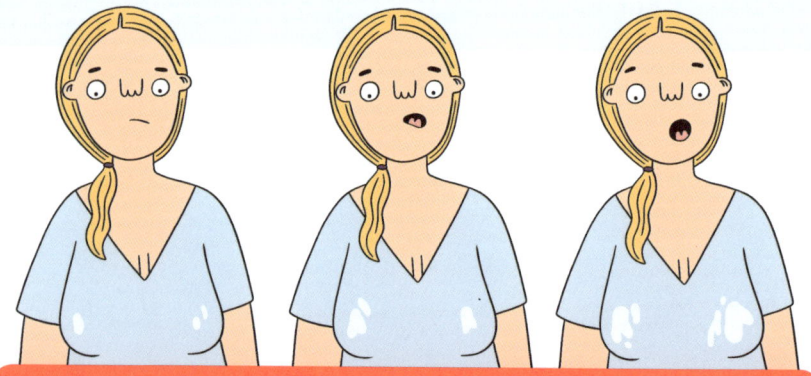

> 어느 날 집에서 유방 자가 검진을 하고 있었어. 그런데 젖꼭지에서 젖이 뚝뚝 떨어지는 거야. 나는 놀라서 병원으로 갔어. 의사는 심각한 문제일 수도 있겠다고 생각했는지 여러 가지 검사를 권했어. 하지만 다행히도 모든 게 정상이었지. 나를 진료했던 의사는 내가 2년 전 임신했을 때 유방에 남아 있던 모유가 흘러나온 것으로 진단했어. 와, 그럴 수도 있구나! -나디아

남아 있는 소년의 가슴

> 우리는 남성의 가슴에 대해 제대로 배운 적이 없는 것 같아. -야시, 16세

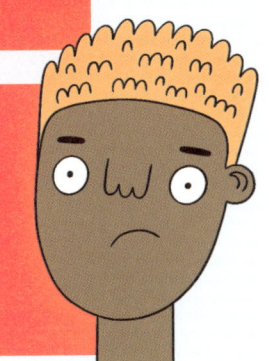

> 사춘기 때 생긴 가슴이 아직도 그대로 있어. 나는 지금 서른아홉 살이야. 내 몸무게는 늘었다 줄었다 해도 가슴은 늘 그 자리에 있어. 나는 요즘 사이클링에 푹 빠져 있는데, 덕분에 살도 아주 많이 빠졌지. 하지만 가슴은 여전히 그대로야. 뭘 어떻게 해도 없앨 수가 없더라고. -키스

사춘기 소년의 절반 이상이 가슴 발달을 경험해. 하지만 대부분은 아주 작고, 눈에도 거의 띄지 않아. 사춘기 소년의 가슴은 6개월에서 2년 정도 지나면 거의 사라져. 그런데 성인이 되었는데도 가슴이 사라지지 않고 남아 있는 사람들이 10퍼센트쯤 되지. 그런 사실을 그냥 받아들이는 사람도 있겠지만, 그것 때문에 스트레스를 받는 사람도 분명 있을 거야. '왜 이런 일이 일어난 거지?', '없앨 수는 없을까?', '다른 사람들이 나를 이상하게 생각하면 어떡하지?'

가슴 발달과 관련해서 궁금한 것이 있거나 걱정거리가 있다면 언제든지 의사를 찾아가 조언을 구할 수 있어. 그럼 의사는 네 상황에 맞는 여러 가지 해결 방법을 알려 줄 거야. 마음을 굳게 먹고 기다려 보라고 말할 수도 있고, 감정적인 어려움에 대해 상담을 해 줄 수도 있겠지. 심각한 경우 약물이나 수술에 대한 조언을 해 줄 수도 있어. 그러니까 일단은 편안한 마음으로 기다려 봐. 그리고 2년이 지났는데도 가슴이 사라지지 않는다면 병원에 가서 검사를 받아 봐.

> 147쪽 더 자세히

> 내가 남자인데 가슴이 생겼다면 나라도 그랬을 것 같아. 그냥 아무렇지도 않게 잊어버릴 수 있는 문제는 아니잖아. -릴리, 17세

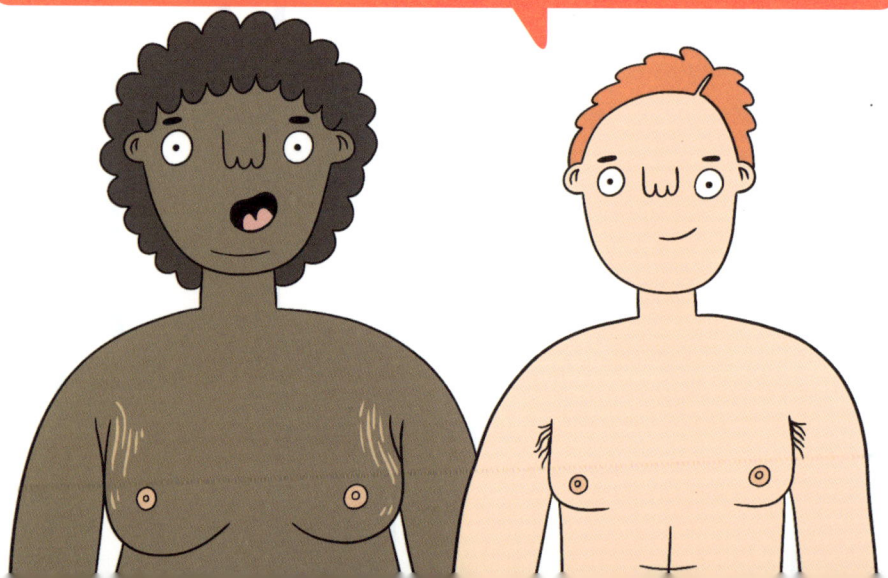

가슴 바꾸기

"가슴 크기를 바꿀 수는 없을까요?"
내가 23년 동안 '돌리 닥터'라는 칼럼을 쓰면서 정말 많이 받았던 질문이야. 손이나 발 크기를 바꾸고 싶다는 친구는 아무도 없었는데 말이야. —멜리사

가슴의 모양이나 크기를 바꾸고 싶다면 몇 가지 방법이 있어. 피어싱이나 성형 수술을 할 수도 있지. 하지만 이런 걸 원하더라도 가슴이 완전히 자랄 때까지 기다리라고 권하고 싶어.

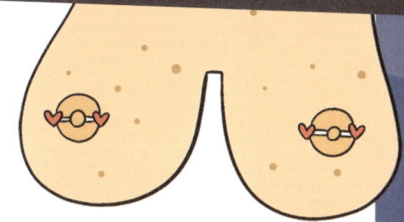

유두 피어싱

유두 피어싱을 꼭 해야 한다면 유륜이 아닌 유두(뾰족하게 튀어나온 부분)에만 하는 게 좋아. 그리고 다른 부위 피어싱과 마찬가지로 반드시 멸균 장비를 갖춘 전문가에게서 받아야 해. 피어싱을 하면 상처가 아무는 데 보통 6~8주가 걸려. 귀 피어싱보다 조금 더 걸리는 편이야. 가슴을 예쁘게 꾸미고 싶다거나 성감을 높이려고 피어싱을 하는 사람들도 있지만, 피어싱을 하고 나서 젖꼭지의 감각이 오히려 둔해지는 사람도 있어. 또 가슴 피어싱은 잘 관리하지 않으면 염증 같은 부작용으로 고생하기 쉬우니까 피어싱의 장단점을 빠짐없이 따져 보고 신중하게 결정하길 바라.

진짜 아팠어. 나는 입술이랑 배꼽에도 피어싱을 해 봤는데, 젖꼭지 피어싱의 고통이 최고였어. 인간이 느낄 수 있는 고통을 1에서 10까지 숫자로 표현한다면, 이건 거의 9라고 보면 돼. 그리고 빨리 아물지도 않아. 몇 달을 고생했는지 몰라. —조라

> 젖꼭지에 링 모양 피어싱을 하고 있었는데, 우리 고양이가 그걸 입으로 물어뜯어 버렸어. 젖꼭지가 완전히 떨어져 나갔지. 너무 아파서 소리도 제대로 못 질렀어. 지금도 흉터가 크게 남아 있어. -알리

피어싱을 하면 유두나 유방 조직에 감염이 일어날 수 있어. 또 모유 수유를 하는 경우 피어싱이 모유 생산량을 감소시키는 원인이 될 수도 있다고 해. 그 밖에도 피어싱으로 인한 흉터 조직이 모유 수유에 방해가 될 가능성이 있으니 모유 수유를 하기 전에 유두 피어싱은 고민해 볼 필요가 있어.

유방 확대술

가슴의 모양을 바꾸거나, 가슴의 크기를 키우고 싶은 사람은 보형물 삽입술 또는 유방 확대술을 받을 수 있어. 가슴 안에 특수한 보형물을 넣는 수술이지.

유방 보형물이란 플라스틱과 비슷한 합성 물질인 실리콘으로 만든 작은 주머니를 말하는데, 그 안에 또 다른 실리콘이 들어 있기도 하고, 멸균 식염수(소금+물)가 들어 있기도 해. 유방 보형물의 크기와 재질은 다양해.

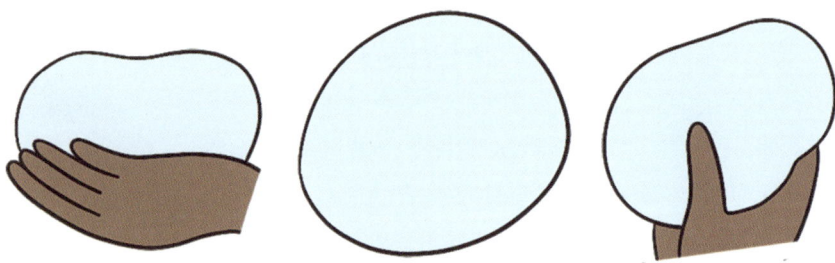

보형물을 삽입하는 위치는 보통 두 군데야. 유방 조직과 가슴 근육 사이에 넣기도 하고, 가슴 근육 뒤쪽에다 넣기도 해. 유방 확대술은 전신 마취를 해야 하는 수술이야. 수술 시간은 1~2시간 정도가 걸리고, 수술을 하고 나서 완전히 회복하기까지는 6주 이상 걸려.

유방 조직과 가슴 근육 사이

가슴 근육 뒤

유방 확대술은 자신감을 높여 줄 수 있는 수술이지만, 그에 따른 합병증이나 부작용도 분명 있습니다. 모든 수술이 그렇듯이 뒤따를 수 있는 위험을 충분히 고려한 다음에 결정하는 것이 좋습니다.
-조지나 콘라트 박사

유방 확대술은 한 번의 수술로 끝나는 게 아니야. 왜냐하면 보형물을 평생 쓸 수 있는 게 아니거든. 보형물이 오래되면 합병증이 발생할 확률이 높아지고, 합병증 때문에 재수술을 하는 경우도 꽤 많거든. 보형물은 꾸준히 추적 관찰해야 해. 만약 보형물에 손상이 발견되면 교체가 필요하지. 교체할 때 감당해야 하는 수술과 흉터도 생각해야 해. 그러니까 유방 확대술을 받으려면 재수술의 가능성도 충분히 고려한 다음 결정해야 한다고.

재수술의 유형은 아래와 같아.

- ★ 기존의 보형물을 제거하고, 새로운 보형물을 넣는 수술
- ★ 기존의 보형물을 재배치하는 수술
- ★ 새로운 보형물은 넣지 않고, 기존의 보형물만 제거하는 수술

7월 22일
- ♥ 보형물 교체
- ♥ 고양이 먹이 주기
- ♥ 엄마한테 전화하기

유방 확대술에 따르는 다른 위험도 있어. 일부 특정한 타입의 유방 보형물이 희귀암을 유발할 가능성이 있다는 사실이 밝혀졌어. 이 때문에 몇몇 업체의 보형물은 사용이 금지되었지. 또 수술을 받은 뒤 유두의 감각이 없어지거나 모양이 변하는 부작용이 따를 수 있고, 보형물 주변의 유방 조직이 딱딱해질 수도 있어. 한쪽만 그럴 수도 있고, 양쪽 다 그럴 수도 있지. 게다가 보형물이 수유를 방해할 가능성도 어느 정도 있다고 해.

절대 성급하게 결정해서는 안 됩니다. 다른 사람 말에 휘둘려서도 안 되고요. 저는 모든 환자들에게 상담을 여러 번 받아 보라고 권합니다. 아무리 유방 확대술을 받고 싶은 마음이 확고할지라도 신중하게 생각해서 나쁠 건 없으니까요. -조지나 콘라트 박사

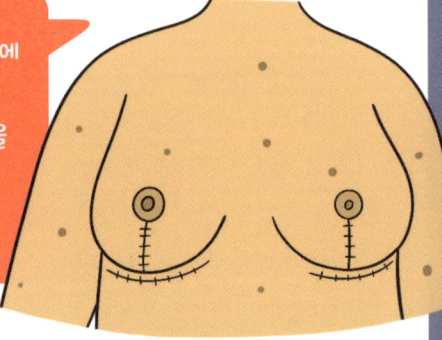

제 경우는 보형물 주변에 반흔 조직이 생기기 시작했습니다. 그리고 딱딱하게 굳었지요. 반흔 조직이란 상처가 났던 곳의 조직이 정상적으로 재생되지 않고 남은 섬유성 흔적을 말해요. 보기에는 괜찮았지만 가슴을 만져 보면 단단한 시멘트 덩어리 같았어요. 거의 20년을 그렇게 살았지요. 가끔 친구들이랑 반갑게 포옹을 할 때면 애들이 이렇게 말해요. "맙소사! 네 가슴 왜 이렇게 딱딱해?" 어떨 때는 친구를 꽉 끌어안고서 장난을 치기도 하는데, 그럼 애들은 이렇게 반응하지. "야, 그만해! 너무 아파!" -뻬타 프렌드, 트랜스프라이드 오스트레일리아 설립자

제시카의 경험

돌이켜 보면 그때는 내 자존감이 참 낮았던 것 같아.

나는 여러 성형외과를 돌면서 상담을 받았어. 의사가 말했지. "자, 어느 정도 논의가 된 것 같군요. 원한다면 2주 안에 수술을 받을 수 있습니다." 나는 "좋아요."라고 대답했어.

의사는 내가 겪을 수 있는 부작용을 설명해 줬어. 큰 수술이니까 감염이나 괴사가 일어날 수 있다고 설명했고, 수술 후 상처를 관리하는 방법도 알려 줬지. 하지만 암 발병률이 높아진다는 건 말해 주지 않았어. 2차 수술이 필요하다거나, 보형물을 교체해야 할 거라는 말도 해 주지 않았고. 그래서 나는 그 수술 한 번으로 모든 게 다 끝나는 줄 알았어.

엄마는 슬퍼했어. 내가 외모를 바꾸고 싶어 한다는 사실과 그걸 위해 많은 돈을 써야 한다는 사실 때문에 말이야. 그래서 나는 가족에게 말하지 않았어.

수술하는 날에는 긴장되고 설레는 마음이 컸어. 수술은 빨리 끝났어. 회복실에서 깨어났을 때 엄청난 통증을 느꼈지.

정말 힘든 시간이었어. 일주일 동안은 너무나 아팠고, 다시 달릴 수 있게 되기까지 6주나 걸렸어.

보형물을 넣으면서 가슴을 들어 올리는 수술도 함께 했어. 유두 주위와 가슴 중앙 아래에 커다란 상처가 생겼지. 보기에 별로 좋지는 않았어. 피가 나고 멍도 시퍼렇게 들어 있었으니까. 붕대를 풀기까지 2주가 걸렸던 것 같아.

모든 것이 끝난 뒤 나는 행복했어. 새로운 가슴이 생겼고, 그 모든 걸 해낸 나 자신이 강해진 느낌이었어.

3개월 동안은 수술용 브래지어를 착용해야 했고, 수영은 할 수 없었어. 그리고 다시 평범한 옷을 입을 수 있게 되었을 때 나는 정말 기뻤어. 예전부터 입어 보고 싶었던 옷을 마음껏 입을 수 있게 되었지. 나는 더 과감해지고, 자신감도 생겼어.

다행히도 가슴이나 유두의 감각은 크게 달라지지 않았어.

달라진 건 사람들이 나를 대하는 태도였지. 가슴에 관한 이상한 선입견이 있잖아. 가슴 큰 여자는 보통 멍청할 거라는 생각. 오랜 직장 동료 몇 명이 내 소셜 미디어를 스토킹하고, 내가 가슴 수술한 것에 대해 험담을 한 적도 있었어.

크리스마스에 집에 갔더니 엄마가 말했어. "우리 딸 정말 예쁘구나. 내가 수술에 반대했던 건 네가 외모를 바꿔야 한다는 부담감을 느끼는 게 안타까웠기 때문이야. 하지만 네 몸이고 네 돈이야. 그걸 가지고 뭘 하든 다 네 맘이야. 그러니까 남들이 하는 말에 신경 쓰지 마." 그때 엄마의 말이 큰 위로가 되었어.

이 모든 건 3년 전 일이야. 지금 난 서른 살이 되었지. 수술하고 나서 초반에는 가슴을 강조하는 옷을 많이 입었는데, 요즘은 딱히 그렇지도 않아. 남자 친구가 생겨서 그런지 편한 옷을 더 많이 입어.

나는 후회하지 않아. 하지만 다시 하라면 글쎄? 할 수 있을지 모르겠어. 너무 많은 일들을 겪었거든.

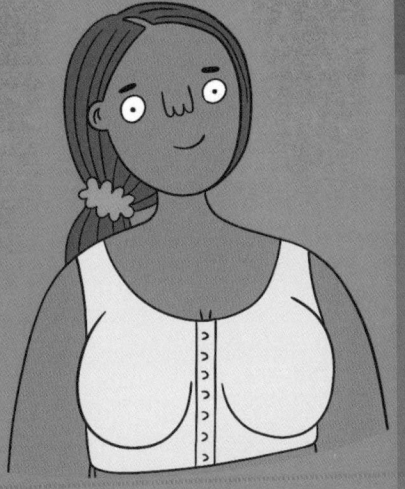

성형외과 의사의 조언

성형에 대한 광고들이 많습니다. 광고만 보면 성형이 매우 간단한 것 같지만 실제로는 절대 그렇지 않아요. 마취 때문에 사망하는 환자도 적지 않습니다. 모든 수술에는 위험이 따릅니다. 정말 진지하게 생각해야 해요. 수술을 하고 싶어 하는 사람들에게 저는 강조합니다. 모든 정보를 다 확인하라고요.

무조건 수술하지 말라는 얘기가 아닙니다. 예를 들어 양쪽 가슴이 심하게 비대칭이었던 사람이 수술을 하고 나서 심리적인 안정을 찾았다면 그것도 의미가 있겠죠. 또 가슴의 크기가 심한 스트레스였던 사람은 수술 후 만족감을 얻기도 합니다.

유방 확대술은 감염과 흉터 조직이 생길 위험이 있으며, 아무는 데 3개월이 걸립니다. 일단 보형물을 삽입하고 나면, 나중에 분명 추가 수술이 필요해질 거예요. 이런 사실을 모르는 사람들이 정말 많더군요. 또 임신하거나, 살이 찌거나, 빠졌을 때 수술한 가슴의 모양이 자신의 몸매와 어울리지 않게 될 수도 있어요.

본인의 상황과 부작용에 대한 충분한 정보를 얻고 심사숙고해서 결정하는 것이 좋습니다.

유방 축소술

유방 축소술은 유방 조직을 제거해 가슴 크기를 줄이는 수술이야. 가슴이 너무 커서 불편하거나, 외모 때문에 가슴을 줄이고 싶은 사람들이 받을 수 있어. 보통 유방 조직, 지방 조직, 피부를 한꺼번에 잘라 내는 수술인데, 전신 마취를 해야 하고, 수술 시간은 2~5시간 정도 걸려.

소녀의 경험

열세 살 때부터 가슴 때문에 옷을 수선해야 했어. 가슴 축소 수술을 처음 생각한 건 열여섯 살 때였어. 병원에 갔더니, 의사 선생님이 열여덟 살까지 기다리라고 하더라고. 열여덟 살이 되었을 때 병원에 다시 갔냐고? 아니. 돈이 없었거든. 부모님은 내가 수술할 필요가 없다고 생각했고, 그래서 부모님의 도움은 받을 수가 없었어.

그렇지만 가슴을 줄이고 싶은 내 열망은 사라지지 않았어. 나는 항상 스포츠 브라를 입었고, 그 위에 크롭 톱을 덧입었지. 셔츠가 터질까 봐 여분의 단추도 달아야 했어.

서른네 살이 되었을 때, 드디어 수술을 할 수 있을 만큼의 여윳돈이 생겼어. 불행도 견딜 만큼 견뎠다고 생각했지.

나는 엄마와 함께 성형외과에 갔어. 가기 전에는 정말 긴장을 많이 했어. 내 가슴을 의사에게 보여 줘야 하니까. 아무에게도 들키고 싶지 않은 비밀이 까발려지는 기분이었다고나 할까? 다행히도 진료는 무리 없이 끝났어. 의사는 친절했고, 수술에 대한 설명도 자세히 해 줬어. 나는 수술을 하기로 마음먹었어. 이미 준비가 되어 있었으니까.

그래도 걱정이 되긴 했어. '혹시 수술이 잘못되는 거 아닐까?', '상태가 더 나빠지는 건 아니겠지?', '울퉁불퉁하거나 못생긴 가슴이 되면 어떡하지?', '내 모습을 잃고 싶지 않은데, 너무 많이 바뀌는 건 아니겠지?'

유방 축소술은 내가 생각했던 것보다 훨씬 큰 수술이었어. 회복 과정도 무척 고통스러웠지. 물론 몰랐던 건 아니야. 모든 과정에 대해 미리 설명을 들어서 알고는 있었지만, 듣기만 하는

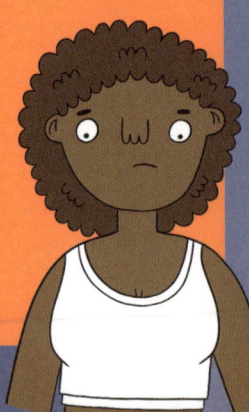

것과 실제로 겪는 것은 차원이 다르더라고. 난 그렇게까지 아플 거라고는 상상도 못 했어.

유방 축소 수술을 하면 가슴 아래쪽에 닻 모양의 흉터가 생겨. 유륜에서 아래로 한 줄, 그리고 거기서 양쪽으로 두 줄.

정말 많은 부분이 잘려 나갔어. 커다란 유방 조직을 잘라 낸 다음 내부 조직을 봉합하고, 그다음에는 피부를 봉합했어. 유륜의 일부도 절제했어. 유방 축소술은 확대술과는 비교도 안 되게 힘든 수술이야.

마취에서 깨어났을 때 나는 침대에 묶여 있었어. 왜냐하면 절대 움직이면 안 되니까. 그냥 누워 있는 것조차도 너무 아프고 힘들었어. 일주일 동안 엄마가 옆에서 간호해 주었지. 나는 아무것도 할 수가 없었어. 밥을 먹을 때도, 옷을 갈아입을 때도 엄마의 도움이 필요했어. 혼자서는 돌아눕거나 일어나 앉을 수도 없었어. 아무튼 모든 것이 끝났을 때 나는 안심했어. 결과가 무척 만족스러웠거든.

의사가 붕대를 풀었을 때 나는 내 기도에 응답을 받은 것 같은 기분이었어. 가슴은 눈에 띄게 줄어들어 있었고, 훨씬 당당해 보였어. 몸도 가볍게 느껴졌고, 피부 당김도 없었지. 그뿐만이 아니었어. 더 이상 옷을 수선하지 않아도 된다는 게 너무 기뻤어. 스포츠 브라를 집어 던지고 예쁜 브래지어를 샀어. 크롭 톱 없이 브래지어 하나만 입고 외출을 할 수 있다니! 그리고 이전에는 꿈도 못 꾸었던 오프숄더 브라도 입을 수 있었어.

외출하는 것이 너무나 신나고 재미있었어. 내 인생에 새로운 장이 펼쳐진 것 같았지. 그리고 그동안 큰 가슴이 나에게 얼마나 부정적인 영향을 끼치고 있었는지도 깨달았어.

내 후회는 딱 하나야. 수술을 왜 더 빨리 하지 않았을까? 그건 나만을 위한 선택이었어. 다른 누구에게 잘 보이고 싶어서가 아니라, 온전히 나만의 행복을 위한 선택이었다고 당당히 말할 수 있어. 누가 뭐래도 난 좋아. 절대 후회하지 않아!

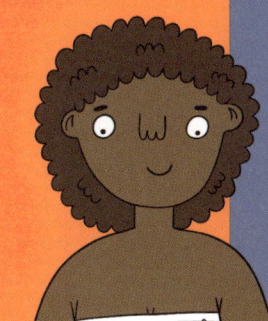

남자도 유방 성형을 할 수 있어. 남자는 여성형 유방을 치료하기 위한 목적으로 유방 축소술 또는 유방 제거술을 받는 경우가 많아. 사춘기가 지났고, 과체중이 아닌데도 유방이 눈에 띄게 남아 있다면 병원에 가서 의사와 상담을 해 보는 게 좋아. 경우에 따라 지방만을 제거하는 지방 흡입술을 받을 수도 있고, 유방 조직을 모두 제거하는 절제술을 받을 수도 있어. 이 둘을 동시에 진행하기도 하지.

> 수술을 하고, 상반신에 붕대를 감은 채 6주를 보냈어. 수술 결과는 썩 만족스럽지 않았어. 쓴 돈에 비해서 크게 달라진 걸 못 느끼겠더라고. '1만 2000달러를 낭비했군.'이라는 생각이 들었어. 그만큼 실망했다는 말이야. '운동을 더 열심히 할 걸 그랬나?' 하는 생각이 들기도 했어. 지금 옛날 사진을 보면 이런 생각이 들어. '대체 내가 왜 그랬을까? 나 괜찮아 보이는데? 잘생겼잖아! 그렇게 뚱뚱해 보이지도 않고 말이야.'
> -제이미

> 어린 친구들에게 내가 해 주고 싶은 조언은 이거야. "다른 사람이 뭐라고 하든 신경 쓰지 마라. 네가 스스로 괜찮다고 생각한다면 괜찮은 거다. 다른 사람들이 아니라고 한다면 그들이 틀린 거다." -마크

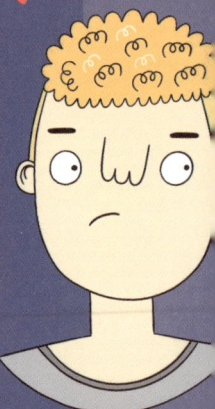

변하는 신체에 대한 불편함

커 가면서 생기는 신체 변화가 너희를 두렵거나 불편하게 만들 수도 있어. 가슴이 자라면서 챙겨 입어야 할 속옷이 늘어나고 신경 쓸 일이 생기니까. 어쩌면 가슴이 자라지 않길 바랄 수도 있어.

가슴에 대해 느끼는 감정이나 경험은 사람마다 달라. 그게 바로 인간의 놀라운 다양성에서 오는 흥미로운 특징이라고 할 수 있지. 가슴이 있거나 없거나 별로 불편하지 않은 친구들도 다른 신체적 특징들, 예를 들면 체모의 양 같은 걸 바꾸고 싶어 할 수도 있어.

> 내 가슴은 꽤 이른 나이에 발달한 편이어서 놀림을 많이 받았어. 초등학생 때 가슴이 나오기 시작하면 애들이 가만두지 않으니까. "야, 저것 좀 봐. 쟤는 벌써 가슴이 나왔어!" — 스카일러, 23세

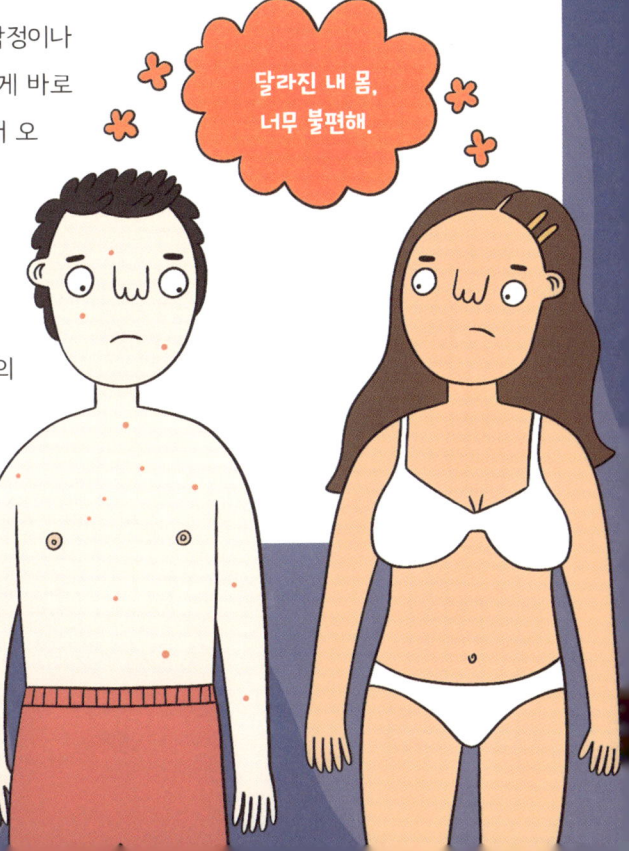

달라진 내 몸, 너무 불편해.

가슴 압박하기

가슴이 판판하게 보이길 원하는 사람들이 있어. 이런 사람들은 주로 바인딩이라는 걸 하는데, 가슴 주변을 천으로 단단히 감아서 압박하는 거야. 바인딩을 위해 특수 제작된 옷을 바인더 또는 가슴 압박 조끼라고 해.

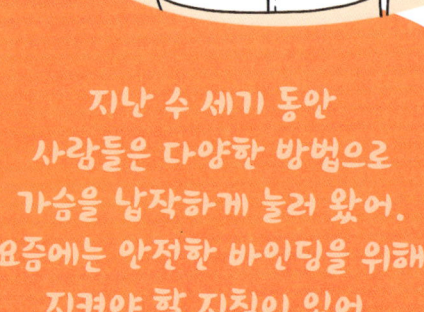

지난 수 세기 동안 사람들은 다양한 방법으로 가슴을 납작하게 눌러 왔어. 요즘에는 안전한 바인딩을 위해 지켜야 할 지침이 있어.

바인더를 너무 꽉 조이면 안 돼. 잘못하면 갈비뼈에 손상이 갈 수도 있고, 호흡 곤란이 올 수도 있거든. 또 적절한 천을 사용해야 해. 안 그러면 피부에 문제가 생길 수 있어. 요즘에는 안전하고 편안한 바인더가 많이 나와 있으니까 그중에서 자기 몸에 맞는 바인더를 고르는 것도 방법이야.

바인더를 너무 오래 착용하는 것도 문제가 될 수 있어. 보통 6~8시간이 지나면 바인더를 벗는 게 좋고, 밤에는 절대 입고 자면 안 돼. 공기가 통하지 않는 천이나 테이프를 사용해서도 안 되고, 다른 접착제를 쓰는 것도 좋지 않아. 단단한 스포츠 브라를 바인더 대신 사용할 수는 있어.

가슴 압박 브라나 바인더를 착용하지 않고 붕대나 천을 이용해 가슴을 압박하는 건 건강에 해로워.

바인더는 브랜드마다 가격대가 다양해. 요즘엔 오래 착용해도 편안한 바인더도 판매되고 있어.

성장기에 잦은 바인더 사용은 건강한 성장을 방해할 수 있어. 필요한 시점에 네가 불편함을 느끼지 않는 정도로만 착용하도록 해.

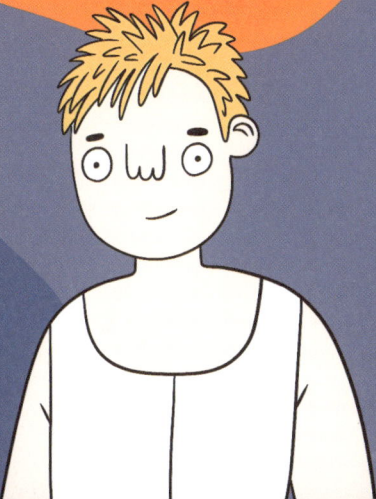

와이엇의 경험

나는 열여덟 살이야. 6학년 때 사춘기를 맞았는데, 내 가슴은 정말 컸어. 허리가 아플 지경이었지. 난 날마다 생각했어. '이건 저주야! 난 가슴을 원하지 않는다고!' 혼란과 슬픔이 뒤섞인, 정말 힘든 시간이었어.

나는 내 가슴을 받아들이려고 노력했어. 한동안은 엄청 여성스러운 옷만 입고 다녔지. 나의 정체성을 부정하는 단계였던 것 같아.

처음 바인딩을 시작했을 때는 스포츠 브라를 입었어. 그리고 이후에는 낡은 스타킹을 잘라서 가슴을 칭칭 동여맸지. 결코 좋은 바인딩 방법이 아니란 건 나도 알아. 하지만 열네 살 때 내 가슴은 DD컵이었는데 사이즈가 너무 커서 제품으로 나오는 바인더를 입을 수가 없었어. 나는 어렸고, 웬만하면 외출도 잘 안 했어. 엄청 위험한 방식으로 바인딩을 하고 있었고, 그것 때문에 가슴 통증도 심했지. 그래도 어쩔 수 없다고 생각했어. 열여섯 살 때 처음으로 제대로 된 바인더를 갖게 되었어. 정말 신세계였지. 힘들게 가슴을 칭칭 감는 대신 옷 하나만 입으면 된다니!

지금은 테스토스테론을 복용한 지 2년이 다 되어 가. 3개월 뒤에는 가슴 수술을 할 예정이야. 나는 가까운 사람들 앞에서만 바인더를 풀어. 그 사람들은 나를 편견 없이 봐 주거든.

나와 비슷한 감정을 겪고 있는 어린 친구들에게 이런 말을 해 주고 싶어. 네가 느끼는 불편함이 영원하지는 않을 거라고. 신체 위화감은 슬프게도 모든 트랜스젠더가 겪어야 할 숙명 같은 거지만, 그것도 시간이 지나면 점차 나아질 거야. 그리고 네 몸과 평화를 이룰 방법을 꼭 찾게 될 거야.

나는 내 삶을 사랑해. 내 정체성을 확인시켜 준 사람들과 함께할 수 있어서 너무 행복해.

사춘기 억제제

트랜스 소년에게 사춘기가 찾아오면 어김없이 가슴이 발달하게 될 테고, 생리도 시작하게 될 거야. 이러한 몸의 변화가 너무 큰 스트레스를 준다면 사춘기를 잠시 멈추게 하는 호르몬 약을 먹는 방법이 있어. 물론 이런 약을 무턱대고 복용할 수는 없어. 호르몬 약을 처방받으려면 부모님과 함께 의사와 상담하고 필요한 절차에 따라야 해.

> 16쪽 더 자세히

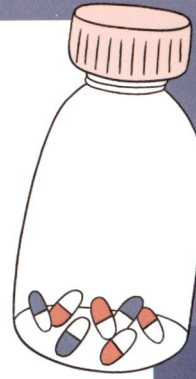

가슴 제거하기

트랜스 남성이 가슴을 제거하고 싶을 때는 유방 절제술을 고려해 볼 수 있어. 탑 수술이라고도 하는 이 수술은 전신 마취를 해야 하는 큰 수술이야. 그렇기 때문에 호주에서는 18세 미만의 청소년이 탑 수술을 받는 것이 법으로 금지되어 있어. 하지만 관련 내용에 대해 의사에게 조언을 구할 수 있지.

트랜스 가슴

트랜스 소녀도 사춘기가 되면 근육이 발달하고, 수염이 나고, 고환이 커질 거야. 이런 신체 변화를 멈추고 싶다면 트랜스 소년과 마찬가지로 사춘기 억제제를 처방받는 방법을 고려해 봐야 해.

> 호르몬 약을 복용하고, 몸이 변하는 것을 지켜보는 것은 두 번째 사춘기를 겪는 것과 비슷합니다. 한 가지 다른 점이 있다면 이번에는 내 의지에 따라 몸이 변하고 있다는 것이지요. 내가 호르몬 치료를 시작했을 때 매일 아침 거울 앞에 서서 제 모습을 비춰 보곤 했어요. 제가 원하던 젠더의 신체적인 징후를 확인하고 싶었거든요. 가장 기다렸던 건 가슴이었어요. 그리고 3개월이 지났을 때 가슴 몽우리가 생기기 시작했지요. -떼타 프렌드

여성스러운 몸매를 원하는 몇몇 트랜스 소녀들은 특수 브래지어를 착용하기도 해. 실리콘이나 작은 스펀지 쿠션이 들어 있는 브래지어야. 그리고 실제로 가슴이 커졌으면 좋겠다고 바라기도 하겠지. 이런 경우 가슴을 성장시키는 성호르몬을 처방받을 수 있어. 호주에서는 18세 미만의 트랜스 소녀가 사춘기 억제제나 성 확정 호르몬을 처방받고 싶다면 부모나 법적 보호자의 동의가 있어야 해. 그리고 그런 결정을 할 만큼 충분히 성숙하고 분별력이 있다는 의사의 판단도 필요해. 부모나 법적 보호자가 사춘기 억제제 처방을 동의하지 않는 경우 가정 법원에 승인을 요청할 수 있어.

젠더 서비스

호주에서는 젠더에 관한 다양한 문제를 상담하고 해결해 주는 서비스를 운영하고 있대. 젠더 다양성 문제에 직면한 사람들의 고민을 잘 이해하는 훈련된 전문가들로 구성되어 있지.

젠더 서비스는 젠더 다양성을 가진 사람들과 그들의 커뮤니티를 지지하고, 필요한 정보를 제공해 주는 역할을 해. 학교에서 젠더 다양성을 가진 아이들과 그 가족들을 어떻게 대해야 하는지 교육을 하기도 하고, 필요하다면 젠더 다양성을 가진 청소년의 치료 계획을 함께 세우기도 하지.

젠더 다양성을 가진 아이들도 지지받고 사랑받는 환경에서 자랄 권리가 있어. 그러한 환경이 형성된다면 아이들 스스로 잘해 나가리라 믿어.

탑 수술을 받고 처음 가슴을 확인했을 때는 별로 달라진 걸 느낄 수가 없었어. 수술로 인한 부기가 너무 많이 남아 있었거든. 마침내 부기가 다 빠졌을 때, 나는 벅차오르는 감정을 느꼈어. 뭔가가 제대로 들어맞는 느낌이 들었지. 이제 바인더를 착용하지 않아도 된다니! 밖에 나갔을 때 낯선 사람들이 나를 남자로 대하는 걸 보고 너무나 기뻤어. -스카일러, 23세

스물세 살 때 호르몬 치료를 시작했어. 내 젠더를 인정하기로 했지. 나는 여전히 '전환'이라는 말을 쓰기도 하는데, '인정'이란 말이 훨씬 긍정적인 방식의 단어인 것 같아. 전환이라는 말에는 새로운 것을 대체하는 느낌이 있지만, 인정한다는 것은 항상 그랬던 것을 재확인하고 받아들이는 거니까 젠더 정체성에 더 어울리는 말이라고 생각해. 모든 과정이 나에게는 흥미로운 경험이었어. 호르몬을 복용하면서 가슴 몽우리가 생기기 시작했지. 가슴이 자랄 때는 정말 너무 아팠어. 하지만 내가 원한 만큼 가슴이 커지지 않아서 2015년에는 보형물 삽입 수술을 했어. 인생이 바뀌는 경험이었지. 가슴은 내 정체성의 일부가 되었어. 가슴 없는 삶이란 이제 상상할 수 없어. -빅토리아 앤서니, 30세

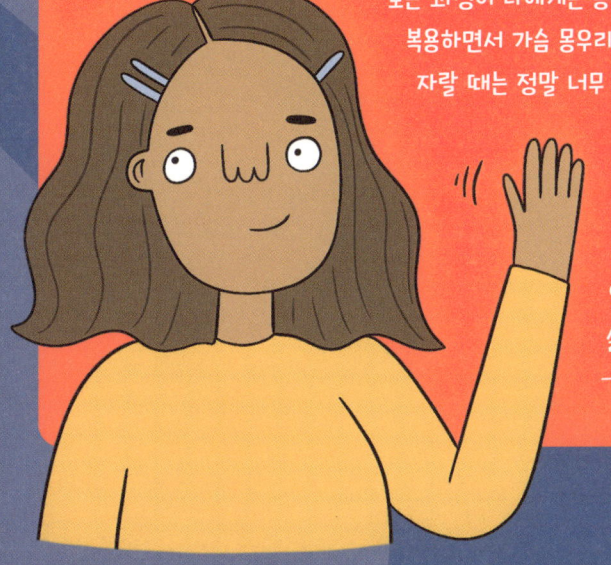

그레이스의 경험

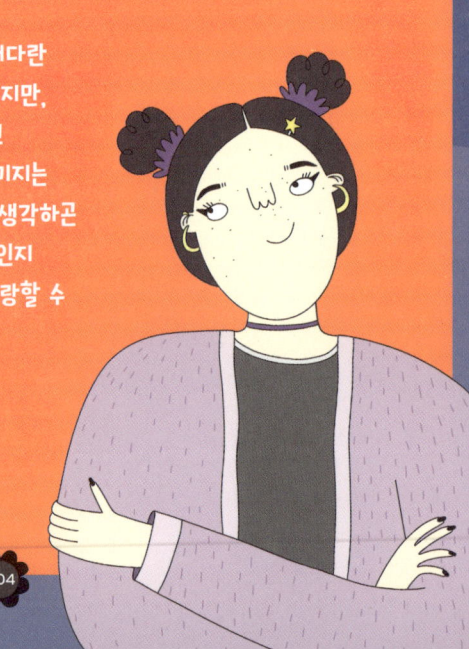

나는 스무 살이야. 열두 살 때 나는 '전구에 불이 켜지는 순간'을 경험했어. 나는 내가 트랜스젠더라는 것을 깨달았고, 얼마 뒤에 커밍아웃을 했어. 열세 살 때 테스토스테론 차단 요법을 시작했고, 열다섯 살 때는 에스트로겐을 투여하기 시작했지.

나는 아주 말랐었는데, 그 뒤로 살이 조금 찌기 시작했어. 에스트로겐 때문에 체형이 바뀐 거야. 가슴도 B컵이나 C컵 정도가 되었고, 엉덩이도 커졌어. 나는 자신감이 생겼어. 드디어 내 자리를 찾은 느낌이 들었거든. 호르몬으로 인한 나의 신체 변화는 나를 실현하는 과정이었어.

신체 이미지는 트랜스젠더에게 아주 커다란 문제야. 사람마다 느끼는 불쾌감은 다르겠지만, 전환은 성별 위화감을 없애는 과정이라고 생각해. 어렸을 때 내가 가졌던 신체 이미지는 너무나 나빠서 나는 내가 지옥에 있다고 생각하곤 했어. 호르몬을 복용하면서 나는 내가 누구인지 자신감을 가지게 되었고, 나 자신을 더 사랑할 수 있게 되었어.

내 인생과 함께하는 가슴

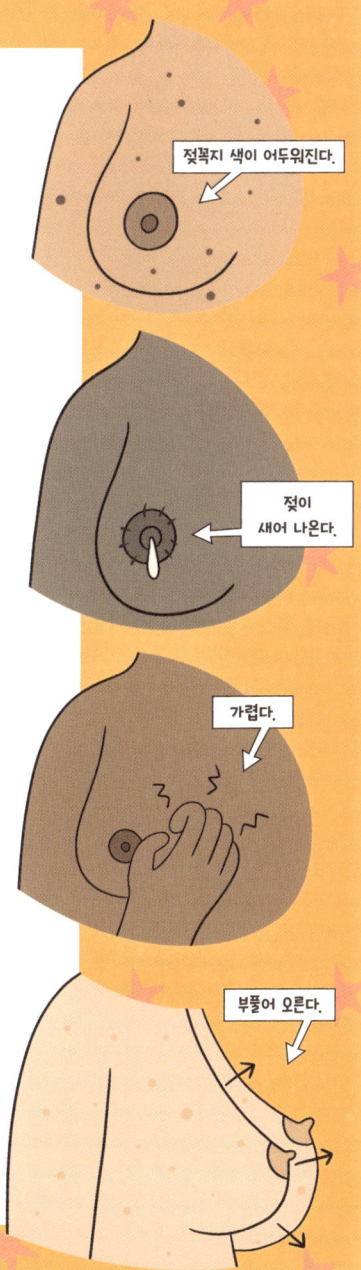

임신하면 생기는 일

임신과 모유 수유에 대해서는 할 말이 정말 많아. 따로 책을 써도 모자랄 정도지. 하지만 너에게 너무 먼 이야기일 테니 여기서 자세하게 다루지는 않을게. 대신 네가 알아 두면 좋을 기본적인 사항 몇 가지를 알려 줄게. (물론 더 자세한 정보는 나중에 임신을 준비할 때 찾아보아도 늦지 않아.)

임신을 알 수 있는 첫 번째 단서는 가슴의 변화야. 임신을 하면 가슴이 달라진 느낌이 들어. 가슴이 엄청 아프거나 쑤실 수도 있고, 젖꼭지가 민감하게 느껴질 수도 있어. 임신을 하면 모유를 빨리 만들어 내야 하기 때문에 유방이 부풀어 오르기 시작해. 크기 변화는 사람마다 다르지만, A컵이었던 가슴이 D컵까지 커지는 사람도 있어. 젖꼭지도 통통해지고, 유두와 유륜의 색도 어두워져. 유두를 촉촉하게 유지해 주는 몽고메리 샘도 부풀어 오를 수 있어.

💬 69쪽 더 자세히

> 난 아이를 낳고 나서 새 가슴을 얻었어! 내 가슴은 평생 밋밋했거든. 나는 가슴 좀 커지게 해 달라고 기도를 하곤 했어. 그런데 아이를 낳고 나서 그 소원이 이루어졌지 뭐야! 지금은 D컵이 되었어. 모유 수유가 끝난 뒤에도 가슴은 꺼지지 않고 그대로 남았어. 나중에 조금 처질 수는 있겠지만, 난 내 새로운 가슴이 마음에 쏙 들어. -나디아

모유 수유

출산을 하고 나면 호르몬이 뇌로 신호를 보내. 그럼 뇌는 다시 가슴에 신호를 보내고, 그렇게 모유 생성 세포의 스위치가 켜지는 거야.

처음 3~4일 동안은 투명하거나 노란빛이 살짝 도는 액체가 나와. 양도 별로 많지 않아. 일반적인 모유 색이 아니라서 대수롭지 않게 생각할 수도 있겠지만, 갓 태어난 아기에게는 황금과도 같은 젖이야. 이걸 초유라고 해. 하루에 몇 티스푼 정도밖에 나오지 않지만 아기를 감염으로부터 보호해 주는 마법 같은 성분이 들어 있어. 초유는 아기의 면역 체계를 강화하는 역할도 해.

3일 정도 지나면 우리가 생각하는 일반적인 모유가 나오기 시작해. 아기가 젖꼭지를 빨기 시작하면(또는 유축기로 젖을 짜기 시작하면) 가슴이 더 부풀어 오르면서 모유 생산량이 늘어나(하루 평균 약 400밀리리터). 아기가 태어나고 2주 동안은 양이 꾸준하게 늘다가 그 뒤로는 하루에 500밀리리터에서 1리터 정도의 모유가 꾸준하게 만들어져.

모유에는 아기가 앞으로 몇 달 동안 성장하는 데 필요한 영양소들이 골고루 들어 있어.

꼭 출산을 해야만 젖이 나오는 건 아니야. 유산을 하거나 임신 중절(낙태)을 해도 젖이 나와. 하지만 젖이 계속 만들어지려면, 아기가 엄마의 젖꼭지를 빠는 등의 자극이 계속 주어져야 하는데, 그게 없다면 모유 생산은 자연스럽게 중단돼. 물론 바로 멈추는 건 아니고, 경우에 따라 며칠 또는 몇 주까지도 이어질 수 있어. 젖이 멈추지 않고 계속 나온다면 모유 생산을 멈추게 하는 약을 의사에게 처방받을 수 있어.

모유 수유에도 약간의 기술이 필요해. 아기를 낳는다고 해서 누구나 수유를 척척 해내는 건 아니야. 어떤 사람들에게는 쉽지 않은 일이 될 수도 있지. 이런 사람들을 위해 모유 수유 상담을 전문으로 하는 의사도 있대.

> 말 그대로 아들이 내 가슴을 모조리 빨아들이는 느낌이었어. 모유 수유가 끝난 뒤, 내 가슴은 완전히 쪼그라들었어. -클레어, 40세

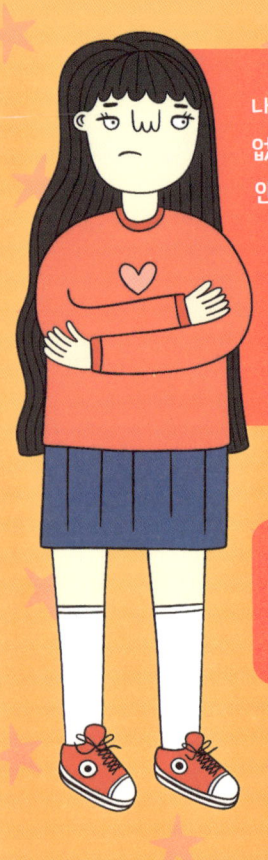

나는 모유 수유에 두 번이나 실패했어. 내 가슴이 그렇게까지 인기가 없었던 적은 없었는데 말이야. 여러 가지 방법을 써 봤는데도 잘 안 되더라고. 수유가 안 될 때는 유축기 앞에 앉아 있었어. 자그마치 8개월 동안이나! 8개월 동안 하루에 여섯 번 유축을 한다고 생각해 봐. 정말 쉬운 일이 아니야. 둘째 아이를 가졌을 때는 두 달 정도 유축을 했고, 그 뒤로는 포기했어. -넬리, 46세

젖을 내려보내라, 오바!

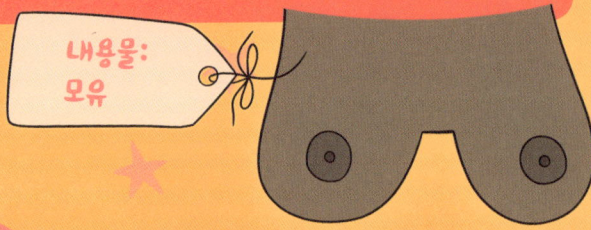

가슴이 커서 수유가 쉬울 줄 알았는데, 꼭 그렇지도 않더라. 젖도 알아서 그냥 나오는 게 아니었어. -베르나데트

내용물: 모유

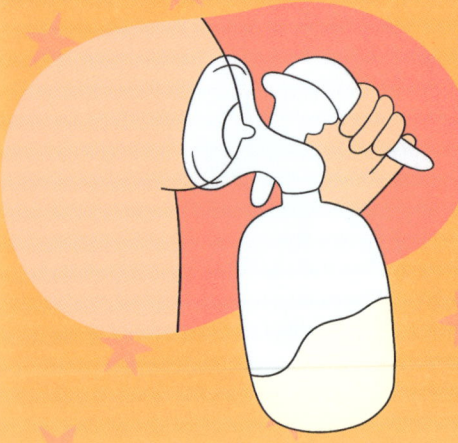

내 가슴은 정말 납작했어. 가슴이 있긴 한가 싶을 정도였지. 이래서 수유를 제대로 할 수 있을까 걱정이 많았어. 하지만 아기가 태어나고 놀라운 일이 벌어졌어. 내 빈약한 가슴이 제 역할을 해내는 걸 보고 난 정말 깜짝 놀랐지. 내 아이들에게 젖을 줄 수 있다는 사실이 너무나 기뻤어. -킴

유방암

유방 조직이 있는 사람이라면 누구나 유방암에 걸릴 수 있어. 여성, 남성, 트랜스젠더 및 젠더 다양성을 가진 사람……, 모두 예외일 수는 없지. 다행인 것은 젊은 사람, 특히 10대 청소년이 유방암에 걸릴 확률은 아주 낮다는 거야. 유방암이란 일부 유방 조직의 세포가 변이를 일으키고, 이 변이된 세포가 자가 증식을 통해 걷잡을 수 없이 커지는 것을 말해.

> 어렸을 때부터 유방 자가 검진을 해 왔어. 학교에서 배웠거든. 어느 날 침대에 누워서 가슴을 만져 보는데, 이상한 덩어리가 만져지는 거야. 유방암은 아닐까 너무 겁이 나서 다음 날 바로 병원에 갔어. —발라스카

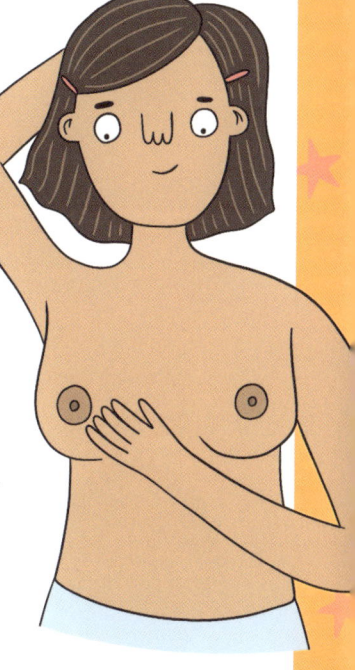

유방암은 흔한 암이야. 다른 암에 비해서 발병률이 높다는 얘기야. 한국에서는 해마다 약 2만 4000명의 여성, 700명의 남성이 유방암에 걸린대.

유방암에도 종류가 있어. 유방의 어떤 조직에서 암세포가 발생했는지에 따라 몇 가지 유형으로 나뉘는데, 소엽과 유관에 발생하는 암이 가장 많다고 해.

> 유방암에 걸리고 나서 나는 내 몸을 사랑하게 됐어. 내 몸을 더 수용하는 자세를 갖게 된 거지. 유방암 때문에 좋아진 게 있다니 참 아이러니하지? 그렇다고 절대 다시 겪고 싶지는 않아.
> — 발라스카

일단 유방암 진단을 받고 나면, 의사는 암세포가 어디까지 퍼졌는지 확인하는 검사를 해. 그 결과에 따라 유방암 치료 방법이 달라지지. 암 덩어리가 있는 부위만 잘라 내기도 하고, 어떨 때는 유방 전체를 잘라 내기도 해. (유방 절제술에 대해서는 아래에서 더 자세하게 다룰게.)

암에 걸렸다고 해서 너무 겁먹을 필요는 없어. 치료 방법은 꾸준히 발전하고 있고, 특히 유방암의 생존율은 아주 높은 편이니까. 유방암 때문에 사망하는 경우는 흔치 않다는 얘기야. 모든 암이 그렇듯 유방암도 조기 발견이 중요해. 그러니까 자가 검진을 꾸준히 하고, 40세 이상의 성인이라면 1~2년마다 유방 촬영술이나 초음파 검사를 해 보는 게 좋아.

유방암의 원인에 대해서는 특별히 알려진 게 없어. 그러나 다른 모든 암처럼 나이, 유전, 비만, 음주, 흡연 등이 유방암 발병률에 영향을 끼칠 수 있다고 해.

유방 절제술

유방 절제술은 모든 유방 조직을 제거하는 수술이야. 유방암의 일반적인 치료 방법이기도 하지. 전신 마취를 해야 하고, 회복하는 데 6주 정도가 걸려.

유방을 잘라 내면서 동시에 유방 재건 수술을 받는 사람도 있어. 유방이 있었던 자리에 보형물을 삽입하는 거지.

또 어떤 사람은 그냥 밋밋한 채로 두는 것을 선호하기도 해. 재건 수술은 바로 할 수도 있지만 몇 주, 몇 달, 몇 년 뒤에 할 수도 있어.

나는 유방 절제 수술을 받고 나서 내 가슴을 쳐다볼 수가 없었어. 꽤 오랫동안 그랬던 것 같아. 1년 동안은 가슴 한쪽이 없는 채로 지냈어. 그래도 여전히 데이트를 했고, 좋은 남자들을 만났어. 내 가슴이 한쪽밖에 없다는 사실을 전혀 신경 쓰지 않는 남자들이었지. 그건 내게 정말 좋은 경험이었어. 나를 있는 그대로 사랑해 줄 사람이 많다는 것을 알게 되었으니까.
-발라스카

가장 친한 친구와 함께 마지막 상담을 받으러 갔어. 내가 말했어. "둘 다 제거해 주세요." 내 친구가 물었지. "정말 괜찮겠어?" 나는 대답했어. "응, 괜찮아!" 만약 내가 새로운 가슴을 원했다면 의사는 내 복근을 잘라 내야 했을 테고, 그런 걸 상상하니까 내가 마치 프랑켄슈타인의 실험실에 누워 있는 것 같다는 생각이 들었어. 사람들이 가진 고정 관념에 나를 끼워 맞추기 위해 가짜로 뭔가를 만들어야 한다는 게 화가 났어. 나는 내 결정을 후회한 적이 없어. 나는 평평한 내 가슴을 사랑해. -비키

리사의 경험

40대 중반이 되었을 때 내 친구 타시가 말했어. 데이비드 존스 백화점에 가면 여성복 코너 옆에 '로즈 클리닉'이라는 작은 병원이 있는데, 거기서 유방 촬영술을 받을 수 있다고 말이야. 나는 쇼핑을 하러 갔다가 로즈 클리닉에 들러서 일명 '가슴을 쥐어짜는' 검사를 받았어. 2주 뒤에 의사에게 연락을 받았는데, 양쪽 유방 모두 조직 검사를 해 보는 게 좋겠다는 거야. 조금 겁이 나기 시작했지. 조직 검사를 받을 때는 너무 아파서 울었어. 간호사가 내 손을 잡아 주더라.

타시와 함께 조직 검사 결과를 들으러 다시 병원에 갔어. 너무 무서웠지. 나는 친구의 손을 꽉 잡았어. 의사는 내 유방에서 미세 석회를 발견했다고 말했어. 아, 얼마나 다행이었는지……. 2주 뒤에 나는 석회 제거 수술을 받았고, 일주일 동안 붕대를 감고 있었어. 지금은 유두 주위에 3센티미터 정도의 흉터가 남았어. 하지만 흉터 따위는 전혀 신경 쓰이지 않아. 그 정도로 끝난 게 그저 고마울 뿐이야.

주름진 가슴

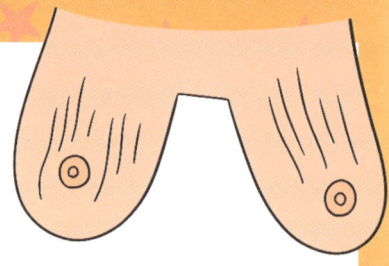

나이가 들면 호르몬 분비도 줄어들고, 가슴의 모양도 바뀌어. 이건 자연스러운 변화야. 다른 피부와 마찬가지로 가슴에도 주름이 생길 테고, 유륜은 작아지거나 거의 없어질지도 몰라.

40세가 지나면 유방 내 유선 조직은 줄어들고, 지방 조직이 더 많아져. 그래서 나이가 들면 가슴이 더 말랑말랑해지는 거야. 사이즈도 줄어들어. C컵이었던 사람은 B컵이나 A컵이 될 수도 있어. 물론 체중이 늘어난다면 가슴도 함께 커질 수 있겠지만 말이야.

세월이 흐를수록 가슴 사이의 공간도 넓어져. 폐경기(완경기) 이후에는 에스트로겐 수치가 감소해서 유방 조직에서 수분이 빠져나가고 그것 때문에 가슴의 탄력도 떨어지지. 동그랗고 탄탄하던 유방은 그 모양을 잃고 처지기 시작할 거야.

> 가슴이 처지는 건 절대 나쁜 게 아니야. 그냥 인생의 한 부분일 뿐이지!

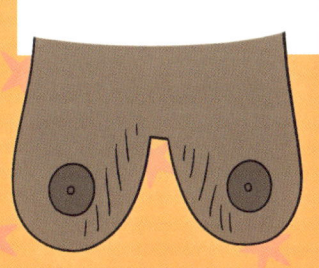

> 맞아. 이제 내 가슴에는 주름이 엄청 많아!
> -넬리, 46세

> 나이에 비해 내 가슴은 여전히 그 모양을 잘 유지하고 있는 것 같아요. 주름도 별로 없답니다. 내 가슴은 별로 크지 않았어요. 피부는 항상 좋았지만, 젖꼭지는 다른 사람들보다 아주 작은 편이었지요. 나이가 들면서 가슴의 변화를 크게 느끼지는 못했어요. 자랑하려고 하는 얘기는 아니에요. 이제 봐 줄 사람도 별로 없는걸요. 우리 엄마는 나이가 들었을 때 가슴이 많이 쪼그라들었어요. 엄마는 중년에 전쟁을 겪었어요. 그때 일본에는 식량이 많이 부족했죠. 그게 가슴에도 영향을 끼쳤던 것 같아요. 우리 엄마뿐만이 아니에요. 대중목욕탕에 가서 보면 엄마와 비슷한 나이의 할머니들은 가슴이 다들 비스킷처럼 납작하답니다. -요시코(유미의 엄마), 77세

가슴 서약

나는 맹세합니다!

내 가슴은 내 것이다.
내 가슴은 나를 위해
있는 거지, 다른 사람을
위해 있는 게 아니다.

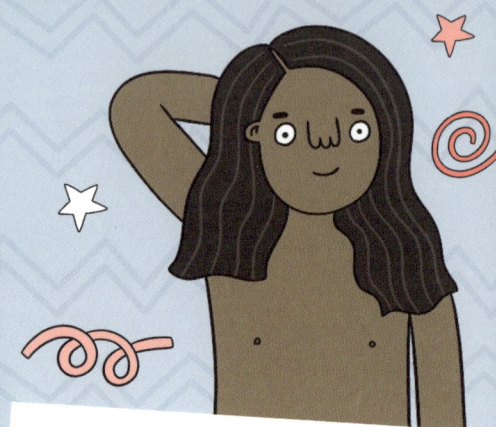

가슴을 가지고 다른 사람을
판단하지 않겠습니다.

내가 가슴으로 뭘 하든 그건 내 맘이다.
브래지어를 착용하든 말든, 누군가에게
보여 주든 말든, 가슴을 가리든 말든,
알록달록한 색으로 칠하든 말든
다른 사람이 뭐라고 할 권리는 없다.
내가 절대 해서는 안 되는 일은 하나뿐이다.
바로 다른 사람들의 가슴에 대해
이러쿵저러쿵 기분 나쁜 말을 하는 것!

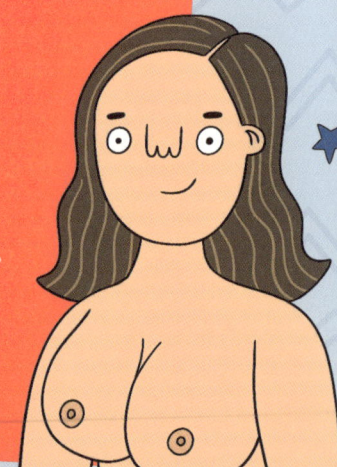

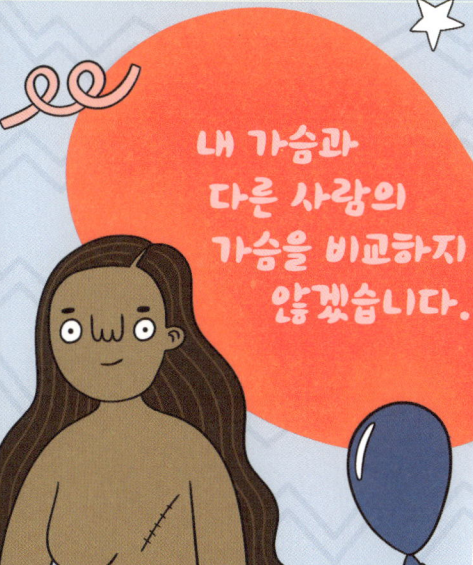

내 가슴과 다른 사람의 가슴을 비교하지 않겠습니다.

세상에 완벽한 것은 없다는 사실을 인정하자. 그리고 나를 있는 그대로 받아들이자. 어렵지만 꼭 해야 할 인생의 숙제이기도 하다. 이제 거울을 보고 말해 보자. "이봐, 친구! 넌 괜찮아. 알겠어? 난 네가 좋아!"

다른 사람과 그 사람의 가슴을 편견 없이 받아들이겠습니다.

그리고 나와 **내** 가슴도 있는 그대로 받아들이겠습니다.

가슴에 손을 얹고 엄숙히 맹세합니다!

용어 설명

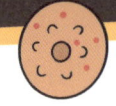
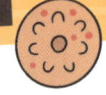

성별 위화감
자신의 젠더 정체성이 태어날 때 주어진 성별과 일치하지 않아 괴로움을 느끼는 것. 젠더 디스포리아라고도 한다.

유륜
유두 주위에 있는 동그란 부위. 젖꽃판이라고도 한다. 유두와 유륜은 주변 피부보다 어두운색이다.

샘
특정 물질을 만들어 내는 신체 기관을 이르는 말. '선'이라고도 한다. 예를 들어 땀샘은 땀을 만들고, 침샘은 침을 만든다. 유방에 있는 샘은 모유를 만들고, 호르몬을 만드는 샘도 있다.

바인더
가슴을 압박하거나 눌러 주려고 입는 옷. 가슴 압박 조끼라고도 한다.

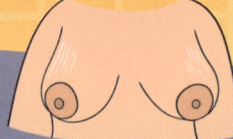

호르몬
혈액을 타고 이동하며 우리 몸의 각 조직에 지시 사항을 전달하는 화학적인 메신저. 세포나 조직이 자라나거나 변화하도록 지시한다.

염색체
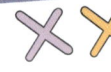
세포 내부에 있는 유전 물질의 일부. 염색체에 들어 있는 유전자는 우리 몸을 정해진 방식으로 자라게 한다. 즉 우리의 키, 눈 색깔, 생식기 및 가슴의 모양 등은 유전자에 의해 결정된다.

유방 촬영술
유방을 엑스레이로 촬영하는 검사 방법.

젠더
어떤 사람이 자신의 성에 대해 가지는 감각. 세상에는 다양한 젠더가 존재하는데, 여성과 남성, 또는 그 사이 어디쯤에 있는 성, 또는 그 바깥에 있는 성도 있다.

유방 성형술
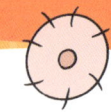

유방의 크기나 모양을 바꾸는 수술. 보형물을 삽입해 유방의 크기를 키우기도 하고, 일부 유방 조직을 잘라 내 유방의 크기를 줄이기도 한다.

유방 절제술

유두 및 유륜을 포함해 모든 유방 조직을 제거하는 수술.

프로게스테론

에스트로겐과 더불어 유방 발달과 생리 주기에 관여하는 또 다른 호르몬.

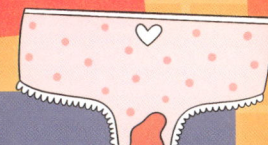

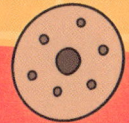 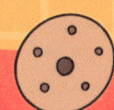

생리 주기

생리를 시작한 날로부터 다음 생리가 시작되기 전까지의 기간. 생리 주기에 생리 호르몬은 매우 바쁘게 움직인다. 난소에서 난자를 성숙시키고, 자궁 내막을 두껍게 만든다. 그런 다음 난자를 내보낸다. 이걸 배란이라고 한다. 수정이 되지 않으면 호르몬은 자궁 내막을 제거하라고 지시한다. 이것이 떨어져 나오는 게 생리이다. 생리 호르몬은 가슴 조직에도 영향을 줄 수 있으며, 이 때문에 일부 사람들은 생리 직전에 가슴이 부풀어 오르거나 통증을 느끼기도 한다. 생리 주기는 평균 28일인데, 청소년의 경우 22~45일이 될 수도 있다.

섹스

섹스, 즉 성이라는 단어에는 여러 의미가 담겨 있다. 남성이나 여성 등의 성별을 의미하기도 하고, 혼자 또는 다른 사람과 신체적으로 친밀한 행위를 하는 걸 일컫는 말이기도 하다. 섹스에 포함될 수 있는 행위에는 키스, 온라인에서의 성적 대화, 성기와 같이 성적으로 민감한 부위를 보거나 만지거나 문지르는 행위, 성행위 등이 있다.

성차별

성별이나 젠더를 근거로 누군가를 차별하는 행위.

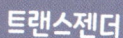

논바이너리

여성 또는 남성으로 식별되지 않는 사람.

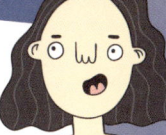

에스트로겐

유방의 발달에 영향을 주는 호르몬 가운데 하나. 특히 생리 주기와 관련해 많은 일을 한다.

트랜스젠더

태어날 때 주어진 성별과 자신의 젠더 정체성이 일치하지 않는 사람.

사춘기 정보통

사춘기 마음을 달래 줄 영화

- 예스 데이!(2021, 전체 관람가)
- 레이디 버드(2018, 15세 관람가)
- 베이비시터 클럽(2020, 전체 관람가)
- 우리들(2016, 전체 관람가)

도움이 필요하다면

여성청소년 생리대 바우처 지원 bokjiro.go.kr

대한적십자사 위생용품 지원 프로그램 redcross.or.kr

위기청소년 특별지원 mogef.go.kr/sp/yth/sp_yth_f009.do

고민이 있다면

청소년상담센터

- 문자 💬 1388
- 카카오톡 청소년상담1388 채널 검색 후 고민 전송
- 사이버 🌐 www.cyber1388.kr
- 전화 ☎ 지역번호+1388

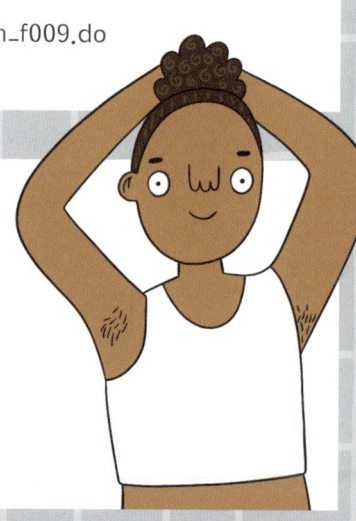

내 몸이 더 궁금하다면

- 우리동네 유방이야기, 우유티비

  youtu.be/QgpktHvN1U8

- 우리동네 산부인과, 우리동산

  youtu.be/GavIFjGvRlw

- 소피와 함께하는 성교육 첫걸음

  http://sofybodyfit.co.kr/hkn/about/index.html

- 우생중(우리는 생리하는 중입니다)

  blog.naver.com/yk_onperiod

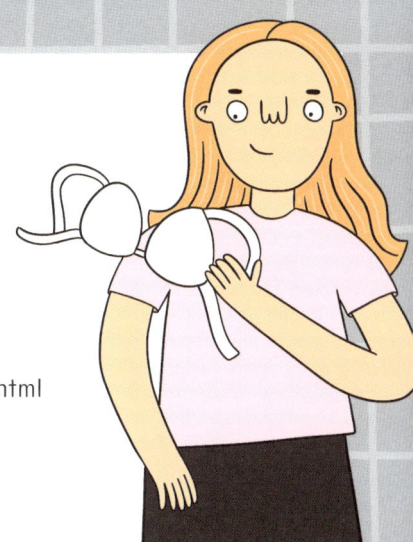

브래지어 사이즈 계산법

- 정면을 향해 똑바로 서서 쟀을 때를 기준
- 컵 사이즈=윗가슴 둘레-밑 가슴 둘레

예시: 윗가슴 82센티미터, 밑 가슴 71센티미터인 경우, 70A가 정사이즈

밑 가슴 둘레		컵 사이즈	
65	63~68	AA	7.5센티미터 내외
70	68~73	A	10센티미터 내외
75	73~78	B	12.5센티미터 내외
80	78~83	C	15센티미터 내외
85	83~88	D	17.5센티미터 내외
90	88~92	E	20센티미터 내외

이 책을 읽은 너에게

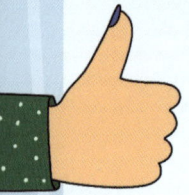

- 체육시간에 옷을 갈아입는 게 부끄러운 적이 있나요?
- 다른 친구들은 착용하지 않는 브래지어를 착용하고 있어서 고민하고 있나요?
- 남들보다 가슴이 덜 자라서, 혹은 너무 커서 고민인가요?

가슴 발달은 사춘기에 누구나 겪는 성장 과정 중 하나입니다. 그 과정에서 많은 궁금증과 고민이 생기는 건 당연한 일이지요. 하지만 가슴에 관한 이야기를 활발하게 나누기는 어렵습니다. 어른들도 가슴에 관해 잘 모르는 경우가 많기 때문이죠.

우리는 가슴(유방)이 아픈 사람들을 치료하는 의사랍니다. 이 책을 통해서 가슴이 우리 몸에서 얼마나 중요한 기능을 하고 있는지 알아 가길 바라요. 가슴은 사춘기에만 변하는 것이 아니에요. 어른이 되어도 생리 주기에 따라, 체형 변화에 따라 가슴의 크기는 변하지요. 책에 나온 말처럼 가슴은 평생 친구들과 함께할 거예요. 그렇기 때문에 가슴에 대해 정확히 알 필요가 있어요. 성장기뿐만 아니라 궁금증이 생길 때마다, 필요할 때마다 이 책을 꺼내 보세요. 여러분의 고민을 풀어 주는 해결사가 되어 줄 겁니다. 책을 다 읽고 나서 엄마나 언니, 동생과 함께 이야기도 나눠 보세요.

그리고 친구들에게 한 가지 당부하고 싶은 말이 있어요. 다른 사람과 자신을 비교하며 자신의 몸을 비하하거나 스트레스를 받지 않았으면 좋겠어요. 가슴은 우리 몸의 지문과 비슷해요. 사람마다 가슴의 크기도 다르고, 제각각의 모양을 가지고 있지요. 어떤 사람은 판판한 가슴을 가졌을 수도 있고, 또 어떤 사람은 맞는 브래지어가 없을 만큼 큰 가슴을 가지고 있을 수도 있어요. 어떤 크기나 모양이든 여러분의 몸은 소중하고 위대합니다.

　이 책을 여자 친구들뿐만 아니라 남자 친구들도 읽어 보았으면 해요. 여자 친구들만큼 가슴이 성장하는 것은 아니지만, 남자 친구들도 사춘기에 가슴 성장을 경험하니까요. 책을 통해 가슴에 관한 흥미로운 이야기를 배울 수 있을 거예요.

　이 책을 읽는 친구들이 다가올 신체 변화를 두려워하지 않고, 가슴을 소중하게 여겨 줬으면 좋겠습니다. 여러분의 멋진 성장을 응원합니다!

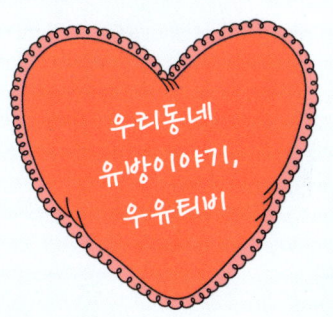

우리동네 유방이야기, 우유티비

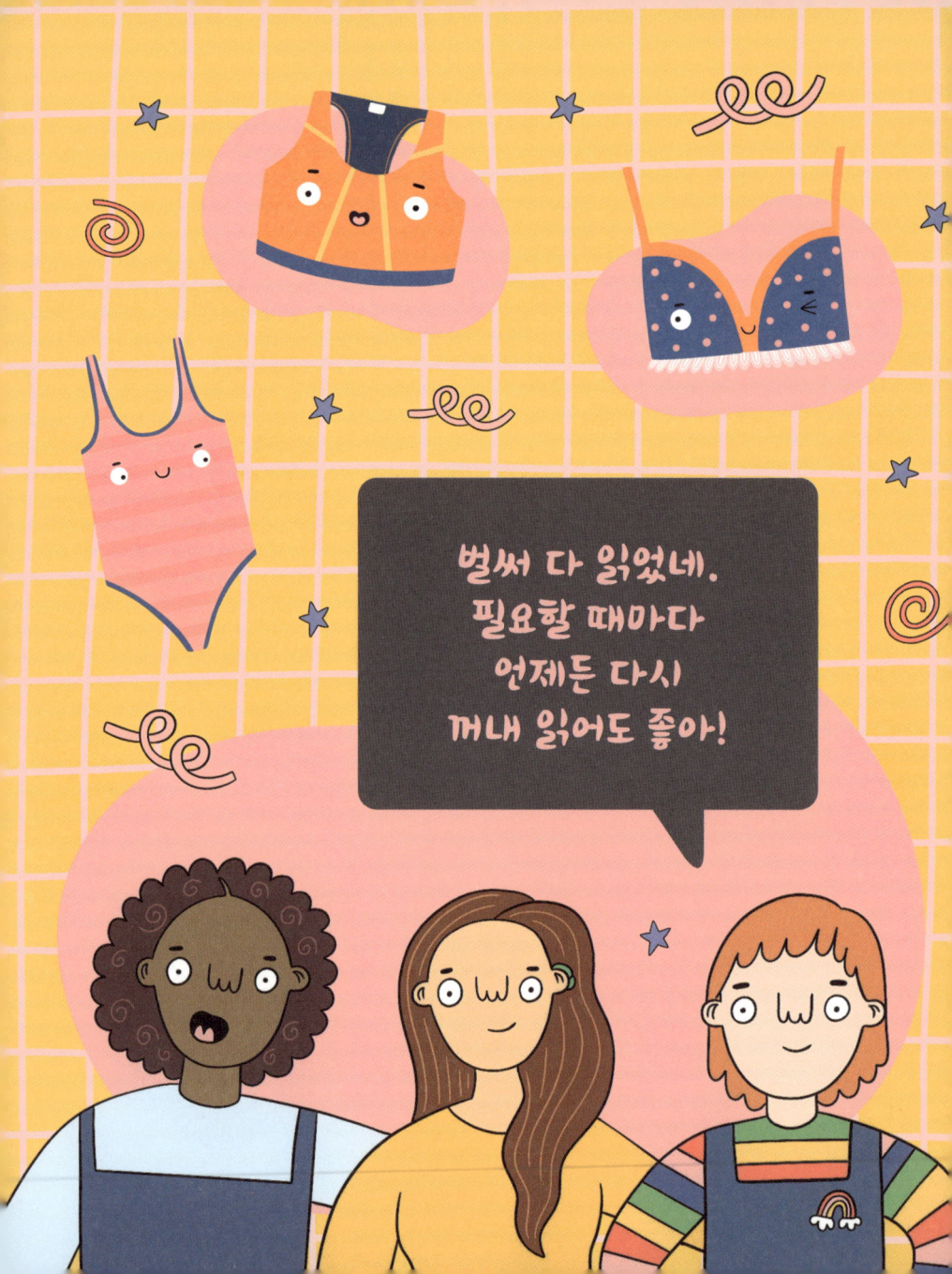

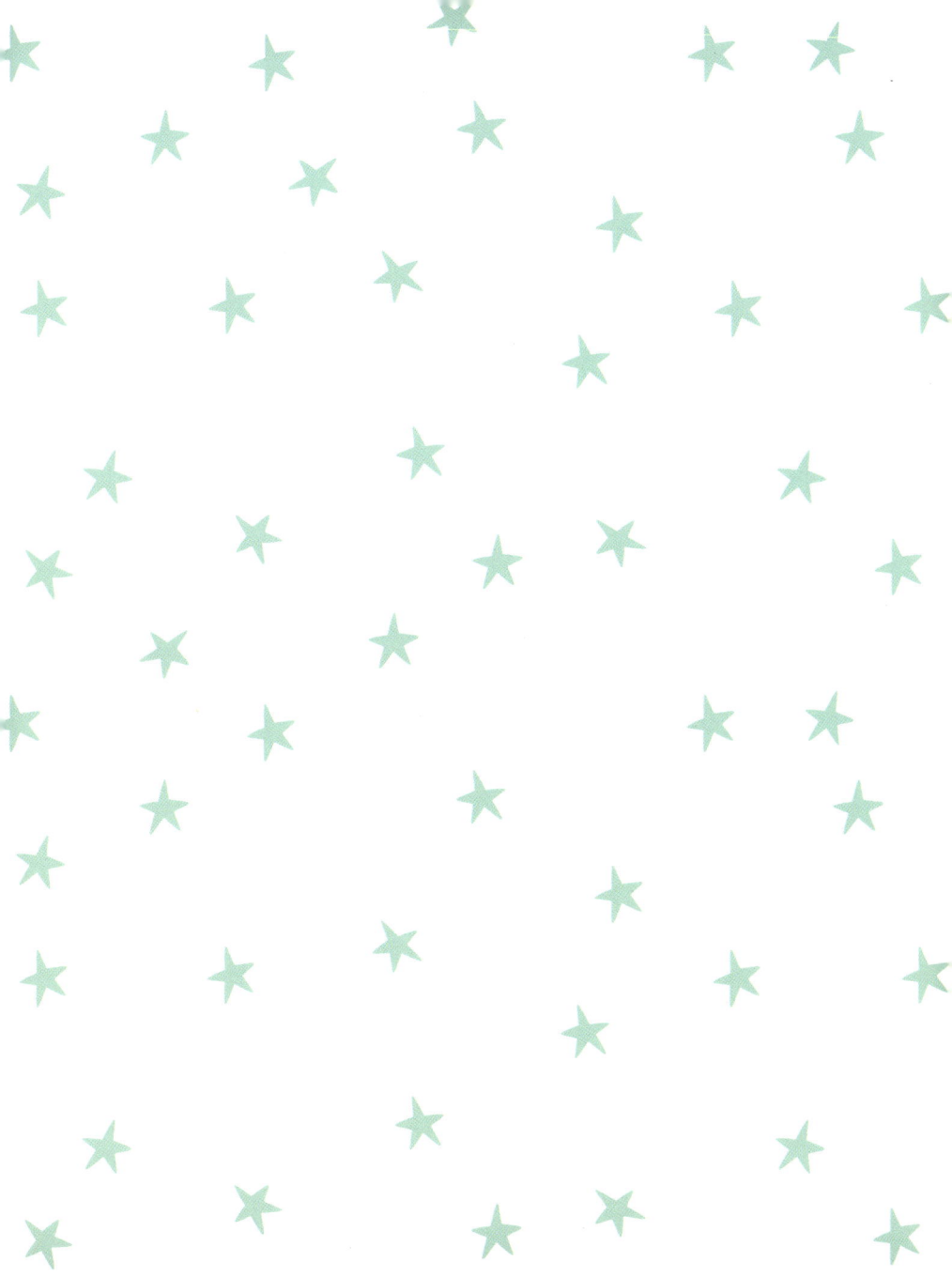

가슴이 궁금한 너에게

초판 1쇄 발행 2022년 3월 16일
초판 2쇄 발행 2022년 10월 14일

글쓴이 유미 스타인스, 멜리사 캉
그린이 제니 래섬
옮긴이 이정희

펴낸이 김선식
펴낸곳 다산북스

경영총괄 김은영
어린이사업부총괄이사 이유남
책임편집 강푸른 **디자인** 김은지
어린이콘텐츠사업3팀장 한유경 **어린이콘텐츠사업3팀** 이효진 전지애
어린이디자인팀 남희정 남정임 김은지 이정아
어린이마케팅본부장 김창훈
어린이마케팅1팀 임우섭 최민용 김유정 박상준 송지은 **어린이마케팅2팀** 문윤정 이예주
저작권팀 한승빈 김재원 이슬
재무관리팀 하미선 윤이경 김재경 안혜선 이보람 **인사총무팀** 강미숙 김혜진
제작관리팀 박상민 최완규 이지우 김소영 김진경 양지환
물류관리팀 김형기 김선진 한유현 민주홍 전태환 전태연 양문현 최창우
외부스태프 본문조판 소윤희 교정교열 한지연

출판등록 2005년 12월 23일 제313-2005-00277호
주소 경기도 파주시 회동길 490
전화 02-704-1724 **팩스** 02-703-2219
다산어린이 카페 cafe.naver.com/dasankids **다산어린이 블로그** blog.naver.com/stdasan
종이 IPP **인쇄** 한영문화사 **후가공** 평창피엔지 **제본** 한영문화사

ISBN 979-11-306-8104-7 74310
　　　 979-11-306-3844-7 74310(세트)

- 책값은 뒤표지에 있습니다.
- 파본은 본사 또는 구입한 서점에서 교환해 드립니다.
- KC마크는 이 제품이 공통안전기준에 적합하였음을 의미합니다.
- 아이들이 책을 입에 대거나 모서리에 다치지 않게 주의하세요.
- 이 책은 저작권법에 의하여 보호를 받는 저작물이므로 무단 전재와 복제를 금합니다.

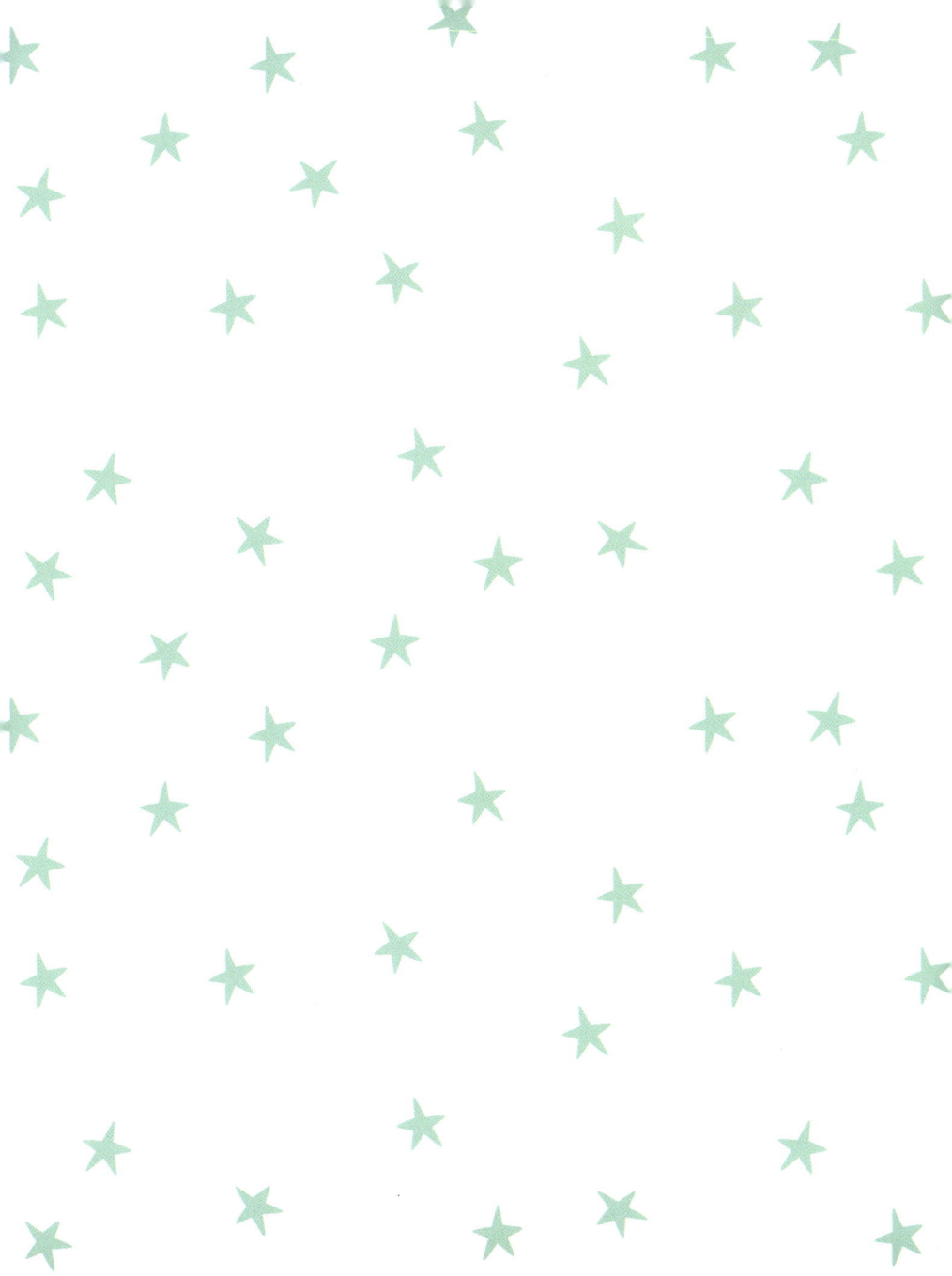